품

五 運 六 氣

오운육기 건강체질

보무각

초판발행 2019년 9월 30일
초판인쇄 2019년 9월 25일

지은이 차용철, 김상희, 최상기
펴낸이 이호동
발행처 보문각
블로그 http://bomungak.blog.me/
e-mail bomungak@naver.com
주소 서울시 서초구 바우뫼로7길 8 세신상가 707호
등록번호 302-2003-00085
전화 02)468-0457
팩스 02)468-0458

값 27,000원

ISBN 978-89-6220-388-2 93510

서문(序文)

의료 분야의 지식과 치료법은 끊임없이 변화하고 있다. 새로운 연구와 경험이 우리의 이해를 넓히는 것처럼 새로운 연구 방법, 임상 실습 또는 치료 기술의 변화가 필요할 수 있다. 이와 더불어 경험과 지식에 의존하여 진단, 처방 및 최선의 치료 방법을 결정하고, 검증된 예방 조치를 하는 것은 또한 매우 중요하다.

새로운 과학지식, 기술의 발전 및 통신기술의 진보는 진단 의료기기(MRI, CT, X-Ray 등) 분야에서 혁신적이며, 최소한 진단 분야에서는 세분화되었고 진일보하고 있다. 전통적인 망(望)·문(聞)·문(問)·절(切)의 경험에 의존하는 사진(四診) 방법은 고객과 직접적인 소통과 경험적 지식을 기본으로 하고 있지만 영상진단 의료기기는 표리(表裏)의 제한없이 신체 내부의 장기를 눈으로 보면서 증(症)을 더 정확하게 진단하고 있다. 그러나 최신의 의료 기기(器機)일지라도 병증이 어느 정도 진행되었을 때만 진단이 가능하며, 스트레스 상태가 일상화되고 있는 현대에서는 미병(未病)인 상태라도 심리적 요인과 결합되어 각 개인의 건강상태에 큰 영향을 주고 있으며, 병증이 나타난 암(癌), 뇌졸중(腦卒中) 등 혈관 및 신경계통 이상에 의한 병증은 치료가 되더라도 심각한 휴유증을 가지게 되므로 발병하기 전에 예측하여 예방하는 건강관리가 필요하다.

한의학적으로 오장육부(五臟六腑)의 생리활동은 오행(五行)의 기(氣)를 따르는데, 자연의 법칙인 사계절(四季節)의 변화에 대응한다고 보았다. 즉, 목(木), 상화(相火), 화(火), 토(土), 금(金), 수(水)의 육기(六氣)와 대응하고, 육기(六氣)는 해와 달, 천지의 변화 운동에 기인하는 것으로 파악하였다. 문서와 구전으로 전승되고 있는 의료지식은 병증에 대한 처방 이전에 증세(症勢)의 정확한 원인(原因)을 규명하기 위해 처방전을 기록하여 전승하였으며, 유사한 증상에 대한 처방을 참조하고 계속적으로 자연에 대한 변화와 인간의 질병에 대해 상응관계를 연구를 하여왔다. 이러한 노력은 병증의 근치(根治)를 원하는 인간들의 욕구의 의해서 육십갑자의 변화와 운기(運氣)에 따른 체질별 처방에 반영되었으며 질병을 예방할 수 있을 것이라는 믿음으로 운기학이 태동되었으나 실질적 응용 분야의 연구는 미비한 실정이다.

뜸요법(Moxibustion therapy)은 애주(艾炷) 또는 기타 약리효과가 있는 물질(마늘, 생강, 소금 등)을 피부의 경혈 위치에 놓고 태우거나 간접적으로 태움으로써 이로 인한 온열적 자극과 화학적 자극을 주는 원리로 인체의 기혈 흐름을 활발하게 하여 나쁜 기운을 쫓고 정기(精氣)를 보(補)하므로 영기(營氣)와 위기(衛氣)가 조화롭게하여 질병 치유력을 높이고 예방이 목적을 이루는 외치요법(外治療法)이다.

금번 오운육기(五運六氣) 건강 체질뜸울 출간하게 된 배경은 각 개인의 사주팔자를 근거로 한 체질을 파악하여 그에 따라 체질적으로 약한 장부(臟腑)를 보강할 수 있게 뜸을 뜸으로써, 예방적 차원에서 누구나 쉽게 적용하여 건강한 삶을 영위 할 수 있도록 각 체질에 따라 쉽게 발병(發病)할 수 있는 병증(病症)과 함께 뜸의 혈위(穴位)를 도식하여 기술 하였다.

이와같이 고대(古代)부터 현대(現代)까지 지속적으로 활용(活用)되고 있는 오행(五行)과 오운육기(五運六氣)의 이해(理解)와 한의학 분야의 치료법이면서 일반인에 보편적으로 전승되고 있는 뜸법에 대해 기본적인 지식을 습득하고 활용한다면 예방의학의 한 분야로 충분히 자리 매김 할 수 있을 것이라 생각되고, 이는 온고지신(溫故知新)적 의료지식을 습득, 응용 및 실용적 변화를 이해하고 천지조화(天地造化)의 원리(原理)를 알아 양생적 예방의학의 연구와 발전을 기대할 수 있을 것이라 사료된다.

저자일동

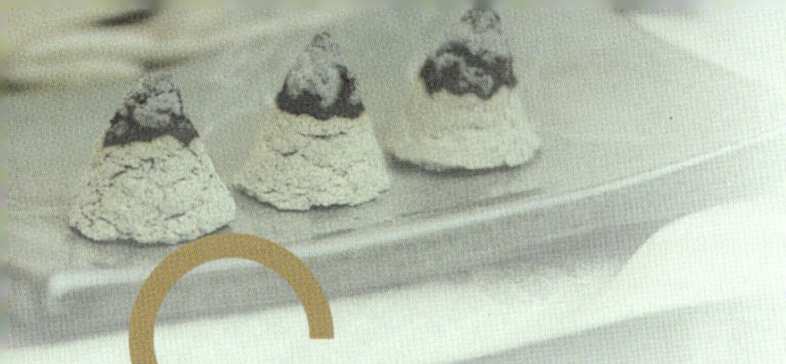

목차

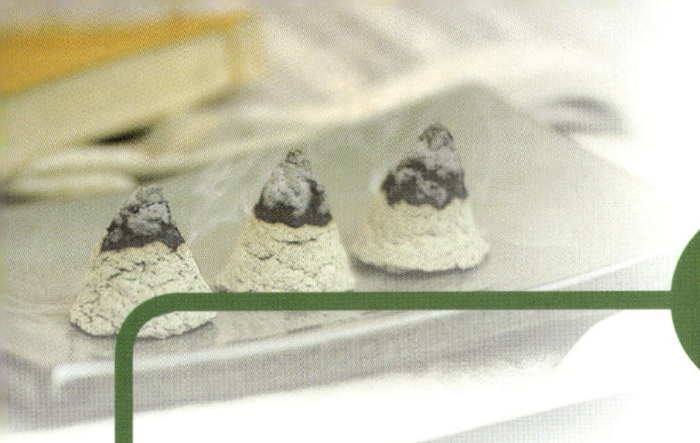

1장

건강의 개념

1. 정의

학자들은 “건강은 질병이 없는 것이다. 즉 질병이란 건강을 손상시키는 것이다.”라고 정의를 내리고 있다. 이런 질병의 기초에서 정의된 건강의 개념은 오로지 건강의 부정적인 측면만 보여주고 있으며 이는 건강의 본질에 대해서는 보여주지 못하고 있다. 이는 인류가 건강을 인식하고 연구하고 추구하고 평가하는데 있어서 아무런 실질적인 의미가 없다.

건강과 질병은 인체생명과정에서의 두 가지 서로 다른 상태이다. 건강으로부터 질병까지의 과정은 양적인 변화로부터 질적인 변화로의 과정이다. 또, 한 건강과 질병 사이에는 중간상태가 존재하며 현재 이는 미병(未病), 아건강, 혹은 제3상태라고도 부른다.

건강에 대한 인식이 높아짐에 따라 사람들은 여러 각도에서 건강에 대해 정의를 내리기 시작하였다. 예를 들어 “건강은 신체적인 쾌적함이다”, “건강은 맡은 바 일에 대해 능히 감당할 수 있는 능력이며, 질병은 노동 능력의 상실이다”, “건강은 신체적인 양호한 상태이다”, “건강은 정상적인 기능 활동이다”, “건강은 삶의 질이 평균 혹은 그 이상인 상태이다” 등이다. 대표적으로 1948년 WHO에서는 “건강이란 생리적인 건강 및 심리적인 건강 그리고 정상적인 사회적응능력을 말한다”라고 정의하였다. 이 정의는 전반적으로 합리적으로 정의를 내린 거로 보이나, 사람과 자연계의 관계를 빼놓은 잘못이 있다.

한의학은 인체와 자연계 및 사회와의 관계를 중요시하고 있으며 양생보건과 예방을 제창하고 있다.

평인(平人)은 한의건강개념에 대한 개괄이라고 생각한다. 음양(陰陽)이 평화하며 형체가 충만하며 삼부구후지맥(三部九候之脈)이 조화롭고 일치하며 이는 건강의 표현이다. 이 개념은 간단하지만 풍부한 내용을 내포하고 있다. 음양의 개념에는 신체, 영양, 심리, 환경, 등 여러 방면의 요소들을 포함하고 있어 음양균평(陰陽均平)은 WHO의 건강의 정의를 포함시키고 있다. 삼부구후지맥(三部九候之脈)이 조화롭고 일치하다는 것은 신체의 기혈성쇄(氣血盛衰- 기혈이 왕성하고 쇠한다)가 기울지 않았다는 것을 나타낸다.

2. 양생학(養生學)

양생학(養生學)은 전통 한의학이론의 결정체이며 천인상응(天人相應-하늘과 사람이 상응한다는 뜻, 자연과 사람의 신체가 깊은 연관이 있다는 의미)과 형신합일(形神合一)의 정체관으로부터 출발하여 종합적인 시각으로 생명과 생명활동을 분석할 것을 요구한다. 양생방법은 생명활동의 동적·정적(動靜)으로 서로 평형을 이루고 조화하는 원칙으로 정기위본, 예방위주(正氣爲本, 豫防爲主)과 변증사상(變症四象)을 강조한다. 사람들로 하여금 꾸준한 태도로 자발적으로 또한 정확하게 양생(養生) 보건(保健)의 지식과 방법을 응용하여 스스로 몸을 보양하고 스스로 치료함으로써 체질을 증강하고 노화를 방지하고 질병을 예방하는 능력을 향상시키며, 나아가 장수(長壽)하는 목적에 도달하게끔 한다.

양생학은 긴 시간의 실천경험 속에서 나온 과학이며 역대 사람들의 생활 지혜이다. 수만 번의 실천을 통해 이론으로 승화하였으며 방법을 정리해 냈으며 또 다시 경험 정보를 적용하여 검증을 받는 반복적인 순환 속에서 부단히 발전하였으며, 나아가 하나의 학문으로 발전하였다.

양생이론은 모두 천인상응(薦引相應), 형신합일(形神合一) 등의 전체관으로부터 출발하여 인체 생명활동 및 자연, 사회와의 관계를 알아가고 있다. 특히 사람과 자연환경과 사회환경의 조화로움을 강조하고 있으며 인체 내의 기화승강(氣化升降)과 심리, 생리의 일치성을 중요시한다. 또한 음양(陰陽)형기(形氣)학설, 장부경락(臟腑經絡)이론으로 인체의 생로병사의 규율을 해석하고 있으며, 특히 정(精), 기(氣) 신(神)을 인체의 세 개 보물로 보고 있으며, 이는 양생보건의 핵심이며 양생실천을 이끄는 원칙이다. 양생지도(養生之道)는 반드시 법어음양 합어술수(法于陰陽 和于術數), 기거유상(起居有常-일정한 곳에서 먹고 자고 하는 따위의 일상적인 생활이 일정해야 한다)에 근거하여야 한다. 즉 자연에 순응한다는 것이며, 다시 말해 인체기능을 보양함에 있어서 자연변화의 법칙에 따라야 하며 생명의 리듬이 시간과 공간 및 사계절기후의 변화에 따라 조절을 하여야 한다는 것이다.

양생은 전체적인 조화를 필수로 한다. 일상생활 중(中) 의(衣), 식(食), 주(住), 행(行), 좌

(坐), 와(臥)에서 일관하게 수행하여야 한다. 단 한 가지 주의할 점은 조화의 적당함이다. 신체의 음양평형을 유지함에 있어서 한 곳으로 기울지 않게 주의를 하여야 하며, 조화로움을 이루어야 한다는 것이다. 이렇게 하여야만 건강하고 장수할 수 있다. 예를 들면 음식을 조섭(調攝)한다거나, 욕구를 억제하고 정기를 보양(補養–기혈(氣血)과 음양(陰陽)이 부족한 것을 보충하고 자양하는 일) 한다거나 잠을 적당히 잔다거나 일을 함에 있어서 피곤하지 않을 정도로 한다거나 등으로 모두 적당한 조화를 이룰 것을 요구한다. 진(晋) 나라 때 양생학자 갈홍(葛洪)은 "양생은 몸에 손상을 입지 않는 것을 토대(養生以不傷爲本)"로 한다는 관점을 제기하였으며, 손상을 입지 않는 근본은 자연과 생명의 변화법칙에 따라 적당히 조절을 하는 것이다.

인류의 건강과 장수는 하루아침에 이루어지는 것은 아니다. 인체의 여러 방면에서 다양한 양생방법을 사용하여 꾸준히 보양하여야만 한다. 때문에 양생학은 한 방면으로는 자연 환경으로부터 의식주행에 이르기까지 생활 취미로부터 심리건강까지 약물요법으로부터 운동보건까지 등 전반적인 종합적인 질병을 예방하고 건강을 유지할 것을 요구한다. 또 다른 방면으로는 상태가 다름에 따라 다른 방법을 사용할 것을 요구한다. 역대의 양생가들은 모두 인인(因人), 인시(因时), 인지(因地)에 따라 수행할 것을 요구한다. 예를 들어, 나이에 따라 단계별로 양생하여야 하며, 자연변화에 따라 사계절에 맞게 양생하여야 한다. 쑥뜸요법(Moxibustion Therapy)은 고대부터 현재까지 자연변화에 맞는 양생의 방법이며 음양조화를 조절하여 인체를 몸에 손상을 입지 않는 토대를 유지할 수 있는 매우 뛰어난 양생방법이다.

3. 동의보감과 양생

전통의술은 음양오행의 원리에 입각한 우주관, 미지의 신체에 대한 상상력의 결과 뿐 아니라 상당히 경험적인 관찰의 결과로서 이루어진 만큼 적절한 방법과 학문적인 입장에서 이를 재조명할 때 우리전통의술에 내포된 여러 가지 숨은 의미가 발견될 수 있을 것이다. 그리고 虛와 實을 명확히 가려내고 현대정신의학의 치료 및 예방법, 정신요법 및 각종 활동요법과의 관련성을 밝힘으로써 전통과 현대의학 및 정보통신기술과 융합할 수 있는 방법을 찾을 수 있을 것이다.

양생술의 기초이론인 氣사상에 관한 다각적인 연구(小野 등)를 위시하여 중국인의 사유에 관한 소설과 중국의학 생리설의 깊은 연구를 개진한 Porkert M, 그리고 과학사적 입장에서 양생술을 고찰한 Needham의 연구는 양생사상의 배경을 이해하는데 도움을 주고 있다. 전통의학에 나타난 상징성의 분석심리학적 연구는 국내에서는 李符永에 의해 실시되어 왔고 다른 입장에서 전통의학의 질병개념, 정신약물학적 고찰이 있었다.

1) 신체에 대한 견해

동의보감에서는 인체의 구성이 안으로 5장 6부 밖으로 근골, 제육, 혈맥, 피부로 이루어진다는 內外 구성설을 내세우고 있다(동의보감집례). 동의보감은 근대해부학에 근접하는 해부도를 알고 있으나 현대의학과는 다르고 동양전통의학의 12경맥계를 비롯한 독특한 해부생리 체계를 갖추고 있다. 더욱이 인간의 신체와 그 생리는 모두 우주 자연을 본 뜬 것이며 신체 각 기관의 운용은 마치 국가의 관직과 행정기능, 혹은 (神人이 사는)궁궐과 같은 것으로 비유하고 있다. 즉, '머리가 둥근 것은 하늘을 본뜬 것이요 발이 모난 것은 땅을 본뜬 것이다. 하늘이 4시가 있으매 사람은 4지가 있고 하늘이 5행이 있으매 사람은 五장이 있고 하늘에 9개의 별이 있어 사람은 9개의 구멍이 있고 하늘에 12시가 있어 12 경맥이 있고, 하늘에 해와 달이 있으매 사람은 안목(眼目)이 있고, 하늘에 천둥번개가 있으매 사람은 기쁨과 성남이 있다'고 하였는데 이것은 중국 唐代의 유명한 의사이며 道人인 손사막(孫思邈-중국 당대 의약학자, 541年~682年)의 말을 인용한 것이다(內景編 卷1 身形).

또한 "가슴과 배는 궁궐과 같고 4지는 들이나 성곽과 같고 뼈마디는 백관(百官)과 같으며 신(神)은 임금이요 혈(血)은 신(臣)이요 기(氣)는 민(民)이니 몸을 다스릴 줄 알면 나라도 다스리고 백성을 사랑해서 그 나라를 편하게 할 수 있는 것과 같이 氣를 아껴야 그 몸을 온전히 할 수 있다."라는 고대 중국의 도가 갈홍(葛洪)-抱朴子-의 말과 심(心)은 군주의 역을 맡았으니 신명(神明)이 거기서 나고 폐는 전달하는 역할을 맡았으니 이치로써 다스리고 조절하며 간은 장군의 역할을 맡았으니 꾀와 여러 생각에 능하다는 등 내장과 국가의 관직, 행정부서에 비유한 황제내경 소문의 기술을 인용하고 있다(內景編 卷 1身形, 人身 猶一國). 이에 더하여 內景篇 권 1, 4, 神의 장에는 인체내장이 신을 간직함을 말하면서 각기 그 신의 이름을 열거했으며 5장이 또한 七神을 간직하고 있는데 그 특성에 따라 이름과 字를 붙이는데 예를 들면 간신(肝神)의 이름은 용연(龍烟), 字는 함명(含明), 心神의 이름은 단원(丹元), 字는 수령(守靈) 등으로 불렀다. 또한 인체의 백 마디에 모든 神이 있고 내장과 뇌에 각기 오궁진인(五宮眞人)이 있으며, "몸밖에 18,000의 양신(陽神)이, 몸 안에 18,000의 음신(陰神)이 있는데 주장하는 자는 강궁진인(絳宮眞人), 즉 心이 되는 것이다"라고 말했고 '心君

이 一身의 주장이 되어서 만신이 그의 명령을 듣는 고로 능히 허령(虛靈: 잡된 생각이 없이 마음이 신령(神靈)함. 포착(捕捉)할 수는 없으나 그 영험(靈驗)이 불가사의(不可思議)함)하고 지각하여 천변만화(千變萬化)한다'(正理)고 하였다(內景篇 一, 神). 이때 말하는 신이 '신령' 들에 비길 수 있는 알 수 없는 생명력의 명칭 임을 생각할 때, 또한 宮과 眞人의 명칭으로 미루어 보아 인체가 대우주를 본뜬 소우주로서 얼마나 신비로운 존재로서 간주되었는지를 알 수 있고 모든 것이 기능과 형태로 환원된 근대서양의학의 인체관과는 전혀 다른 형이상학적 인체관을 가지고 있었다.

丹田과 三關

뇌는 수해(髓海- 뇌를 한의학적으로 지칭하는 말)가 되므로 上丹田, 심(心)은 강궁(絳宮)이 되므로 中丹田, 배꼽 아래 三寸이 下丹田이다. 하단전(下丹田)은 정(精)을 간직하는 곳이고 중단전(中丹田)은 신(神)을, 상단전(上丹田)은 기(氣)를 간직하는 곳이다. 〔仙經〕 또한 정기가 오르내리는 길목 셋을 제시하여 뇌의 뒤에 있는 옥침관(玉枕關), 협척(夾脊—등골뼈)의 녹노관(關), 수화(水火)의 즈음을 미려관(尾閭關)이라고 했다(仙經)(背有三關).

'채(埰-영지)하고 연(煉)하여 잠깐 동안에 氣가 묘묘하며 삼관(三關)을 통한다. 삼관(三關)을 내왕하는 기(氣)가 다함이 없으니 一道의 百脈이 이환(泥丸- 뇌를 말함)에 朝會하고 이환 위의 자금정(紫金鼎)에 한 덩어리의 자금(紫金)이 덩어리를 만든 것이 옥장수(玉漿水)로 변해서 입으로 흘러 들어가므로 향기롭고 맑고 상쾌함이 혀끝에 퍼지는 법이다.' 〔翠虛編〕(丹田有三) 공기가 체내에 들어와 3관문을 통과, 뇌에 모여 그곳의 적동(赤銅)(자금 紫金)솥에서 붉은 동의 둥근 덩어리가 된 것이 귀중한 물로 변해서 입으로 들어간다는 것으로 그 표현이 매우 상징적이고 서양연금술사들이 최고의 물질을 만들어내는 과정과 비슷하다. '사람들이 몸의 기혈이 위아래로 순환하여 주야로 머물지 않는 법이 마치 강의 물줄기가 흘러서 바다에 들어가도록 마르지 않는 법과 같은 것은 알면서 名山과 大川에도 인체와 같이 공혈(孔穴- 구멍)이 서로 통해져 있는 법은 알지 못한다'는 참동계(參同契)의 진술에서는 자연과 인체의 밀접한 상관관계가 다시금 제시되고 있다.

Maspero에 의하면 위에 제시된 三丹田 중 각 丹田은 공간적으로 구획되어 室을 이루고 실은 宮으로서 신들의 거처인데 각 단전마다 최고의 신이 사는 궁이 있고 기를 복용하는 수련을 할 때 기는 먼저 이곳으로 유도된다. 上丹田, 즉 이환궁(泥丸宮)은 황제내경소문 本病論에 의하면 두 눈썹 사이를 말하며 기공(氣功)할 때 마음을 두는 부위의 하나이다.

2) 수명에 미치는 여러 가지 영향

인간이 대우주를 본뜬 소우주인 만큼 인체의 형성은 천지의 정기(精氣)에 대응하는 부모의 정기로서 魂魄이 이루어지며 근육, 뼈, 살, 정혈(精血), 진액(津液) 등 인체의 모든 구성요소 역시 대자연의 四大요소(地·水·火·風)로 이루어진다고 보고 있다. 또한 출산 뒤 10세에서 100세까지의 인체생리의 성장발달과 쇄약을 설명하고 있다(內景編 卷1 身形). 四大요소로 인체가 구성된다는 설은 불교의 4대성형설에서 나온 말이고 그 밖의 내용은 진한대(秦漢代) 중국고전의서인 황제내경소문을 인용한 말로서 음양 5행 원리에 입각한 중국고대의학의 이론을 그대로 제시하고 있다. 동의보감에서는 도교 양생술처럼 영생(永生)을 지향하지는 않았지만 100세를 넘어 살 수 있다는 전제 아래 장수를 실현하는데 무엇이 필요한가를 주로 황제내경을 인용하여 설명하였다.

옛 사람들은 도를 알아서 음양을 법하고 술수를 화(和)하여 음식을 조절하고 기거(起居)가 법도를 따르고 힘드는 일을 함부로 하지 않으므로 형체가 정신과 함께 건실하여 천명(天命)을 마치고 100세를 누렸다. 그러나 지금의 사람은 술을 간장처럼 마시고 망녕된 짓을 거리낌없이 하고 취한 뒤에 성교하여 그 정욕을 자행함으로써 정기가 고갈하고 진원(眞元)이 소모되며 욕심을 절제할 줄 모르고 신(神)을 조정하지 못하면서 자기 마음의 쾌감만을 취하여 생리를 거역하고 기거(起居)에 절제가 없으므로 반백(半百)이 못되어서 쇠하는 법이라 했다〔素問〕. 또한 사람의 장수하고 요절하는 것은 천명(天命)이 있고 부모에게 타고난 원기(元氣)의 성(成)하고 쇠(衰)함 등으로 결정된다. 수명의 선천적 소인을 인정, 부모로부터 받은 원기(元氣)만 믿을 게 아니고 옛날의 성인들이 백 가지 풀을 맛보고 실험하여 의약을 만듦으로써 백성을 구하여 각각 천명을 마치게 되었듯이 반드시 먼저 몸을 닦은 뒤 천명을 기다릴 일이라 주장한다.

그러므로 의사는 신명을 통하고 조화를 이용하여서 일찍 죽을 사람을 오래 살게 하고 사람을 신선으로 만들어 주어야 하는 것이다. 그러면 의자의 道를 어찌 하루라도 폐할 수 있겠는가(內景編 卷1, 壽夭之異)

오래 살게 하고 신선으로 만든다는 말에 이미 의술의 목표가 단지 장수에만 있지 않고 도가들이 말하는 장생, 즉 영생을 지향할 수도 있음을 시사한 것이다.

수명(壽命-타고난 목숨)에 관한 이론은 다양하다. 동의보감은 황제내경 영추를 인용하여 형(形)과 기(氣)가 수요(壽夭-장수와 단명)를 결정한다고 하여 다음과 같은 말을 하고 있다. 형(形)과 기(氣)가 합하면 수(壽-장수)하고 합하지 않으면 요(失-단명)한다. 혈기(血氣)와 경맥(經脈)이 형(形)을 이기면 수(壽)하고 형(形)을 이기지 못하면 잃으며 형체가 충만하고 피부가 너그러우면 수(壽)하고 형체가 충만해도 살이 팽팽하면 요절(夭折)한다는 등의 말을 하고 있다. 형기(形氣)의 조화(調和), 즉 생명의 에너지(氣)가 적절한 형체에 부합되어야 한다는 생각과 생명의 기본인 에너지가 신체의 외적 형체보다도 더 핵심적인 역할을 한다는 뜻이 반영되고 있다.

또한 그 중에서도 원기(元氣)를 곡기(穀氣)가 이기면 살이 너무 쪄서 수(壽)하지 못한다고 하고 있다. 인체 중의 근본을 신기(神機)라 하는데 신(神)이 가면 기(機)가 정식(停息)하는 법이다(內景編 卷1, 身形)(形氣定壽夭)라는 내경의 말을 인용하며 맥(脈)이 급격한 자는 기혈(氣血)이 소모되고 신기(神機)가 정식(停息-호흡이 멈추다)되기 쉬운 고로 요절(夭折)하기 쉽다고도 한다. 성(性)이 급하면 맥이 급하고 성(性)이 부드럽고 느리면 맥이 또한 부드러우니 맥이 느린 자는 수(壽)하고 맥이 급하고 많은 자는 요절(夭折)한다고도 한다. 신기(神氣)란 생명활동(神)의 기전이라 간주된다. 황제내경소문 五常政大編의 인용이다. 맥의 급하고 안하고가 수명과 관계 있다는 것은 임상적인 관찰의 결과일수도 있으나 그보다는 매사에 성급한 것의 해악(害惡)을 보아왔고 무위자연(無爲自然)의 유연성을 삶의 원리로 삼아온 도가(道家)의 생활철학을 반영한 것이라 볼 수 있다.

4. 양생(養生)의 기본원리

– 精·氣·神을 지키고 기르는 것(保養精氣神)

동의보감은 精·氣·神으로서 생리의 근간을 삼고 있고 그 조화로운 상호활동이 장생(長生)의 기본이론을 이루고 있다.

사람의 몸이 천지의 빼어난 기(氣)를 받아서 생기고 음양에 의탁해서 형체를 이루는 까닭에 사람의 한 몸 가운데 정(精)·기(氣)·신(神)으로써 주(主)를 삼는데 神이 氣에서 나고 氣가 精에서 난다. 그러한 까닭에 진(眞)을 아는 이는 몸을 수련하되 精·氣·神 세 가지 것에 힘을 기우려 연치(煉治-단련하고 다스림)한다〔悟眞篇〕.

또한「保養精氣神」제목 아래 월구선(月瞿仙)의 말을 인용하고 있다.

精은 몸의 근본이오, 氣는 神의 主요, 形은 神이 거처하는 집이다.
그러므로 神을 너무 많이 쓰면 停息하고 精을 너무 과히 쓰면 歇하고 氣가 太勞하면 絕하는 것이다.

사람의 生道는 神이요, 형체의 의탁은 氣인 것인데
기가 쇠하고 形이 耗損하고서 長生한다는 것은 있을 수 없는 일이다〔月瞿仙〕.

진(眞)이란 老子와 莊子가 사용한 말로서 여러 가지 뜻이 있으나 仙人이 모습을 바꾸어 승천하는 것, 즉, 化를 뜻하기도 하고 天·元·一·道·本과 같은 本然의 性이라는 뜻도 된다. '眞을 아는 이' 란 도교의 이와 같은 진실된 깊은 뜻을 아는 사람이라고 생각해도 될 듯 하다. 悟眞篇의 인용에서는 精·氣·神의 관계를 그 생성과정에서 神 ← 氣 ← 精의 순서로 서술하여 精이 氣·神의 모체, 또는 근원처럼 설명되어 있고 같은 말을 月瞿仙의 인용문에서도 발견되는데 여기에는 形이 추가되어 神의 거처라고 설명되고 있다. 形, 즉 神의 집을 안전하게 마련하지 않고는 安生, 修身, 養神하여도 氣가 흩어져 공허로 돌아간다, 그것은 초가 다 되어 불이 꺼지고 둑이 무너져 물이 흐르는 것과 같다 하였다. 또한 神은 능히 기(氣)를 복(服)하고 形은 능히 오미(五味)를 먹는데 氣가 맑으면 神이 상쾌하고, 形이 노(勞)하면 氣가 탁한 법이다 하고 '氣를 복(服)하는 자는 천백(千百)이라도 죽지 않는 고로 몸이 하늘에 날고 곡식을 먹는 자는 千百이 다 죽으므로 형체가 땅에 돌아가는 것이다.'라고 하여 양생(養生)에서의 복기(服氣)의 중요성을 강조하였고 形을 온전히 하고 정기(精氣)를 기르는 것의 중요성이 새삼 강조되고 있다.

무릇 神明은 生化의 本이요, 精氣는 만물의 體이니 그 形을 온전히 하면 生하고
그 精氣를 기르면 性命이 長存하는 것이다〔月瞿仙〕.

형(形)을 온전히 한다는 것은 신체를 온전히 한다는 말이고 신체를 온전히 하려면 곡식에 의존할 것이 아니라 기(氣)를 마시고 이를 몸 속에서 제련함으로써 신(神)을 상쾌하게 할 필요가 있다는 뜻으로 이해되고 불멸의 신체를 만들어내려는 양생가의 관심을 단순한 체력단련의 차원을 넘은 것임을 시사하고 있다.

양생술(養生術–병에 걸리지 않고 건강하게 오래 살기 위하여 건강 관리를 잘하는 기술)의 기본원리인 保養精氣神의 精·氣·神이라는 개념은 매우 혼동되기 쉬운 개념인데 역사적으로도 그 개념이 많이 변화되어 왔다고 하므로 동의보감에 인용된 문헌의 어느 것이 어떤 의미로 쓰인 용어인지를 감별하는 일은 결코 쉬운 일이 아니다.

1) 정(精)의 개념

原田(1988)은 精이 神·氣의 뜻으로도 쓰였기 때문에 매우 파악하기 어렵다고 했다. 양생가들은 사람의 氣의 근원적 존재를 精이라 불렀고 **호흡의 유무가 사람의 생사를 결정한다**는 관점에서 보면 그 정(精)은 바로 생명의 근원이라는 뜻이 된다. 신(神) 역시 생명의 근원인데 神이 형이상학적인 개념인데 대해서 정(精)은 생리적인 의미에서의 생명의 근원으로서 약간의 구체성을 갖고 있다고 할 수 있다는 설도 있다. 精은 무엇보다도 정기(精氣-순수한 기)와 같은 뜻으로 생명에너지, 생명력 그 자체로 간주되었다.

그러나 시대에 따라 생명을 설명하는 道家의 모델이 바뀜에 따라 精의 의미도 바뀌게 되었다. 精, 形 二分法(예: 管子 內業篇, 莊子 刻意篇)에서 精의 의미는 神·氣와 구별할 수 없는 것이 되어 神·形 二元論에서의 神의 뜻과 같은 것이 된다. 精·神·形說과 精·神·氣說의 두 가지 三分法은 二分法에 비해 안정과 조화를 나타내는 모델로 간주된다. 精·神·形說에서는 精이 氣의 精으로 간주하여 순수한 에너지의 섭취를 長生의 목적으로 삼게 되었다.

중국 육조후반(中國六朝後半)에 방중설(房中說)의 신장(腎臟)과 더불어 정(精)·신(神)·기(氣)·설(說)이 성행하면서 精을 체액, 특히 정액이라고 생각하는 용법(用法)이 성행하기 시작했다. 요시다 미쯔구니는 결론적으로 精은 생명력을 부여하는 에너지의 원천, 氣는 大氣中의 에너지, 神도 역시 순수하게 형이상학적인 것이 아니고 생명의 근원이 되는 에너지를 내포하는 것이 아닌가 생각하고 있다. 이렇게 볼 때 三因子 각각에 생명에너지를 내포하는 것으로서 精의 칭호를 부여할 수 있었을 것이라고 상상할 수 있다.

동의보감 內景篇 卷一, 精에 소개된 精은 무엇보다 두 神(음양)이 합하여 형체를 이룬, 신체보다 먼저 생긴 신체의 근본으로 골수와 뇌(髓海)에 흘러드는 영양소로 간주된다(精爲身本). 그러나 養生書를 인용한 정위지보(精爲至寶) 제목 아래 글은 분명히 정액(精液)을 지칭하고 있고 精은 보배와 같으므로 좋은 음식으로 정을 만들어 보충할 뿐 아니라 함부로 배설해서는 안 된다는 생각이 표현되고 있다. 精과 氣의 관계는 서로 보양(補養)하는 것으로 되어 있어 氣가 모이면 精이 충만하고 精이 충만하면 氣가 성하여 잘 먹어야 한다고 주장한다. 또한 仙經을 인용, 精의 가치를 재삼 강조했다.

그런 점에서 精은 창조력을 지닌 신비한 물질로 간주되고 있고 혹은 그런 물질이 되는 원초적 재료로 설명할 수 있다.

2) 기(氣)의 개념

기(氣)라는 말 역시 도가(道家), 고대유가(古代儒家), 불교, 이기철학(理氣哲學) 등에서 모두 사용되던 말로서 그 개념은 시대적으로나 사상사적으로 변천하였으나 전체적으로는 인간과 자연을 만들고 있는 생명, 물질의 동적(動的) 에너지로 간주되어 왔다.

동양의학에서 기혈(氣血)을 생활체의 기본이라고 볼 때 氣란 출생과 더불어 받은 선천(先天)의 氣(元氣)로서 생명현상의 근원이고 이것이 血을 생기게 하고 더욱 후천(後天)의 氣가 되어 생명유지를 위한 기본적 신진대사를 다루는 동시에 병을 방어하는 역할을 한다고 본다. 장빈(長濱)은 근대의학적 관점에서 중추신경의 통제하에 있는 자율신경기능과 내분비기능과의 상관관계를 기혈(氣血)관계로 비유할 수 있을 것이라고 했다. 중국학자 Granet M은 기(氣)를 한편으로는 숨, 다른 한편으로는 活氣(Schwung), 氣質(Temperament) 또는 에너지로 이해하고자 했다.

동양의학의 특징은 또한 인간과 자연과의 상관관계를 중시한다는 점으로 공간적 존재양식으로서의 인간과 환경과의 관계를 중요시하고 기상학적(氣象醫學)이나 지리병리학(地理病理學)에 대해 언급하고 있고, 시간적(時間的) 존재자(存在者)로서의 인간을 파악하는데 있다. 서양의학의 Chronopsychobiology(시간정신생물학)의 先行 이론이 일찍부터 있었던 것이다. 동의보감은 이것을 황제내경을 인용하여 사기조신(四氣調神)의 제목으로 기술하였다.

인체는 봄·여름·가을·겨울의 계절에 잘 적응하며 자연의 기에 맞게 기를 나누거나 기를 지키거나 해야 한다. 자고 일어나는 등의 일상생활과 마음가짐을 봄철에 응하는 양생의 도, 여름철에 응하는 양장(養長)의 도, 가을철에 응하는 양수(養收)의 도, 겨울철에 응하는 양장(養藏)의 도에 합당하게 가지고 살아야 함을 강조한다. 또한 四계절과 음양은 만물의 근본이 되는 법이므로 성인이 봄·여름에 양(陽)을 수양(養)하고 가을·겨울에 음(陰)을 수양(養)하며 그 근본을 좇는 까닭에 만물과 함께 생장의 문(門)에 부침(浮沈: 성(盛)) 하였다 쇠(衰) 하였다) 한다(內景). 또한 사시절선(四時節宣) 제목 아래 四계절의 특성과 섭생의 요체를 자세히 기술하고 있다〔養生書, 衛生歌, 月瞿仙〕.

3) 신(神)의 개념

양생술(養生術)에서 보양(保養)해야 할 精·氣·神 중 神이란 어떤 개념인가?

앞에서 서술한 바 이 세 用語는 그것이 어떤 조합(組合) 아래 사용되는가에 따라 의미가 바뀌기도 하므로 개별적인 개념을 별도로 해석한다고 해서 이 전체의 관계가 분명해지는 것은 물론 아니다.

한의학대사전에 의하면 신(神)이란 넓은 의미로는 인체 생명활동의 총칭이고 좁은 의미로는 사고·의식활동을 말한다 했다. 황제내경 영추를 인용하여 선후천(先後天)의 정기는 신(神)의 기초물질이다. 장기의 정기가 충족되어 있으면 神氣도 왕성해지고 정기가 고갈하면 기(氣機)가 쇠하여 신기가 없어진다(得神者昌, 失神亡)(素問 移精變氣論)(소문, 영추 해당 쪽).

황제내경 八正神明篇 26에서 神氣를 기를 수 있는 사람은 반드시 환자의 영양상태나 영위혈기(營衛血氣)의 기(氣)의 성쇠를 장악하여 이상을 조화시키며 이 영위혈기의 작용이야말로 그 사람의 神氣(精氣, 眞氣, 正氣)라고 했다.

황제가 기백에게 形과 神을 물을 때 기백은 形은 눈에 보이는 육체적 이상만이 아니라 半眼을 갖고 살필 때 눈앞에 나타나는 것이다 함으로써 형체만이 아니고 臨床像(Clinical feature)을 나타냄을 시사하고 있다. 황제가 神에 관해 물었을 때 기백은 神의 움직임을 氣의 움직임과 동일시하면서 그것은 귀로 들으려 해도 들리지 않고 心眼을 크게 뜨고 無我의 경지에서 정신을 통일하면 뚜렷이 홀로 느끼게 되며 그 상태를 말로 표현하라고 해도 할 수 없는 것이라 하였다.

心은 5장 6부의 王이며 정신활동의 大本인 神을 내장하고 있다.

〈解精微論編 81〉

동의보감도 심(心)은 君主와 같은 위치이며 신명(神明)이 거기서 나온다는 내경의 말을 인용한다. 心은 一身의 主요 淸淨의 府가 되는 것인데 밖에는 포락(包絡)이 있어 그물처럼 얽혀 있고 그 가운데 정화(精華)가 모여 있는 것을 神이라 한다. 神은 음양을 통하고 섬호(纖毫–매우 가는 털)를 살펴서 조금도 문란함이 없다. 〔回春〕 神은 心의 통솔을 받고 氣는 腎의 통솔을 받으며 形은 首의 통솔을 받아서 形氣가 서로 사귀고 神이 그 가운데서 주가 되는 것이니 三才의 道라 한다. 〔邵子〕 心이 조용해야만 가히 신명에 통하여 사물이 이르기 전에 미리 알아서 방지하게 되는데, 心이 조용하여 天氣를 굳세게 하면 온갖 병이 발생하지 않고 장수한다. (月瞿仙) 神이 남아 돌아가면 항상 웃음이 많으며 神이 부족하면 슬퍼한다. (內經) 다섯 장기가 이 7神을 간직하고 다섯 장기의 기가 끊어지면 神이 밖에 나타나고 심(心)이 신(神)을 간직하고 신(身)의 군주(君主)가 되어 七情(喜·怒·憂·思·悲·驚·恐–희, 노, 우, 사, 비, 경, 공)을 거느리는데 상(傷)하면 병(病)이 된다(內經註). 이상의 서술로 보면 神

역시 인지하기 어려운 생명력(Vital force), 혹은 에너지라고 할만한 것인데 모든 생명 활동을 주관하는 중심으로 간주된다. 동양의학에서의 생리현상을 총괄하는 중심은 뇌가 아니고 심(心)인데 심(心)은 다른 내장과 마찬가지로 일종의 상징의 하나로서 신체적인 심장이기도 하고 마음이기도 한 것으로 心은 특히 욕심과 감정을 다스리는 것이면서 동시에 과도의 감정과 욕심으로 상할 수도 있는 것으로 인간의 정서상태와 욕동(慾動-활동을 하는 주도력과 충동 및 추진력)과 깊은 관계를 가진 것이라 볼 수 있다. 氣 역시 七氣, 九氣 등의 개념에 따라 정서상태와 관계를 지우고 있는데 心과의 관련에서 神을 생각할 때는 神이 思考 의식활동이라는 한의학대사전의 개념과는 조금 다르게 표현되고 있다.

神을 기르기 위해서는 식사를 잘 해야 하는데 어떤 선비가 글 읽기를 좋아하여 밥 먹는 것을 잊고 독서만 하였더니 어느 날 자의도인(紫衣道人)이 앞에 나타나서 '그대는 너무 고사(苦思-고통(苦痛)스러운 생각)하지 말라. 苦思하면 내가 죽는다' 하므로 당신은 누구냐 하니 '나는 그대의 몸 안의 곡신(穀神)이다' 하므로 그 선비가 생각을 고쳐 곡식을 먹었다고 했다(延壽書)는 이야기가 있다. 곡기(穀氣)는 神의 활동의 근간(根幹)이라고 본다면 神이 의식활동이라는 의미가 타당하나 사고활동뿐 아니라 정서활동까지 관장하는 것이라 추론할 수 있다.

중국의학의 이론을 고찰한 Porkert M는 精·氣·神 등 중국의학의 중요 개념에 대한 독특한 해석을 가하였다. 그에 의하면 氣(chi)는 energetic configuration, configurational energy라고 볼 수 있다. 氣의 개념은 서양과학의 개념으로는 energy에 가장 가까우나 단순한 에너지라기보다 energy의 質的인 한정을 내포하고 있다. 즉, 氣는 에너지의 정의할 수 있는 성질을 말하는데 공간에서의 일정한 방향과 구성(배열)과 질을 가진 에너지, 또는 에너지를 통한 구성-energetic configuration이다. Configuration을 그는 constellation(성형, 배열)과 동일시하고 있다. 그러므로 氣는 구성적 힘이 있는 에너지, 에너지를 통한 구성이라 할 수 있디.

精(ching)은 비특이성, 비종속성 구성적 에너지(unspecific, unattached structural energy)이며 구성적 잠재력(structural potential)이다. 精과 神을 비교하면 精은 structural polarity이고 神은 active polarity이다. 氣와 마찬가지로 精 또한 energy인데 精은 흔히 氣의 보완으로 나타난다. 氣는 항상 정의할 수 있는 성질(quality)을 가지고 있는 것이지만 精은 그렇지 않다. 精과 神에서 精은 구조적 측면(constructive aspect)이고 神은 활동적 측면(active aspect)이다. 神(shen)은 일차적으로 적극적으로 조직화된 배열과 변환성 영향으로서 개체의 특수한 특성을 결정하고 고무하는 것이다. 다른 말로 그것은 살아있는 개체(生)의 궁극적인, 합리적으로 지각할 수 있는 원인을 들어내게 한다. 그래서 Porkert는 神의 개념에 구성적 힘(configurative force)이라는 정의를 적용했고 이것은 이질적인 영향을 적극적으로 거부하거나 적극적으로 동화하는 능력을 포괄하는 것으로 간주했다. 神은 직접 지각할 수 없는 순수한 작용(pure action)의 사변적인 개념이다. 神은 그것이 보완적인 성질을 한 에너지인 精, 즉 구성적 잠재력(structural potential)(의학)에서나 靈(ling), 즉 '구성하는 힘(structural force)을 경험하는 정도만큼만 그 존재를 나타낸다. Porkert는 계속하여 神은 활동적이며 구성적 요소를 내포한 표면에 나타난 구성력과 구성력의 활동적 측면, 활동적 구성력이라고 했다.

기(氣)가 개체를 구성하는 에너지라면 이 에너지 구성을 결정하고 생산하고 유지하는 것이 신(神), 즉 구성적 힘(configurative force)이라고 그는 말한다.

精·氣·神이라 할 때 정(精)은 비특이적인 생성에너지로 생적 잠재력, 氣는 개별적 특질을 구성하는 에너지이며 神은 그러한 개별성의 구성를 적극적으로 결정하고 유지하는 활동력이라고 할 수 있다.

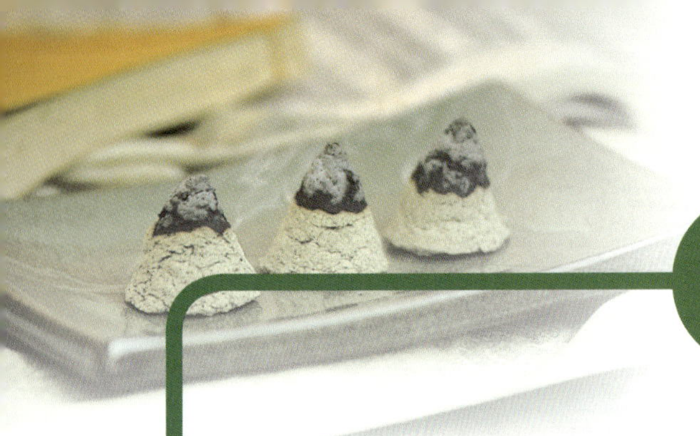

2장

인체의 병리·병증

자연치유는 우리 인체의 오장육부의 조화와 균형이 깨져 면역력이 저하되고 항상성이 균형을 잃었을 때 이를 회복하기 위한 방법이다. 때문에 자연치유를 실시하기 위해서 건강(健康)과 질병(疾病)의 의미와 질병의 원인을 파악하고 질병의 원인을 줄여 나가는 것이 필요하며 이 과정이 곧 자연치유라고 할 수 있다.

세계보건기구 소위원회에서는 "건강이란 주어진 환경 여건 하에 인간이 적절하게 기능하는 상태 또는 수준"이라고 좀 더 구체적으로 명시하고 있다.(WHO 1957) 건강하다는 것은 인체가 스스로 균형을 유지하고 환경에 적극적으로 대처하고 적응할 수 있는 상태를 말한다. 반면에 병이란 이 같은 균형이 깨어지고 몸의 조정 능력이 상실되어 항상성(恒常性)이 깨어진 상태를 말한다.

건강에 대한 정의 중 최근 미국사회에서 통용되고 있는 건강(健康)에 대한 개념은

- Fewer illness(덜 아프다)
- Faster recovery(빨리 회복한다)
- Cancer Protection(암에 대한 자신감)
- Increased Energy(활력 증진)
- Reduced Stress(스트레스 감소)
- Slow Aging(느린 노화) 이다.

1. 질병(疾病)의 개념

질병(疾病)은 의료사회에서는 질환과 질병으로 구분한다. 질환(disease)은 의학적으로 규명된 생리적, 생물학적 건강 이상 상태를 의미하고 질병(illness)은 질환의 사회·심리학적 의미,

환자가 주관적으로 느끼는 병의 경험, 전문직을 포함한 주변집단의 사회적 평가와 반응을 지칭하는 개념이다.

질병은 한자적 의미로는 질환(疾患)과 병환(病患)으로 분류된다. 질환(疾患)은 화살(矢)에 맞아 아픈 현상으로 외상(外傷)과 외적 원인에 의해 몸이 아픈 것을 질환(疾患)이라 표현한다. 그러나 병환(病患)은 내적인 원인에 의해 아픈 현상이 밖으로 나타나는 것이다. 몸 안에서 원인이 되어 발생하는 당뇨, 고혈압, 심장병, 동맥경화, 암 등이 포함되며 전염은 되지 않는다. 원인으로 볼 때 외적 요인에 의한 질환(疾患)의 치료는 그 분야의 전문가가 하는 것이 맞다. 그러나 자기 잘못에 의해 발생한 병환(病患)의 치료는 원인 제공자인 본인이 원인을 제거해야 한다.

질병은 다양한 원인에 의해 발생되지만 누구에게나 모두 발생되는 것이 아니라 개인의 저항력 정도에 따라 좌우된다. 즉 자연치유력을 강화시켜 질병을 예방하는 것이 매우 중요하다. 이는 우리 인체의 치유력을 증대하여 질병을 예방하자는 자연치유적 양생(養生)의 개념과도 일맥상통한다.

2. 질병의 원인 – 풍(風), 한[寒], 서(暑), 습(濕), 조(燥), 화(火)

한의학에서는 신체의 평형 상태가 어떠한 원인에 의하여 파괴되고 장부의 부조화로 외부의 피부나 인체 부위에 변이로서 발현되는 것을 질병(疾病)으로 본다.

첫째는 외적인 원인에 의한 것으로써 자연 기후 변화가 인체의 조화를 깨트려 질병이 발생되는 육음(六淫)으로 풍(風), 열(熱), 습(濕), 조(燥), 한(寒), 화(火)의 부조화이다.

둘째는 내적인 원인에 의한 것으로써 사람이 갖는 성품인 희(喜), 노(怒), 우(憂), 사(思), 비(悲), 공(恐), 경(驚)의 감정상태가 격동해 장부의 기능이 정체됨으로 인해 질병이 발생된다.

셋째는 내적, 외적인 원인이 아닌 잘못된 생활습관, 과도한 스트레스, 과도한 정욕, 올바르지 못한 식생활과 불규칙한 식생활, 과식, 폭식 등을 원인이다.

참고로, 六氣를 구성하는 風·寒·暑·濕·燥·火가 서로 동등한 자격을 가진 요소가 아니기 때문에 病因을 다루는 기초이론이 될 수 없다고 주장하는 논리도 있다.

1) 풍(風)

육체의 냉열습조화(冷熱濕燥火)가 수승화강(水昇火降-찬 기운은 올리고 따뜻한 기운은 내린다)의 조화의 흐름이 풍(風)이다. 그러나 병적(炳的)으로 風이란 것은 경락의 영위순환이 제대로 안 되어 각 장부의 기능이 저하되어 일어나는 냉과 열과 습과 조, 화 등이 제멋대로 체표(體表)에 미치고 두상(頭上)에 미치는 악영향을 뜻한다.

수승화강이 제대로 이루어지지 않는 상태를 수화미제(水火未濟), 수화불교(水火不交)라 한다. 흔히 위쪽에 열이 몰리고 아래쪽이 차가워지면 상열하한(上熱下寒)-상열하한이 심해지면 결국 가운데 있는 비위(脾胃)가 약해진다. 또한, 상열하한일 때 차가워진 아래에만 문제가 생기는 것이 아니다. 열이 과도한 상부(上部)에도 심장병이나 뇌졸중 같은 병이 생긴다.-이 되는데 이때 신체 증상은 상열로 인한 화병(火病), 심계(가슴 두근거림), 불안초조, 건망, 현훈(어지러움), 불면, 심번(가슴이 화끈거리고 답답함), 다몽(꿈을 많이 꾸고 잠을 설침), 구순건조(입과 입술이 잘 마름), 이명(귀울림), 목적(안구충혈), 두통 등이고, 하한으로 인한 사지냉증(손발이 차고 특히 무릎이나 발이 시림), 월경부조(늦어지거나 월경통), 불임, 대하, 소복통(아랫배 통증이나 불쾌감), 소화불량, 식욕부진, 설사 등 비위허약증이 나타나는데 이와 관련된 서양의학의 병으로는 갱년기장애, 신경쇠약, 노이로제, 고혈압, 만성질환 등이다.

모든 병이 그렇지만 일단 병이 생기고 난 뒤 쉽고 빠른 치료법을 찾는 것보다는 미리 예방하는 것이 훨씬 간편하고 효과적인 경우가 많다. 물론 장부의 이상까지 나타난 경우에는 찬 약과 따뜻한 약이 서로 조화된 상하양제단(上下兩濟丹), 교태환(交泰丸), 청리자감탕(淸離滋坎湯), 천왕보심단(天王補心丹), 팔미지황환(八味地黃丸) 등으로 전문적인 치료를 받아야 한다. 하지만 평상시 예방을 위한 방법으로는 흔히 알려진 좌선(坐禪) 등 명상법에서 말하는 것처럼 편안한 자세로 몸을 완전히 이완(弛緩) 시킨 상태로 호흡을 하면 된다. 명상호흡이 질병예방에 도움이 되는 것은 바로 수승화강(水昇火降)이 이루어지기 때문이다. 사소한 호흡(呼吸)만으로도 조상들이 말씀하신 머리는 차고 서늘하게 발은 따뜻하게를 실천할 수 있다. 동의보감(東醫寶鑑)에서도 머리가 아픈 것은 대부분 찬 것이 없고, 배가 아픈 것은 대부분 열로 인한 것이 없다고 하듯이 열은 두통의 원인이 되고 찬 기운은 복통의 원인이 되므로 일상생활에서 항상 머리는 차게 하고 발은 따뜻하게 할 뿐 만 아니라 가슴은 서늘하게 아랫배는 항상 따뜻하게해야 한다.

경락(經絡) 작용(作用)이 완벽하게 될 때 윤(潤)과 기(氣)는 냉열습(冷熱濕) 조화(調和-

서로 잘 어울림)를 인체 생리에 유리하게 조절하여 건강을 도모하게 되며, 氣의 순행(循行) 흐름을 갖게 된다. 그러나 윤기(潤氣)가 약하여 경락작용이 잘 되지 않으면 각 장부의 기능은 저하된다.

폐와 기관지 기능이 저하되면 열이 일어나며, 이 열은 인체 조절범위 기(氣)의 지배를 벗어나 자연현상 대로 상승(上昇-위로 올라감)하게 된다. 심장(心臟) 기능이 약화되면 열이 뭉쳐 발산할 줄 모르니 화(火)라는 병적이 열이 된다. 이상은 상초(上焦) 장기 기능 저하 시 일어나는 풍적 결과이다. 그런데 생식기능이 약화되면 열이 일어나는 것이 아니라 냉감이 하체에서 우세하게 된다. 다시 말하면 냉기(冷氣)가 불러 내리는 현상이다.

열(熱)이 상승하고 냉(冷)이 강하(降下)하는 풍적현상은 생리에 동조하는 것이 아니라 열과 냉이 인체 균형을 깨는 병적 현상이며, 인체에서 열(熱)과 냉(冷)이 기본 순환 에너지원(原)인데 그 기본 원(原)을 떠나려 함은 평균수명을 다한다는 것이다.

인체의 원리대로 열(熱)과 냉(冷)이 흐른다면 이는 생명을 이어주는 현상인 것이다. 습(濕)은 기허(氣虛)하게 되면-생체, 생리활동의 저하로 기초체온이 낮아지게 되면-흩어지지 않고 한곳에 뭉치게 된다. 인체 생리는 열(熱)은 상부에 거주하면서 하부로 작용하고 냉(冷)은 하부에서 상부에 작용하여 상호교류가 잘되는 현상이다. 그런데 윤기가 부실해지면 교류되지 않고 열은 상승하고 냉은 하강하게 되므로, 원인은 윤기양허(潤氣陽虛)에서 오며 윤기양허는 노화(老化)에서 필연적으로 오게 된다.

수(水)는 냉(冷)을 뜻하며 화(火)는 열(熱)을 대표하는 표현이다. 냉(冷)은 밑에서 위로 흐르고, 열(熱)은 위에서 밑으로 흘러 교류가 잘되면 건강하며 불로장수하게 되는 것이다. 냉기(冷氣)가 강하(降下)하는 증(證)으로는 신장기능 저하를 비롯하여 생식기능 저하같이 서서히 오는 증이나 열기(熱氣)가 상승하는 증(證)은 고혈압, 심장질환 등 급성질환이 오게 된다. 따라서 풍병으로 대표적 병환은 고혈압이다.

풍적현상은 우리 일상의 생활리듬이 자연의 조화에서 벗어나 생활하고 있음을 의미한다. 그러므로 생활습관에 의한 질병인 고혈압, 당뇨증이 진행되고, 신진대사 조절이 벗어나면 암(Cancer)같은 질병이 진행하게 된다.

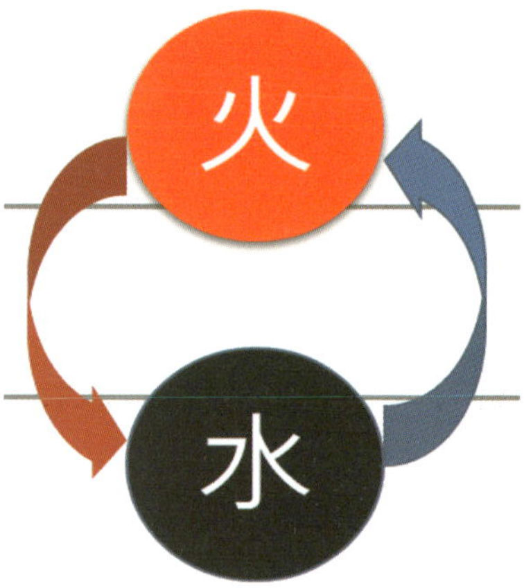

정상적인 수승화강(水昇火降) 개념

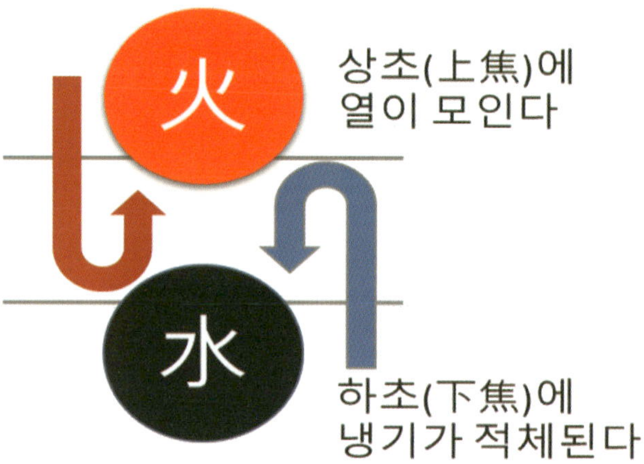
火
水
상초(上焦)에
열이 모인다
하초(下焦)에
냉기가 적체된다

풍적현상의 개념
(냉기가 하초에 적체된다. 즉, 혈액순환이 원활하지 않다.)

몸에서 혈액을 가장 많이 요구하는 기관은 뇌(腦)이다. 잠시라도 공급이 안되면 생명 유지가 불가능하다. 심장(心臟), 신장(腎臟)과 같이 늘 일해야 살아있을 수 있는 필수적인 장기나 체온 유지, 호흡과 같은 생명 유지 활동도 우선순위가 높다. 그리고 밥을 먹고 나면 소화시키기 위해 위(胃)나 장(腸)에 많은 혈액을 보내야 한다. 밤길에 강도와 마주쳐 도망쳐야 한다면 생존하기 위해 교감신경을 자극하고 하체 근육에 집중적으로 혈액을 보내 전속력으로 달려가야 한다. 술 마신 다음 날 아침이면 알코올 해독을 위해 간(肝)과 신장(腎臟)에 혈액을 집중해야 한다. 실시간으로 바뀌는 우선순위에 따라 우리 몸의 혈액 배분이 진행된다.

수승화강(水昇火降)을 이용한 한열(寒熱)의 밸런스를 잡는 것과 더불어 원활한 순환(循環)에 필요한 개념이 혈관(血管)의 운동성(運動性)이다. 혈관을 운동시키는 가장 단순한 방법은 운동(運動)이다. 유산소운동과 근력 운동 모두 도움이 된다. 운동에 의한 순환은 다음과 같다.

1) 순환의 주체인 심장의 출력을 높이고

2) 근육의 산소 요구량을 높여서 혈액이 인체 말단까지 영양분과 산소를 공급되도록 만든다.

근육은 중력에 대항해서 서있거나 앉아있는 것과 같은 자세를 유지하기 위한 자세 유지근과 움직이거나 물건을 들었다 놓는 등 운동을 위한 운동근이 있다. 자세 유지근은 늘 일정한 양의 혈액을 사용하지만 운동근은 실제 운동할 때에만 혈액을 집중적으로 가져다 쓴다. 손발과 같은 인체 말단에는 운동근만 있기 때문에 움직이지 않으면 혈관에 혈액이 충분히 공급하는 일이 상대적으로 적다. 규칙적으로 운동하는 것이 몸 구석구석 근육의 혈관을 운동시키는 가장 좋은 방법이다.

이 모든 것의 조절의 시작은 열과 냉의 순환이며, 이 순환이 벗어나면 강제적으로 순환이 되도록 외치요법이 필요하게 된다. 쑥뜸요법의 온열자극에 의한 외치요법이다. 쑥뜸요법(Moxibustion Therapy)의 온열자극에 의해 수승화강(水昇火降)을 조절할 수 있고 음양(陰陽) 실조(失調)현상을 조절할 수 있는 효과적인 방법이다.

2) 한(冷: 寒)

한이나 냉이나 뜻은 비슷하나 한은 외기로 부터 느껴지는 감각이고 냉은 체내로 부터 느껴지는 감각으로 구별된다. 냉(冷)이란 경락이 형성될 때 느껴지는 감각이다. 경락이 형성된다 함은 섬유질이 중심이 되어 골육이 경결(硬結-단단하게 굳음)되는 현상이니 대사와 활동 장애로 냉감을 느끼게 된다. 이러한 경락 형성은 내외(內外)의 한냉(寒冷)이 원인이 되어 오는 경우가 많다.

위무력(胃無力)이면 위에 냉감을 느끼는 것이 아니라 주위의 경락에서 느껴지며 자궁 무력일때 자궁에 냉감을 느끼는 것이 아니고 요부, 둔부, 하지에 있는 각 경락에 느껴지게 되는 것이다. 이러한 경락 형성은 냉(冷)자극을 받기 때문에 형성되어 자극 원(原)에 보기(補氣)로 작용하여 스스로 냉을 물리치게 되는 것이다. 이러한 냉감(冷感)은 주로 기(氣)부족에서 일어나니 경락의 기(氣)를 도움으로써 냉(冷)을 일으키는 각종 무력증을 치료할 수 있는 것이다. 이러한 증(證)은 허약인에게만 오지 않고 건강인이라도 부분적으로 기능이 저하된 곳이 있으면 경락에서 냉감(冷感)을 느끼는 것이다.

예를 들어, 건강한 어린이가 급체했을 때 손발이 차가워지는 것이다. 이렇게 냉은 경락에 가장 잘 반응 되는 원(元)인 것이다. 여기에 위무력 환자가 항상 요냉(腰冷)과 배한(背寒)을 느끼고 있다고 하면, 이 환자의 경락적 소견은 요부(腰部)의 경락에서 위무력을 도우려고 보기(補氣)작용을 하고 있으며, 배부(背部)의 경락에서는 호흡기 기능을 도우려고 보윤(補潤)을 하고 있는 상태이다.

이러한 환자가 한(寒)자극을 외부로부터 받게 되면 폐(肺)와 위(胃)의 기능를 보(補)하게 하던지 경락은 또다시 체외의 요인인 한(寒)을 물리치지 않으면 안 된다. 원래 부족한 경락 작용이 그나마 외한(外寒)방어에 총력을 기울이는 동안 위(胃)와 폐(肺) 기능은 더욱 저하되고 만다. 이러한 과정을 겪어 감기가 들었다면 이 환자는 호흡기를 중심으로 열도 나지만 위

(胃)를 중심으로 하는 냉(冷)은 더욱 심하여 치명상을 입게 된다. 이때 발한제(發汗劑) 따위로 열만 치료하면 안 된다. 냉(冷)을 다스리고 빨리 위(胃)기능을 회복시키는 것이 급한 것이다. 이러한 감기를 상한소음증(傷寒少陰症)이라 하여 위(胃)기능을 도와 냉(冷)을 물리치고 열(熱)을 제거하여 호흡기를 회복시키는 인삼양위탕(人蔘養胃湯)이란 명약이 있는 것이다.

그 첫째의 약리작용은 냉(冷)과 열(熱)을 동시에 물리치고, 그 둘째는 신진대사를 촉진유도하는 작용인 것이다. 아무튼 위(胃)무력증이 있으므로 쉽게 감기가 드는 경우도 있고, 또 감기가 듦으로서 위(胃)무력이 되는 수도 있으니 감기에서 얻어지는 병증이 많은 것이다. 여하간 이 경락치료가 감기치료에 있어서는 내부의 기능을 우선적으로 다루어야 하고, 한(寒)의 자극으로 경결(硬結)된 조직을 아울러 다스려야 함은 물론이다.

동양의학의 기본인 상한론(傷寒論)이 육원(六元)과 경락발생과 작용과 이 학설에도 기본이므로 여기에 간략히 소개한다.

(1) 상한태양증(傷寒太陽症)

태양증은 체표가 寒자극으로 경결(硬結)되었으나 주로 족태양(足太陽) 방광경 (膀胱經)을 위주로 근육활동이 중지되었으니 아직 내부 장기까지 영향이 미치지 않은 증세이다. 이야말로 순수한 감기이며 발한으로 그 굳어진 근육을 풀어주면 열은 내리게 된다. 그 증상은 두항통(頭項痛), 배척강(背脊强)이니 그러한 곳에 경락을 다스려도 치료가 되는 것이다.

(2) 상한양명증(傷寒陽明症)

양명증은 위의 상부 복직근의 경결로 위열이 상승하여 입과 콧속이 마르고, 눈에 충혈이 일어나는 감기인 것이다. 태양증은 배부의 근육경결에서 熱이 일어나 후두부로 상승하나, 양명증은 복직근 경결에서 위열과 함께 안면으로 상승하는 것이니 태양증에는 머리가 몹시 아픈 것이 특색이며, 양명증에는 눈에 충혈을 가져온다. 이때 위를 다스리는 약을 쓰나 복직근 경결부를 다스려주고 견정(肩井-어깨 위의 가장 위쪽 부분으로 팔을 펴면 오목하게 들어가며 삼지(三指)로 눌렀을 때 중지가 닿는 곳이다)을 다스려 주면 된다.

(3) 상한소양증(傷寒少陽症)

소양증이란 족소양 담경(膽經)에 상한(傷寒)이 촉감되어 일어난 감기인 것이다. 담낭이 측에 있으니 하지에서부터 측면을 거쳐 담을 지나, 협을 지나, 귀(耳) 주위를 거친 선(線)이 담경(膽經)이며, 석양의 서광이 인체측면을 비친 곳에 해당되므로 소양증이란 문구가 붙은 것이다. 이 소양증의 화(火)가 심장을 약하게 하므로서 소시호탕(小柴胡湯) 으로 화(火)를 없애는 것도 중요하지만 극천부(極泉穴-겨드랑이 속에 들어있는 심경(心經)의 혈위(穴位))와 일월(日月穴-일월혈의 위치는 복부 윗쪽 유두아래 7번늑골 사이 정중앙선으로부터 4촌 떨어진 곳에 있다)에 다스려 심장기능을 돕는 것도 중요하다. 그리고 혈압이 높거나 귀에 이상이 생기면 곧 병풍을 다스려 강화(降火)시킴이 중요하다.

삼양증은 한(寒)이 내장까지 파고들지 않은 감기이며 한파를 방어하는 경락작용이 굳어졌을 때 일어나는 것이다. 즉, 상한(傷寒)의 종류란 한(寒)자극에 대한 인체의 경락방어점에 따라 구별되며 정해지는 것이다. 태양증은 풍부(風府-풍부혈은 경추부 즉 뒷머리의 모발 끝부분 바로위 1촌 위쪽에 있다), 양명증은 중완, 소양증은 극천(極泉穴)을 중심으로 각각 발생하는 것이다.

(4) 상한태음증(像寒太陰症)

상한태음증이란 아랫배가 습하고, 하지의 내측이 차면서 설사가 나는 감기의 일종이다. 평소에 대장이 습한 사람이 감기가 들면 그 평소 약점이 더욱 심한 타격을 받음은 물론이다. 설사가 안 나는 사람이라도 아랫배를 습하게 하고 하지의 내측을 차게 하면 태음증에 걸리게 되는 수도 있다. 어쨌거나 설사를 멈추게 하는 것이 급선무이며 설사를 멈추게 하려면 습경락을 다스리면 되는 것이다.

(5) 상한소음증(像寒少陰症)

상한소음증이란 寒이 인체의 리(裏-내부)에 심침(深侵)하여 냉한이 신장기능을 저하시키고, 냉한(冷寒)이 리하(裏下)에서 상리(上裏)로 상승하는 증세를 가져 온다. 그 첫째는 소화장애가 온다. 소화장애에서도 냉원이 상공(上攻)하므로 배한증(背寒症)까지 일어나는 경우도 있다.

(6) 상한궐음증(像寒厥陰症)

상한궐음증이란 寒자극을 심부(深部)에 받아 냉감이 하행하는 증(證)이다. 하복(下腹)의 단전 리부(裏部)의 속이 떨리고, 대퇴의 내측이 강직하며 차가워져 무릎까지 시리며 낭축현상(囊縮現象)이 일어난다. 즉, 남녀 간의 생식기 기능이 가장 저하되는 감기의 일종이다.

이상 삼음증(三陰症)은 혈압이 낮고 내부기능이 저하되므로 각기 그 저하된 장부를 다스려주면 되는 것이니 그 장부를 작용시키는 저항 경락을 우선 찾아야 한다.

삼양증(三陽症)은 표(表)에 병근(病根)을 두고 상초열(上焦熱)과 화(火)와 조(燥)가 결합된 증상(症狀)이나, 삼음증(三陰症)은 리(裏)에 병근(病根)을 두고 하초(下焦)의 냉(冷)과 습(濕)이 결합한 증상을 각각 일어난다. 그래서 다스리게 되는 경락은 양증은 상부(上部)에 음증(陰症)은 하부이다. 그것은 양증은 상부, 음증은 하부의 경락이 각기 저항하기 때문이다.

쑥뜸요법(Moxibustion Therapy)의 외적 온열자극은 몸의 근육뭉침, 국부냉감을 제거하며, 말초혈관을 확장시켜 냉증을 개선하며, 상하표리의 경락 흐름의 저항성을 정상화시킨다. 또한 전신의 혈액순환을 회복시키는 외치요법이다. 현대의학의 약물요법, 방사선요법과 병용하면 병의 회복과 일상의 부조화 상태를 효과적으로 극복할 수 있다.

3) 서(暑: 熱)

서(署)란 더위로 체외에서 체온 이상의 熱을 말하며 熱이란 체내에서 체온 이상의 열을 말한다. 서(署)와 열(熱)은 인간 생리에 필요 불가결한 원이다. 인체에 熱이 없으면 생리는 유지될 수 없으며 대기에 署가 없다면 지구는 빙하시대처럼 얼어 버릴 것이다. 이렇게 필요한 熱이라도 지나치면 인간 생리에 역현상이 일어나게 된다.

그러면 더위가 경락에 미치는 영향은 어떠한 것인가?

땀을 많이 흘린 노동자가 서늘한 그늘에서 한참 쉬다가 입에 군침이 돈 다음 점심을 먹은 사람은 아무일 없는데, 일을 하다가 급히 뛰어와 음식을 먹은 사람은 토사증(음식에 체하여 토하고 설사를 하는 급성 위장병)(곽란)에 걸리게 된다. 토사란 급성 위염과 장염을 말하며, 이러한 병증은 부패한 음식을 먹었을 때도 발생하거니와 이상과 같이 더위에 상했을 때도 일어나니 여름철에 흔한 병이다.

땀을 많이 흘리면 윤(潤-수분이 적당하고 촉촉함)도 따라서 배출하여 지나친 근육이완과 경락수축(經絡收縮)작용이 상실되어, 경락이 해당 장부에 보기(補氣-사람이 숨을 쉴 때 최대한(最大限)도로 들이마실 수 있는 공기(空氣)의 양(量))를 못해 줌으로서 일어나는 병증인 것이다.

추위는 경락을 필요 이상으로 동결(凍結)하여 경락작용 상실을 초래하며, 더위는 경락을 지나치게 이완(弛緩)함으로서 경락작용을 마비시키는 것이다. 추위의 경락동결은 내부와의 윤(潤)과 기(氣)의 유동(流動-흘러 움직임)이 안되는 결과가 오고, 더위로 인한 경락 이완은 내외(內外)의 윤(潤)이 과소모된 현상이다. 추위는 내외에 에너지는 있으나 수요 공급로가 막힌 것이고, 더위는 에너지가 떨어진 것이다. 따라서 더위에는 에너지 수요가 너무 커지는 것이다. 추위는 인체 중에 가장 민감한 곳을 먼저 자극하나, 더위는 인체중에 가장 활동하는 곳을 이완(弛緩) 시키는 것이다.

따라서 추위는 골격근(骨格筋)을 침범의 대상으로 삼으며 더위는 복직근(腹直筋), 활배근(活背筋) 등 활동성 근육을 마비 시키게 된다. 골격근 중에도 민감도가 높은 곳은 척추(脊椎)를 감싼 근육이니 심부(深部)의 음장(陰臟-오장(간장, 심장, 비장, 폐장, 신장))과 관계가 깊고, 활동성 근육은 역시 활동성이 강한 양부(陽腑)가 관련하는 것이다. 그러한 근육을 지배하고 근육내의 혈관과 신경과 임파관을 지배하는 경락은 추위와 더위에서 작용을 잃었을 때 위치에 따라 미치는 내부의 장부도 각기 다른 것이다.

추위의 과다는 인체 기능을 저하시키고 더위의 과다는 인체 기능을 약화시키는 것이다. 더위는 氣보다 潤이 더 소실되고 추위는 潤보다 氣가 더 상하는 것이다. 추위는 보기보윤(補氣補潤) 순으로 치료한다면 더위는 보윤보기(補潤補氣) 순으로 치료함이 원칙이다.

한냉(寒冷)은 무서운 제지력으로 인체를 굳게 만든다면, 서열(署熱)은 온위한 분위기로 인체를 솜같이 무기력하게 한다. 인체가 체중에 비하여 기능이 약하면 더위에 상하기 쉽고, 기능에 비해 체구가 적으면 추위에 상하기 쉬운 것이다. 따라서 체내 열증은 기능이 약할수록 잘 일어나는 것이다. 냉(冷)이란 경락 방어력이 약할때 일어나는 인체병이고, 열(熱)이란 경락 방어력이 일시적으로 중지될 때 일어나는 인체 병인 것이다.

약화된 곳에 냉통이 위주로 일어나고, 중지된 곳에 열이 위주로 일어나게 된다. 냉감은 주로 氣부족(氣虛)에서 일어나니 경락의 氣를 도움으로써 冷을 일으키는 각종 무력증을 치료할 수 있는 것이다. 이러한 증은 허약인에게 많이 오는 증상이나 冷은 건강인이라도 부분적으로 기능이 저하된 데가 있으면 부실 경락에 냉감을 느끼게 된다.

토사증 사례에서 복직근에 潤이 虛해졌는데 음식을 배불리 먹게 되니 토사증이 생기는 것이다. 이때 토사증마저 일어킬 여력이 없다면 일사병(日射病)으로 죽게 된다. 토사가 난다함은 潤, 氣가 아직 남은 현상이고, 토사의 여력이 없다면 潤氣가 공허(共虛)하니 위험한 결과인 것이다. 아무튼 더위에서는 氣보다 潤이 더 소모되고, 추위에서는 潤보다 氣가 더 상하는 것이다. 따라서 추위에는 보기보윤(補氣補潤)의 순서로 치료한다면, 더위에는 보윤보기(補潤補氣)의 순서로 치료함이 원칙이다.

4) 조(燥)와 습(濕)

에너지 소모가 되지 않는 현상의 열증(熱症)이 화(火)라면 火에 비해 에너지 소모가 지나치게 되는 열증이 있으니 이를 燥라고 한다. 火나 燥는 체온 이상으로 오르는 熱이 못되는 것이다. 화는 열의 발현이 안되기 때문에 체온이 상승할 수 없고 광범한 표열이니 체온은 상승하면서도 언뜻 구별이 안 갈 정도의 미열(微熱)이니 두 가지 모두 체온계(體溫)로 알기는 극히 어려운 문제이다.

조(燥-수분이 마름, 건조함)는 피허(皮虛)의 윤을 잘 소모시키는 병증의 이름이다. 대기 현상에 비하면 늦가을에서 겨울로 옮기는 간절기이며 일생을 통하면 노년기가 이에 해당된다. 조는 노년기가 되면 한갖 생리에서 오는 증상이다. 그러나 허다한 병증은 燥를 낳으며 반대로 허다한 병증을 일으키기도 한다.

燥는 신장기능을 쇠퇴시키며 체중을 감량시키는 열의 일종이다. 그러나 燥가 인체 생리에 주는 영향은 크다. 습(濕)을 제재하여 비대를 막아주며 신경기능의 항진을 막아 정신과로의 정상화와 육체 내장의 작용 항진도 조절하게 되는 것이다. 단 과습, 과윤을 막아주는 제재 작용도 하게 된다. 그러나 정도가 지나치면 정신과 육체의 기능이 쇠퇴되니 병증을 일으키게 되는 것이다. 따라서 燥는 濕이 많은 곳에 작용이 강한 것이다. 濕이 많은 비대 체질은 항상 燥의 제재 작용을 받게 된다. 그러나 노년기가 되어 윤허가 되면 습과 조의 상호 길항 작용은 없어지고 상호 상승하게 되니 비대인은 습지병과 조지병을 흔히 같이 일으킨다. 이러한 체질은 노년기에서 흔히 당뇨병이란 조성병증를 앓게 되는 것이다. 따라서 습이 일으키는 병이 따르기 마련이다.

비대인 당뇨병은 하체에 과습(過濕)하고 상체에 과습한 것이다. 조(燥)는 당뇨병을 비롯하여 원인불명의 미열, 무력감, 이상혈압, 뇌 신경장애, 각 장기 기능장애, 뇌막질환, 폐장질환, 생식기 기능저하 등 윤허 과정과 과습(過濕)과정을 들 수 있다. 조열(燥熱)이 표에서 일어나 상승하고 습은 하강하여 각각 병이 일어남으로 조열(燥熱)을 강하시키는 것이 첫째 목적이다. 화(火)와 조(燥)는 횡경막 위에 있으며 화(火)는 심장을 중심으로 일어나고 조(燥)는 호흡기를 중심으로 일어난다. 火는 비만인에게 필수적으로 따르며 조(燥)는 쇠약인에게 많다. 특히 담배와 대기오염과 근심이나 걱정은 상초(上焦)를 건조시키므로 조(燥)를 유발하고 폐결핵을 비롯하여 호흡기 질환은 거의가 조(燥)에서 일어나며 또 병에 걸리면 조(燥)를 더욱 유발한다. 화(火)에는 고혈압이 많고 조(燥)에는 저혈압이 많다.그러므로 화(火)에는 냉성의 潤제와 氣제로 다스려야 하고 燥에는 온성의 보윤보기제(補潤補氣劑)를 쓴다.

5) 화(火)

심장에 열이 차서 이글이글 타오르는 현상을 화(火)라 부른다. 화(火)란 열의 발현이 안되고 뭉친 것을 말한다. 인체 내부에 열이 오래 뭉쳐 있을 수 있는 곳이 심장이니 심화(心火)라 부르게 되는 것이다. 심화란 심장열증을 말한다. 이러한 심화는 정신쇼크 등 신경성 심장병이 판막질환, 심장확대(心臟擴大) 등 심장자체에서 일어나는 병증을 군화(君火)라 하고 타 장기의 영향을 받아 일어나는 심장질환을 상화(相火) 라고 한다. 이렇게 구별하는 이유는 치료면에서 그 경락요법이 다르기 때문이다. 부인들은 자궁 기능이 약해지면 심장기능도 약해지며 이 때 경락요법은 자궁을 다스리면 치료된다.

심포(心包)란 심장동원을 뜻하며 육체상, 혈관상 영향으로 심장병이 일어날 때이며 심이란 정신상, 신경상 영향으로 심장병이 일어날 때를 구별하기 위해 갈라 놓았다고 사료된다. 일반 열증은 에너지가 소모됨으로서 병이 되나 심장화란 에너지가 소모되지 않는 열이니 특히 화(火)라 본다. 화(火)란 과열한 심장내외 熱을 말하나 그 열이 에너지를 소모시키지 못하는 병적현상인 것이다. 인체에는 상초(上焦)에 심장이 있고 상초와 중초사이에 횡경막이 막고 있으므로 걸핏하면 火가 쌓이기 쉽다.

사람들이 음식을 먹으면서 식도의 리듬을 맞추지 못했을 때 또는 과식을 했을 때 식도와 식도위접합부 가능이 약해질 수 있다. 이렇게 분문부(식도위접합부, esophagogastric junction)가 약해지면 마치 음식물이 걸린 것 같은 느낌이 든다. 이를 정체감 또는 체증(滯症)이라고 부른다. 이러한 정체감은 사실 식도위접합부의 기능만이 약해져 오는 증세로 기질적으로 음식물이 걸린 것은 아니다. 이를 동양의학에서는 심하비증(心下痞症) 이라고 한다.

두 가지 火를 군화(君火)니 상화(相火)니 구별하고 심포경(心包經)과 심경(心經)으로 구별하였으나 그 구별의 한계가 명확하지 않다. 구미(鳩尾) 경결로 심화가 상승하고 또 여기에서 한열왕래가 오는 것은 있을 수 있으며, 이러한 증(證)에 소시호탕(小柴胡湯-시호(柴胡), 반하(半夏), 생강, 황금(黃芩) 따위를 넣어 달여 만드는 탕약. 더웠다 추웠다 하면서 식욕이 없는 증세에 쓴다.)이 잘 알려진 처방이다.

소시호탕 성분 · 분량	
시호	3.5g
반하	2.5g
황금	1.5g
대추	1.5g
인삼	1.5g
감초	1.0g
생강	0.5g

이때 침구치료는 구미 경결에 직접하지 않는 것이 좋다. 구미 경결은 지금 분문부에 대한 저항을 일으킬 뿐만 아니라 火에도 오히려 경결 자체가 역효과를 주고 있기 때문에 자극을 가하면 火에는 역효과가 미치게 된다. 그래서 옛날부터 금침혈(禁鍼穴)로 지정이 되는 것 같다. **그래서 구미혈(鳩尾穴)은 구(灸, 뜸)치료가 가장 적합하다.**

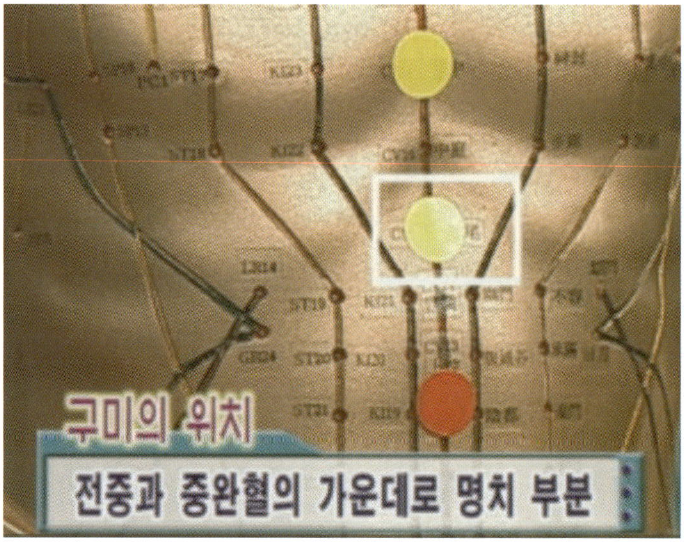

이미지 출처: http://clipbank.ebs.co.kr/clip/view?clipId=VOD_20120114_00312

구미혈(鳩尾穴)은 정서불안으로 인한 생리 증상, 예를 들어 심장의 통증, 숨이 차는 증상, 손발이 차가워지는 증상, 설사, 위통, 식욕부진, 불면증 등을 치료할 수 있다. 또한 구미혈(鳩尾穴)은 혈액순환을 촉진시키기 때문에 우리 몸의 기관을 활성화하여 신체의 이상 징후와 증상을 약을 사용하지 않고 자연스럽게 치료하는 효능이 있다.

구미혈(鳩尾穴)의 위치는 가슴뼈가 돌출된 부분(검상돌기)의 아래쪽이다. 손가락 끝으로 좌우에 늑골 아래를 만져주면 가슴뼈 아래에서 중심이 모아지는데, 바로 이곳에서 밑으로 1치 정도 떨어진 곳에 있다.

소양형 체질은 상초에 축열되었다가 방열하는 과정을 늘 반복적으로 하기 때문에 감기가 들었을 때에도 고열이 났다가 추워지는 한열왕래라는 특성이 있다. 축열이 되는 과정에서는 열이 상초에 가득하기 때문에 폐를 말릴수도(燥) 있고 심화가 커질 수도 있다. 심화가 커질 때에는 구미혈이 저항하여 심장을 도와준다. 소양형 체질은 구미혈이 심장을 위해 자신의 정을 소모하면서 氣로서 심장을 보호하기 때문에 구미혈을 촉진하면 항상 경결되어 있다.

구미혈(鳩尾穴)은 상초의 열을 중초로 하강시켜주는 통로인데 상초에 열이 많은 소양형 체질은 역설적으로 이 통로가 경결(硬結-단단하게 굳어 뭉침)이 되면서 막히게 되어 더욱 더 상초에 열이 쌓인다. 갱년기가 되어 음허(혈, 진액, 정이 부족한 것)가 되면 상초의 근육에서 발생한 열을 식혀줄 진액이 부족하여 그 열은 상초에 쌓이게 된다. 이 열은 폐의 진액을 말려 폐음허를 만들고 당뇨로 이어질 수 있고, 상화(相火)로 바뀌면 이명이 올 수 있다. 만약에 이 열이 군화(君火)로 바뀌면 고혈압도 되고, 양명경을 타고 머리로 올라가 큰 문제를 야기한다.

3. 소음병(少陰病)

소음병은 이허증(裏虛證)에 속하는데, 대부분 상한육경병(傷寒六經病)이 전변(傳變)하는 과정에서 후기의 위중(危重)한 단계에 속하기 때문에 소음병(少陰病)으로 사망하는 예가 많다. 소음병은 표증(表證)에서 전변(傳變)될 수도 있고, 몸이 허약한 틈을 타서 외사(外邪)가 직접 침입하여 발생할 수도 있다. 소음병은 비록 맥미세(脈微細), 단욕매(但欲寐)가 지표이기는 하지만 크게 한화증(寒化證)과 열화증(熱化證)의 두 유형으로 나누고 있다.

1) 소음한화증(少陰寒化證)

소음한화증은 심신(心腎)의 양기가 허쇠(虛衰)하여 허한(虛寒)증상이 나타나는 데 이것이 바로 소음병의 본증(本證)이다. 그 맥증(脈證)은 맥이 미세(微細)하고 잠만 자려고 한다라는 증상 이외에, 열은 없고 오한이 난다. 권태로워 눕는다. 가슴이 답답하다. 토하고 설사한다. 입맛은 정상이거나 갈증이 나서 더운 물을 찾는데 물을 마시더라도 많이 마시지 않는다. 소변이 맑다. 심할 경우에는 손발이 싸늘하다 등의 증상들이 나타난다. 또, 양기가 음한(陰寒)에 막혀, 오히려 오한이 나지 않는다. 열이 난다. 얼굴색이 붉다. 번조(煩燥)하다 등으로 진한가열(眞寒假熱)에 의한 위험한 증상이 나타날 때도 있다.

2) 소음열화증(少陰熱化證)

소음열화증은 소음(少陰)의 음(陰)이 허(虛)하여 열이 나는 증상이다. 그 주요한 맥증(脈證)으로는 가슴이 답답하여 누워있을 수가 없다. '목이 마르다. 목이 아프다. 혹은 설사가 나고 갈증이 난다. 혓바닥이 붉어진다. 맥은 세삭(細數)하다' 등의 증상을 들 수도 있다. 종합적으로 보면, 소음병은 양허(陽虛)한 경우, 그리고 음양(陰陽)이 모두 허(虛)한 경우 등이 있어 그 변화가 비교적 복잡하다. 또한 이허한증(裏虛寒證) 인데 표(表)에서는 발열하는 증상을 겸했거나, 양명(陽明)으로 전이(轉移)되어 조(燥) 하게 되는 이실증(裏實證)으로 나타나기도 한다.

4. 궐음병(厥陰病)

궐음병은 대부분 상한(傷寒)의 말기에 나타나는데, 병정(病情)이 비교적 복잡하고 위험하다. 임상적으로 볼 때, 이 병은 상열하한증(上熱下寒證)과 궐열승복증(厥熱勝復證)에 궐역(厥逆)–(몸의 신진대사 및 체액순환이 원할하지 않고 치밀어 오르는 것처럼 느껴지고 답답하게 되는 생리현상), 설사, 구역질, 딸꾹질 등의 4대 유형으로 변별(辨別)되는 증상들이 나타난다.

궐음병은 '소갈(消渴)이 있다. 기가 상충(上衝)하여 가슴으로 치민다. 가슴속이 아프고 열이 있다. 배가 고파도 식욕이 생기지 않는다. 식사를 하면 즉시 회(蛔)를 토한다. 설사를 시키면 설사가 멎지 않는다.'가 지표가 되며, 이것이 바로 상열하한증(上熱下寒證)및 한열착잡증(寒熱錯雜證)을 대표하는 증상이다. 궐열승복(厥熱勝復證)의 임상적인 특징은 일반적으로 궐리(厥痢)와 발열이 교대로 나타나는 것인데, 궐리는 음(陰)이 승(勝)한 경우이고, 발열은 양(陽)이 회복된 경우이다. 궐(厥)이나 열이 나타나는 시간의 길고 짧음을 일수(日數)로 나타내 보면 궐열(厥熱)의 소장(消長), 사정(邪正)의 승부 및 서로 엇갈려서 변화하는 추세를 추측할 수 있게 된다.

궐(厥)의 상태와 발열하는 상태가 시간적으로 같거나 열이 궐(厥)보다 많으면, 정기(正氣)

가 사기(邪氣)를 이기고 있음을 나타내는 것, 즉 주병(主病)은 물러가는 것을 나타내는 것으로 치유되고 있음을 의미한다. 단 양(陽)이 지나치게 많아지면 이것이 열로 화하게 되어 후비증(喉痺證)이 생기거나 설사를 하게 되며 변에는 농혈(膿血)이 나타나게 된다.

궐역증은 궐음편(厥陰篇)에서 중요한 징후중의 하나인데 일반적으로 궐(厥)이라 함은 음양(陰陽)의 기가 서로 순접(順接)하지 못한 것을 가리키는 것으로 편리하게 궐(厥)이라고 한 것이다. 궐역(厥逆)은 손발이 역냉(逆冷)해지는 것을 말하는 것인데 가벼운 경우에는 손가락과 발가락의 마디까지 나타나고, 심한 경우에는 손목과 발목까지 올라오며, 손에서는 팔목까지 차지고 발에서는 무릎까지 차진다.

궐음편(厥陰篇)에는 장궐(臟厥), 한궐(寒厥), 회궐(蛔厥)및 열궐(熱厥), 수(水)가 정체(停滯)하여 궐(厥)이 된 것 및 담실(痰實)이 궐이 된 것 등이 있으므로 마땅히 이 모든 증상들을 종합하여 변별해야 한다.

궐음의 하리에는 한리(寒痢)와 열리(熱痢), 그리고 한열 착잡(寒熱錯雜)에 의한 하리가 있다. 하초가 음한(陰寒)하거나, 궐음의 탁음(濁飮)이 상역(上逆)한 한구(寒嘔)와, 또한 소양(少陽)의 구(嘔)가 전출(轉出)되어 나타나는 발열증(發熱證)도 있다. 딸꾹질은 허한증(虛寒證)에 의한 것도 있고 실열증(實熱證)에 의한 것도 있으므로 고르게 잘 살펴서 변별해야 한다.

이상을 종합하면, 육경병증(六經病證)의 부위, 성질, 병기(病機), 병세 등은 반드시 한의학의 기본이론인 음양(陰陽), 표리(表裏), 한열(寒熱), 허실(虛實), 정사(正邪)의 진퇴 등을 분석하고 종합하여 귀납한 후에 이를 개괄해야 함을 알 수 있고, 방(方)은 변증론치(辨證論治)를 정확하게 한 결론임을 알 수 있다. 그러므로 이것은 육경변증(六經辨證) 및 팔강변증(八綱辨證)과도 밀접한 관계에 있음을 알 수 있다.

장부는 인체의 기능활동의 핵심을 이루고 있으므로, 장부의 기능활동은 필연적으로 전신의 각 부위에 영향을 끼치게 되고, 또한 전신 각 부위의 기능활동은 필연적으로 여기에 따르게 되거나 혹은 장부에 영향을 끼치기 때문에 장부(臟簿)의 병변은 여러가지 원인에 근거하여 연구하여야 한다. 경락은 장부에 근원을 두고 전신에 망락(網絡)이 뻗쳐 있어 기혈(氣血)을 운행시키는데 독립적인 기능도 있고 장부에 종속되는 일면도 있다. 그러므로 발병과정 중에 일어나는 경락의 작용을 연구할 경우에는 장부와 기혈(氣血) 등의 요소들을 무시해서는 안된다.

기화(氣化)라 함은 장부와 경락의 기능활동을 개괄한 것인데, 인체에 일단 질병이 발생하면 기화(氣化)에도 뚜렷한 변화가 생기게 된다. 만약 기화(氣化)나 장부 중 어느 한쪽의 진행에 대해서만 연구한다면, 서로 다른 시기에 일어나는 생리와 병리에 대한 상황을 이해 하는

데는 유리할 수도 있지만 기화(氣化)의 근원이 되는 장부와 경락을 무시한 채 기화(氣化)만을 다룬다면 물질적인 기초를 상실한 것이 되고, 장부와 경락만을 다루고 기화(氣化)를 제외한다면 장부의 기능활동에 의한 반응을 알 수 없게 된다. 병위(病位)와 진행과정은 임상에서 뚜렷한 특징을 가지고 있기 때문에 진단학적으로 불가결한 요소이다. 그러나 외부에 나타나는 반응의 부위와 진행과정은 대부분 표상(表象)에 속한다. 그러므로 임상적으로 나타나는 증상은 육경징후(六經證候)와 장부, 경락, 기화(氣化), 병위(病位) 등을 유기적으로 연결하여 연구할 때에야 비로소 상한론(傷寒論)에서 논하고 있는 육경변증(六經辨證)의 의의를 정확히 이해할 수가 있는 것이다.

厥(궐)이란 氣血(기혈)이 順行(순행)하지 못하고 逆亂(역란)을 일으켜 갑자기 졸도하고 人事不省(인사불성)이 되는 증상을 보이고 있는 일종의 病證(병증)을 말하는 것으로서 각기 그 증상에 따라 분류하였는데 일찍이 內經(내경)에서 언급한 厥證(궐증)으로는 暴厥(폭궐), 寒厥(한궐), 熱厥(열궐), 前厥(전궐), 薄厥(박궐)과 尸厥(시궐) 등으로 분류 하였었던 것을 후세에 이르러 痰厥(담궐), 食厥(식궐), 氣厥(기궐), 血厥(혈궐), 蛔厥(회궐)과 暑厥(서궐) 등을 한층 더 이에 포함하였다.

대체로 厥(궐)에는 3가지 특징을 보이고 있는데 첫째는 氣(기)가 아래로부터 위로 치밀고 오르는 데 보통 腹部(복부)에서부터 心脇部(심협부)에 이르는 것을 가리키는 것으로 대체로 寒邪(한사)에 속하는 병이다. 둘째는 갑자기 昏迷(혼미)되어 人事不省(인사불성)이 되는데 이는 여러 가지 원인에 의하여 초래된다. 셋째는 四肢(사지)와 軀干(구간, 몸) 혹은 手足(수족)이 서늘하고 동시에 昏厥(혼궐)을 겸하여 나타나는 정황을 가리킨다.

담음(痰飮)이란 인체의 체액대사과정 중에 생기는 비정상적인 수분을 의미합니다. 인체는 70% 정도가 물로 이루어져 있습니다. 그리고 인체의 각 조직은 이런 수분을 바탕으로 해서 여러 가지 에너지 대사와 열대사, 소화와 흡수, 혈액순환 등의 각종 대사작용을 이루고 있습니다. 체내에서 이런 수분이 정상적으로 이용되고 배출되고 하면 아무런 문제가 없을 것입니다. 우리 속담에 "고인 물은 썩는다"라는 말이 있는데, 인체에도 여러 가지 원인에 의해 체액이 고여서 수분대사에 장애가 발생하게 되면, 이로 인해 여러 가지 이상 증상이 나타나게 되는데, 이런 증상을 일으키는 수분대사의 불순물, 즉 고인 물, 노폐물 혹은 수독(水毒)을 담음이라 지칭합니다.

담음(痰飮)은 인체의 모든 조직과 오장육부(五臟六腑)의 모든 장기(臟器)에서 생성될 수 있습니다. 때문에 이러한 담음이 가슴에 있을 경우, 가슴이 두근거리고, 심장이 불안해지는 증상이 있으며,

위장(胃腸)에 있을 때는 속이 울렁거리고, 메스꺼운 증상이 있게 됩니다. 그리고 피부에 있을 때는 부종이 발생하고, 신경이나 근육사이에 있을 때는 근육통과 신경통이 발생하게 되는 것입니다. 그리고, 이런 담음이 두부(頭部)의 혈관이나 혹은 신경에 끼게 되어 정상적인 기혈(氣血)의 순환을 방해함으로 인해 두통이 발생하는 것을 담궐두통(痰厥頭痛)이라 합니다. 담궐두통은 주로 위장이 허약한 사람에게 많이 나타나는데, 평소에는 자주 머리가 무겁고 어질어질한 증상을 가지고 있는 경우가 많습니다.

그러다가 음식을 먹고 체하거나, 혹은 기분이 우울하여 좋지 못하게 되면, 급격하게 두통이 발생하는데, 손발이 차가워지면서, 속이 울렁거리고, 가슴이 두근거리면서 눈이 침침해지는 것을 경험하게 됩니다. 때에 따라서는 극렬한 두통으로 눈을 뜨기가 힘들며, 심하면 구토를 하는 경우도 있습니다.

담궐두통(痰厥頭痛)은 그 근본적인 원인이 위장의 허약에 있기 때문에 반드시 소화장애를 동반하게 됩니다. 때문에 이런 환자분들은 자신의 경험상 두통이 있으면 일단 소화제를 복용하고, 손가락을 따서(사혈요법) 체기(滯氣)를 내린 후에 진통제를 복용하면 두통이 경감되는 것을 많이 느낍니다. 또한 이렇게 해도 두통이 심할 경우 병원에서 포도당 정맥 주사를 맞게 되면 시간이 지나면서 두통이 나아지는 것을 많이 경험합니다.

이는 극심한 소화불량으로 인해 위장 내(內)의 담음이 다량으로 발생하여 이것이 미주신경(迷走神經)을 자극하여 두통을 발생시키는 것이기에 소화불량 증상만 해결이 되어도 두통이 상당 부분 경감될 수 있으며, 또한 수분대사의 이상으로 초래된 것이므로, 수액을 맞게 되면 소변량이 많아져서 잉여 수분이 함께 밖으로 배출되기 때문에 두통 증상이 호전되는 것입니다.

5. 소양병(少陽病)

소양병은 병사(病邪)가 반표반리(半表半裏)에 있는 징후를 지표로 하며, 한열(寒熱)이 왕래한다. 흉협(胸脇)이 고만(苦滿)하다. 음식 생각이 없다. 심번(心煩)하며 구역질이 난다. 혀에는 백태(白苔)가 낀다. 맥은 현세(弦細)하다. 등의 증상이 주로 나타난다. 소양병은 병이 소양(少陽)에 들어, 추기(樞機)가 불리해지고 정사(正邪)의 분쟁(分爭)이 계속됨으로써 비위(脾胃)의 기능이 정상을 잃었기 때문에 나타나는 경우이다.

소양은 추(樞-근원, 본질)이므로, 소양병(少陽病)은 항상 표증(表證)을 겸할 때와 이증(裏證)을 겸할 때 등 두 종류의 병증을 나타낸다. 즉, 열이 난다. 약간 오한이 난다. 관절이 심하게 아프다. 약간 구역질을 한다. 심하지결(心下支結)이 있다 등은 소양(少陽)이면서 표증

(表證)이 풀리지 않는 증을 나타내는 경우이고, 한열(寒熱)이 왕래한다. 열이 속에 뭉쳐 있다. 간혹 구토가 그치지 않는다. 심하(心下)가 급(急)하고 울울미번(鬱鬱微煩) 한다. 혹은 조열(潮熱)을 겸한다. 대변을 보지 못한다 등은 소양이면서 이열실증(裏熱實證)을 겸한 경우이다. 만약, 상한(傷寒)에 걸려 8~9일이 되었을 때 사하(瀉下)를 시켜, 흉만(胸滿)하여 잘 놀랜다, 소변이 불리하다, 헛소리를 한다, 온몸이 몹시 무겁다, 옆으로 돌아 눕지를 못한다 등의 증상이 나타나는 것은 소양병에 표증(表證)과 이증(裏證)을 겸하고 허실(虛實)이 착잡(錯雜)한 경우이다. 또, 한열(寒熱)이 왕래한다, 가슴이 답답하다, 옆구리가 팽만(膨滿)하고 약간 맺혀 있다. 소변이 불리하다. 갈증이 나고 구역질은 하지 않는다. 단 두한출(頭汗出)이 있다 등의 증상이 나타나는 것은 소양병에 한음(寒飮)이 내결(內結)한 증을 겸한 경우이다.

6. 양명병(陽明病)

양명병은 **외감병**에서 양항(陽亢)하고 열이 왕성한 극기(極期)의 단계에서 많이 나타난다. 양명병은 다른 경(經)에서 전경(轉經)되어 발생하거나 또는 본경(本經)에서 자발적으로 발병할 수도 있다. 양명병은 이열실증(裏熱實證)에 속하고, 위가실(胃家實)을 제강(提綱)으로 한다. 그 전형적인 맥증(脈證)은 신열(身熱), 한자출(汗自出), 불오한(不惡寒), 반오열(反惡熱), 맥대(脈大) 등으로 나타난다. 일반적으로 이와 같은 특징이 있을 때 이것을 양명병으로 간주할 수 있는 것이다. 양명병은 열증(熱證)과 실증(實證)으로 크게 나뉜다.

양명열증(陽明熱證)은 그 병기(病機)가 외사(外邪)가 이(裏)로 들어가 열로 화한 것으로 위(胃)속에 조열(燥熱)이 심하게 발생되어 이것이 진액(津液)을 태워 없애 버리는 경우이다. 이 때에는 몸에 열이 아주 심하다. 땀이 줄줄 흐른다. 오한은 없고 반대로 오열(惡熱)한다. 맥은 홍대(洪大)하다는 증상이 니티니고, 이 이외에도 입안이 마르고 혀가 건조하다. 갈증이 심하여 물을 마셔도 가시지 않는다는 증상이 나타난다. 만약 외사(外邪)가 이(裏)로 들어가 열로 화(化)하고 이열(裏熱)이 장(腸)속에 있는 조박(糟粕-장속의 찌꺼기)과 서로 엉키게 되면 실증(實證)을 형성하게 되는데 이를 양명실증 또는 양명부증(陽明腑證)이라 한다. 이 때에는 조열(潮熱-일정(一定)한 간격(間隔)을 두고 정기적(定期的)으로 일어나는 신열(身熱))이 있다. "헛소리를 한다. 손발이 땀으로 흥건하게 젖는다, 배가 창만(脹滿)하여 동통(疼痛)한다. 대변이 굳어진다. 맥은 침실(沈實)하다" 등이 주증상으로 나타난다. 이 증상이 심할 경우에는 옷과 침상을 손으로 더듬거나 침대의 끝을 손으로 더듬는다. 약간 숨이 차다. 눈

동자가 고정되어 있다 등의 심각한 증상이 나타난다. 또 비약(脾約)이 있거나 진액(津液)이 부족하여 대변이 굳어지는 경우도 양명편(陽明篇)에서 취급하고 있다.

이 밖에 양명병에는 습열(濕熱-습(濕)과 열(熱)이 결합된 나쁜 기운. 또는 그 기운으로 생기는 병)로 인한 황달, 혈열(血熱-피에서 발생하는 열, 체온상승)로 인한 육혈(衄血-코피), 축혈[蓄血-어혈(타박상 따위로 살 속에 피가 맺힘)] 및 양명중한증(陽明中寒證) 등이 있다.

7. 생활습관병

1) 의생활습관

현대인들은 각종 화학염료 옷과 인조가죽과 화학섬유 등으로 몸을 감싸고 지낸다. 우리의 피부는 호흡 작용, 흡수 작용, 배설 작용, 감각 작용, 보호 작용 등 생체 유지에 매우 중요한 기능을 수행하고 있다. 그런데 위와 같은 반자연적인 의생활을 하다 보면 피부가 약해지고 환경 변화에 대한 적응력을 상실해 제 기능을 수행하기가 어렵게 된다. 피부가 약해지면 곧 내장이 약해진다. 잘못된 의생활이 곧 만병을 부르는 원인이 되는 것이다. 여성들의 냉병, 즉 생리불순, 무월경, 조기폐경, 불임 등이 의생활의 부조화에서 발생된다.

2) 식생활습관

우리는 수천 년을 이 땅에 뿌리박고 살아온 조상들로부터 뼈와 살을 이어받았다. 그래서 우리 몸속에는 이 땅의 정기와 정서가 그대로 살아 숨쉬고 있다.

신토불이(身土不二)라고 하는 이유가 바로 여기에 있으며 제철에 난 음식, 제 땅에서 난 음식을 먹어야 하는 이유도 여기에 있다. 그런데 현대인들은 맛에 탐닉하여 여름에도 겨울 음식을 찾고 겨울에도 여름 음식을 먹는 일이 허다하다. 또한 외국에서 들여온 농산물이 우리의 먹거리 시장을 휩쓸고 각종 첨가물로 가공된 음식과 공해, 농약으로 오염된 음식이 가정의 밥상을 지배하고 있다. 더욱이 사람들은 푸르고 싱싱한 채소보다 익힌 고기를 좋아하고 맛에 끌려 편식, 폭식, 폭음하기 일쑤이며 영양이 많은 껍질을 벗겨버리고 맛좋고 부드러운 속살만 먹으려 한다. 폭음과 폭식은 사람의 성격을 급하고 공격적인 것으로 바뀌게 할 뿐만 아니라 질병의 성격마저 포악하게 만든다. 이와 같은 식생활로는 심신의 건강을 유지할 수 없다. 국적, 지방, 계절, 가정 등 개성이 모두 사라진 4무(無)의 시대에 살면서 형성된 잘못된 우리의 식생활이 피부병, 아토피, 대장질환인 변비, 치질, 대장의 용종, 대장암(직장암 포함) 등의 원인임을 기억해야 한다.

3) 주생활습관

사무실이나 아파트, 단독주택 할 것 없이 모두 두터운 시멘트로 벽을 두르고 단열재를 붙이고 이중, 삼중의 유리창을 설치한다. 주거하는 집도 대기와 충분하게 숨을 쉬면서 순환 되어야 한다. 그러면 그 안에 사는 사람들이 숨을 쉴 수가 있다. 흙으로 벽을 바르고 창살에 창호지를 바른 우리 옛 가옥들은 우리 몸의 살갗처럼 숨을 쉬고 습도까지 조절해 주었다. 자연과 조화를 이룬 이런 옛 주거형태를 버리고 스스로를 밀폐된 공간에 가두는 현대인들의 이기심과 편리성이 각종 성인병, 현대병을 야기하고 있는 것이다.

4) 음양·허실·한열과 찬 생활 문화

의학 원전이라 일컬어지는 황제내경에 따르면 만병의 근원은 장부(臟腑)의 음양(陰陽), 허실(虛實), 한열(寒熱)에 있다. 만병의 근원 이 장부에 있음은 하늘의 도리인데, 이 도리를 믿지 않고 되지 못한 사방(私方), 즉 증상치료, 국소치료, 통계치료를 하면 하늘의 파멸이 내린다고 설명하고 있다.

현대인의 질병 원인은 찬 문화에서도 찾을 수 있으며 냉방문화의 대표인 냉장고의 아이스크림, 냉음료수, 냉수, 에어콘(가정집, 사무실, 자동차), 패션 변화에 따른 배꼽티나 짧은 옷 등이 육체적, 정신적 건강에 나쁜 영향을 미치고 있다.

항온동물인 인간은 몸이 차가워지면 자연히 성격이 급해지며, 이는 한대(寒帶) 지역 민족이 열대(熱帶)지역 민족보다 급한 민족성을 갖는 데에서도 찾을 수 있다. 청소년들의 마음과 성격이 급해지고 참을성이 약해지는 사회 현상도 찬 생활 문화에서 찾을 수 있다. 선조들은 뜨거운 숭늉을 마시거나 온탕, 열탕에 들어가면서 신체의 에너지 순환을 관리하였다. 만병의 근원인 감기도 차가워서 발생됨을 기억해야 한다.

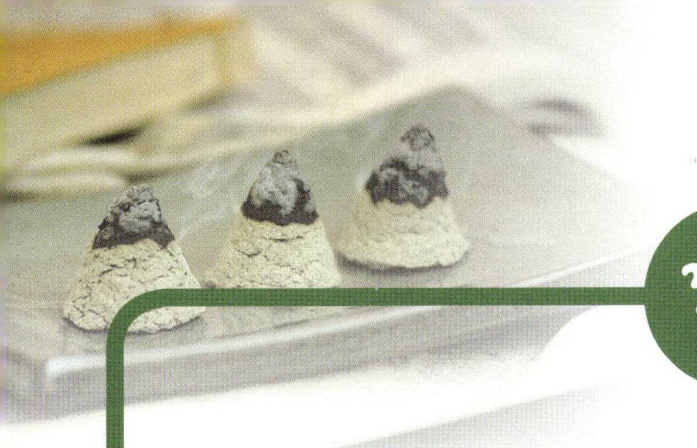

3장

인체와 구법(灸法)

1. 구법의 분류

한국형 의료행위 분류체계 의한 구법(灸法)(=구술, 灸術)의 분류는 다음과 같다.

(1) 개요

- 구술(灸術)은 환자를 한의학적으로 진단, 변증한 이후에 인체 부위에 연소성 물질을 이용, 온열 자극을 통해 치료하는 요법(療法)이다.
- 구술에는 직접애주구술, 간접애주구술, 기기구술이 있다.

(2) 분류목적

- 구술은 한방 의료에서 비중이 많은 시술 행위로 이러한 시술 종류를 체계적으로 분류, 어떤 시술이 있는지 확인하여 시술에 대한 근거를 마련한다.

(3) 분류기준

- 중분류는 연소(燃燒)성 물질을 인체 부위에 직접 올리는지, 특정 물질 위에 올리는지에 따라 분류하였다.
- 중분류는 연소성 물질을 인체 부위에 직접 올려놓고 연소시켜 치료하는 직접애주구술, 특정 물질 위에 연소성 물질을 올려놓고 연소시켜 치료하는 간접애주구술, 기구를 이용하여 치료하는 기기구술로 기준하였다.
- 소/세분류는 각 중분류에서 구체적인 구(灸)시술에 입각, 부위 및 물질별 분류를 시행하였다.

(4) 분류

- 직접애주구술
- 간접애주구술
- 기기구술

☞ 참고: 한국형 의료행위분류 의료행위정의개발 및 관리체계 구축을 위한 연구_한방[p.129, 2016.10.12]

2. 구법 치료와 의료법

灸(쑥뜸) 치료행위는 한의학적 치료방법 중의 하나로서 『黃帝內經』 素問에 '故曰 聖人之治病也 必知天地陰 陽 四時經紀 五臟六腑 雌雄表裏 刺灸砭石...'라 하였듯이 병을 치료하는데 천지음양(天地陰陽), 오장육부(五臟六腑) 등과 더불어 반드시 알아야 할 도리 중 하나이며, 『黃帝 內經』 영추(靈樞)에 맥이 내려간 경우 혈한(血寒-혈액이 차갑다)하므로 뜸을 사용하고, 대한(大寒-지독한 추위)하여 침으로 치료가 마땅하지 않은 경우에 뜸을 사용함이 마땅하다 하였다. 이처럼 오래 전부터 질병의 치료와 건강의 증진을 위해 폭 넓게 사용되어 오던 灸(쑥뜸요법) 치료행위는 현재에도 실제 임상에서 대부분의 한의사가 침 치료의 보조요법으로서 병행(80.6%)하여 치료하고 있다.

또한 灸(쑥뜸) 치료행위는 오래 전부터 민간에서 손쉽게 사용한 치료법이기도 하므로 지금도 많은 사람들이 비영리적으로 또는 영리를 목적으로 사용하고 있으며 이에 대해 '의료인이 아니면 누구든지 의료행위를 할 수 없으며 의료인도 면허된 것 이외의 의료행위를 할 수 없다'라고 규정한 의료법 제27조에 따른 무면허 의료행위와 보건범죄단속에 관한 특별조치법 제5조의 부정의료업자에 관한 법적 문제가 제기되고 있다. 한의학적으로 灸(쑥뜸) 치료행위는 사람이 생활하는 지역에 따라 기후, 생활습관 음식 등에 따라 생기는 병이 다르므로 그에 좇아 치료하여야 하며 사람의 신형(身形-몸의 형태, 몸매)과 심지(心志)와 이에 따른 병소(病所-환부)에 따라 치료를 달리해야 하는 치료법이며 환자의 상태, 환자의 병증, 치료부위, 치료시의 상황 등을 살펴 금구(禁灸-뜸을 금함)원칙을 지켜야 하며 잘못 치료하였을 경우 화상과 이로 인한 감염 및 흉터, 뜸의 연소 진액으로 인한 알레르기 피부염의 발생 등을 유발할 수 있는 위험한 치료행위이다. 특히 『자가 치료 및 민간요법으로 뜸을 활용하여 생긴 부작용』으로는 화상으로 인한 흉터(35.9%), 수포발생(25.0%), 치료 부위의 괴사(15.6%), 피부 발진(9.4%), 피부 소양감(7.8%), 증상 악화(6.3%)가 나타나는 등 한의사가 시행하지 아니하면 '보건위생상 위해가 생길 우려가 있는 행위'이므로 한의사가 아닌 일반인에 의한 치료행위는 많은 부작용과 피치료자의 신체(身體)에 위해(危害)를 발생할 수 있다.

그러나 민간에서의 뜸치료와 관련하여 의료법 위반이나 보건범죄단속에관한특별조치법 위반으로 기소된 사건에 대한 최근의 판례가 기기구술(器機灸術-기구를 이용해 뜸을 시술하는 간접 쑥뜸법), 간접구 방식의 뜸치료 행위는 한의의료 행위에 해당하지 아니하는 행위라고 판시하고 있어 간접애주구(間接艾炷灸) 등을 이용한 간접구 방식의 쑥뜸요법 활용이 가능하다고 할 수 있다.

3. 쑥뜸 열충격과 서투인(SIRTUIN) 단백질

서투인(Sirtuins, 시르투인이라고도 함) 단백질이라고 불리는 물질은 뇌, 간, 신장 등 신체의 일부 조직에서 만들어지는 탈아세틸화효소(Protein deacetylase)이다. 서투인은 몸에서 화학과정을 변화시켜 노화를 막는 것으로 알려져 있다. 음식 섭취량을 줄였을 때 수명이 연장되는 이유를 미국 하버드대 의과대학의 하임 코언 박사가 2004년 6월 사이언스지에 통해 밝혔는데 그 이유는 서투인(Sirtuins)을 만드는 유전자(SIRTn)의 활동이 증가하는 때문이라는 사실을 발표했다.

국내 김정윤 충남대 교수 연구팀이 서투 단백질이 노화 억제 기능을 하는 새로운 작동 원리를 규명하고, 칼로리 섭취를 제한해 노화를 억제할 때 서투인(Sirtuin)이 어떤 역할을 하는지를 증명했다고 2005년 9월에 밝혔다. 연구팀은 서투인(Sirtuin)이 히스톤 단백질의 16번째 라이신 잔기에 붙어 있는 아세틸기를 제거함으로써 특정 노화촉진 단백질(세모막 전위차 조절 단백질과 라이보좀 단백질)들의 발현을 억제해 효모의 수명을 증가시킨다는 사실을 새로 발견했다.

동물실험에서 서투인(Sirtuin)은 마법의 물질처럼 영장류의 수명을 늘리는데 도움을 준다. 하지만 모든 사람에서 서투인 단백질을 생성하는 유전자가 활성화되어 있는 것이 아니다.

칼로리 제한을 할 경우 서투인(Sirtuin)이 활성화한다는 것을 발견했다. 즉 적게 먹는 것은 서투인을 활성화하는 스위치를 켜는 것과 마찬가지이다.

기근, 자극 등을 통해 서투인 유전자가 활성화되면 서투인(Sirtuin) 단백질은 히스톤이 둘러싼 DNA 를 압축하고 이를 통해 염색체가 재생되는 것을 늦춰 그 과정 중에 발생하는 오류를 줄인다. 이런 서투인(Sirtuin)은 주로 칼로리 제한을 통해 활성화되지만, 열충격(heat-shock)

매커니즘에 의해서도 가능하다. 동물이 매우 뜨거운 물에 노출되었을 경우에도 서투인(Sirtuin)은 그들이 충격에서 생존할 수 있도록 가능을 발휘한다. 또한 서투인은 포도주에 함유된 레스버라트롤, 사과나 양파에 들어 있는 케르세틴, 운동과 신체활동 등으로도 생산되며 이들은 최고의 항노화물질이 될 가능성이 있다고 할 수 있다.

서투인은 칼로리 제한을 통해 활성화되면 p53을 안정시켜 어린 세포들이 약간의 오류가 있더라도 잘 자라게 해준다. 또한 세포분열을 좀 더 자주 할 수 있게 도와주며, 몸을 새로운 줄기세포로 더욱 젊어지게 만들 수 있다. 서투인은 히스톤 단백질을 변화시켜며 이는 몸의 DNA를 좀 더 효율적으로 저장하게 하고 유전자가 표현되는 방식을 변화시킬 수 있다.

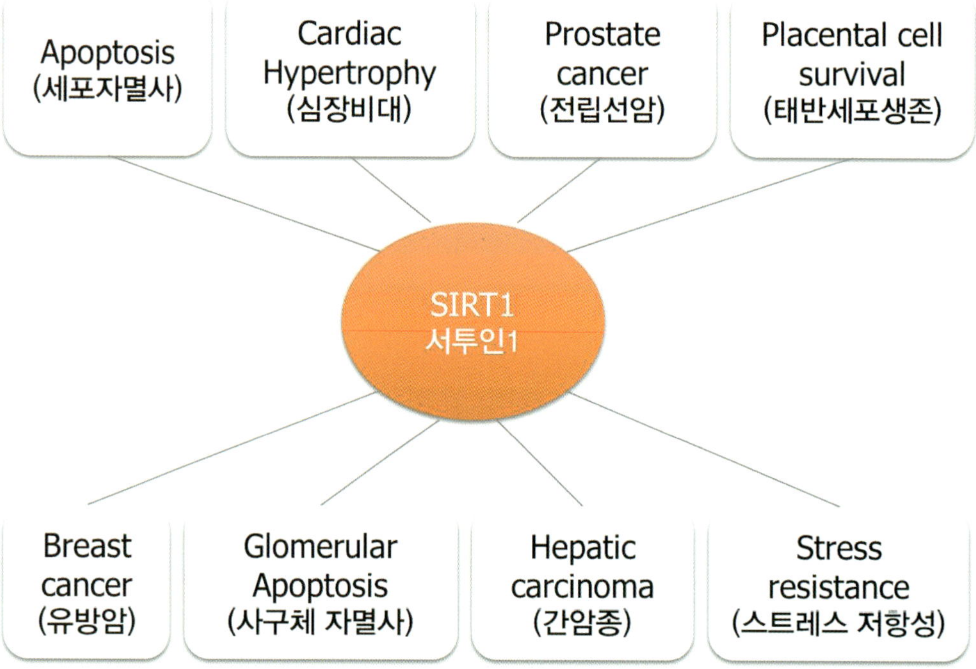

그림 3-1. 세포 사멸과 세포 생존을 조절하는 SIRT1

SIRT1은 세포 사멸과 세포 생존과 관련된 많은 기능을 조절한다. 다른 apoptotic 및 세포 생존 경로 SIRT1에 의해 규제는 관련 문헌을 참조. SIRT1이 종양 억제 인자 또는 종양 유전자인지 여부는 임상에서는 (in vivo)는 아직 명확하지 않다.

표 3-1. Sirtuin Enzyme Activities and Subcellular Lacations

Sirtuin	Type of Enzyme	Subsellular Location
SIRT1	Deacetylase	Cytoplasm and Nucleus
SIRT2	Deacetylase	Cytoplasm and Nucleus
SIRT3	Deacetylase & ADP-ribosyltransferase	Mitochondria
SIRT4	ADP-ribosyltransferase	Mitochondria
SIRT5	Deacetylase	Mitochondria
SIRT6	Deacetylase & ADP-ribosyltransferase	Nucleus
SIRT7	Deacetylase	Nucleus

표 3-2. Affect of Calorie Restrction on Tissue Levels of Specific Sirtuins

Sirtuin	Tissue Up-regulated	Tissue Down-regulated
SIRT1	↑ Liver, Kidney, intestines, skeletal muscle, white adipose	↓ Hypothalamus
SIRT2	↑ Adipose tissue	
SIRT3	↑ Liver, skeletal muscle, white and brown adipose	
SIRT4	↑ Liver	

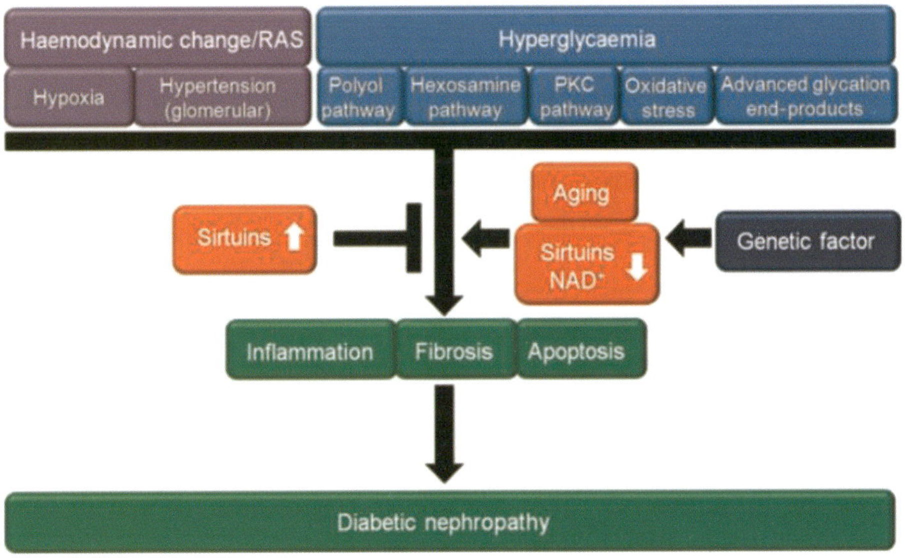

그림 3-2. **당뇨병성 신증에 대한 서투인(sirtuins)의 치료 가능성**

노화와 NAD + 감소와 관련된 서투인(sirtuins) 기능 장애는 고혈당증에 의한 대사 및 혈역학적 변화 (RAS 이상 포함) 이외에 당뇨병성 신증의 시작과 진행에 기여할 수 있다. Sirtuins의 치료 활성은 당뇨병성 신증을 억제할 수 있다. 유전적 요인 또한 서킷의 활동에 기여할 수 있다.

* 참조: Munehiro Kitada, Shinji Kume, Ai Takeda-Watanabe, Keizo Kanasaki, Daisuke Koya, (2013), Sirtuins and renal diseases: relationship with aging and diabetic nephropathy, Clinical Science, 124 (3) 153-164; DOI: 10.1042/CS20120190

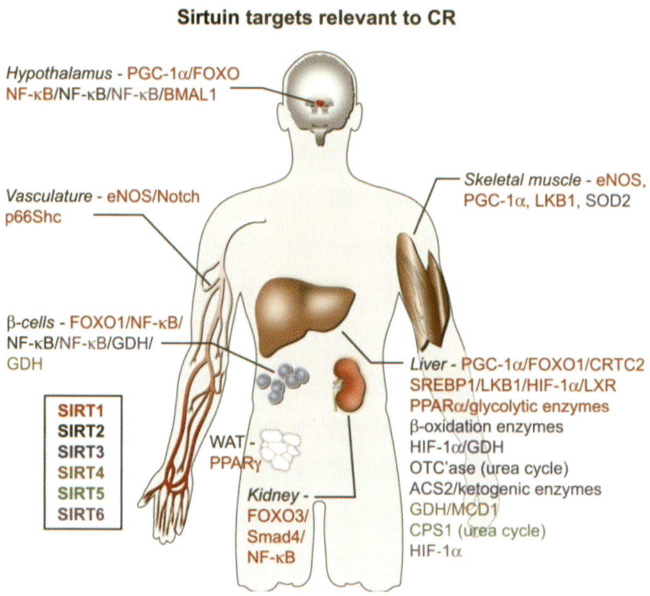

그림 3-3. CR(칼로리 또는 식이제한)과 관련되어 여러 조직에서 서투인의 표적이 된다.
이 수치는 7개의 조직에서 유효한 서투인 표적을 보여준다. 서투인 종류 색을 키에 표시함.

Sirtuin targets in different tissues relevant to CR(Calorie or dietary restriction). The figure shows validated sirtuin targets in seven tissues. The color coding of sirtuins is shown in the key.

* 참조: Leonard Guarente, (2013), Calorie restriction and sirtuins revisited, Genes Dev. 2013, Oct 1; 27(19): 2072-2085. doi: 10.1101/gad.227439.113

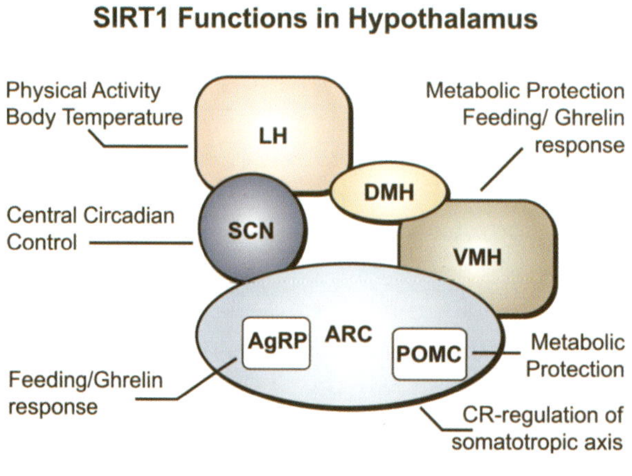

그림 3-4. SIRT1의 시상하부의 기능.

The indicated hypothalamic regions are the arcuate nucleus (ARC), agouti-related peptide-producing neurons (AgRPs), pro-opiomelanocortin neurons (POMCs), ventromedial hypothalamus (VMH), dorsomedial hypothalamus (DMH), lateral hypothalamus (LH), and suprachiasmatic nucleus (SCN).

* 참조: Pershing Guarente, Leonard. (2013). Calorie restriction and sirtuins revisited. Genes & development. 27. 2072-2085. 10.1101/gad.227439.113.

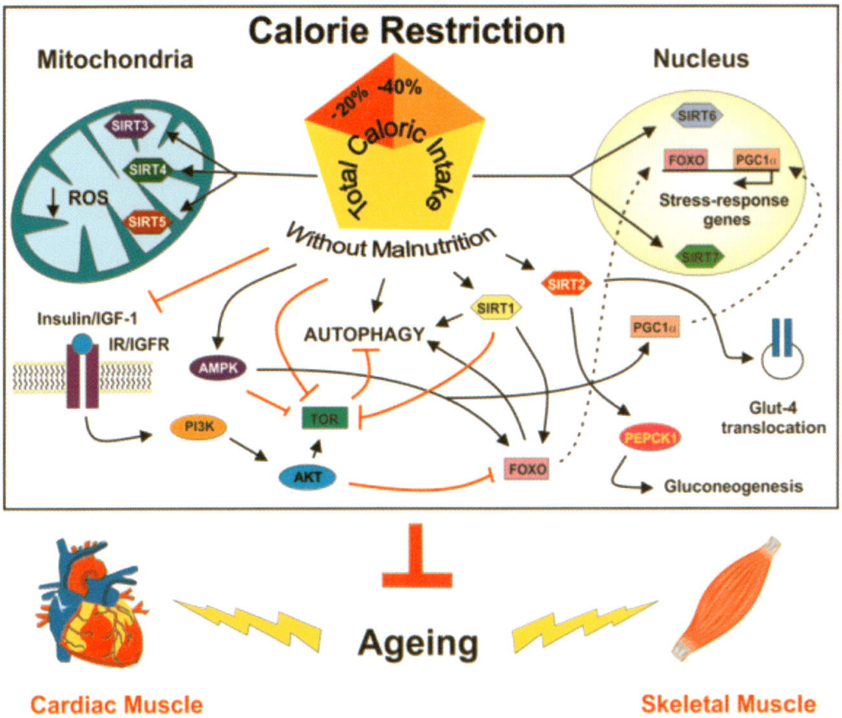

그림 3-5. **심장 및 골격근의 칼로리 제한에 대한 서 튜신 매개 성 노화 방지 효과의 근원이 되는 분자 메커니즘.** CR (칼로리 제한)은 세포질 또는 미토콘드리아 또는 핵의 다른 세포 구획에서 서터 인 활동을 조절할 수 있습니다. 약어: CR, 칼로리 제한; PI3K, 포스파티딜 이노시톨 -3- 키나아제; AKT, 단백질 키나아제 B; TOR, 라파 마이신 표적; AMPK, AMP- 활성화된 단백질 키나아제; FOXO, 전사 인자 O 전사 인자; GLUT-4, 포도당 수송 체 유형 4; PEPCK1, 포스 포에 놀 피루 베이트 카르복시 키나아제 1; PGC1α, 증식 자-활성화 된 수용체-감마 공 작용제 -1α; IR, 인슐린 수용체; IGF1, 인슐린 유사 성장 인자 1; IGFR, 인슐린 유사 성장 인자 수용체

Molecular mechanisms underlying the sirtuin-mediated anti-ageing effects of Calorie Restriction in cardiac and skeletal muscle. CR(Calorie Restriction) can modulate sirtuin activity in different cell compartments, either cytoplasm, or mitochondria, or nucleus. Abbreviations: CR, calorie restriction; PI3K, phosphatidylinositol-3-kinase; AKT, protein kinase B; TOR, target of rapamycin; AMPK, AMP-activated protein kinase; FOXO, forkhead box O transcription factor; GLUT-4, glucose transporter type 4; PEPCK1, phosphoenolpyruvate carboxykinase 1; PGC1α, proliferator-activated receptor-gamma coactivator-1α; IR, insulin receptor; IGF1, insulin-like growth factor1; IGFR,insulin-like growth factor receptor

* 참고: Alberto Zullo,Emanuela Simone, Maddalena Grimaldi, Vincenzina Musto and Francesco Paolo Mancini, (2018), Sirtuins as Mediator of the Anti-Ageing Effects of Calorie Restriction in Skeletal and Cardiac Muscle, International Journal of Molecular Sciences. https://www.mdpi.com/1422-0067/19/4/928/pdf

◎ 히스톤(histone)

유전자 발현의 조절에 중요한 역할을 한다.

특정 전사 인자가 표적 유전자에 결합하는 능력은 부분적으로 히스톤 단백질에 대한 변형에 의존한다.

HDACs(histone deactyalses)의 비정상적인 활동은 급성전골수성 백혈병, 급성골수성 백혈병, 비호지킨 림프종 및 일부 유형의 결장 직장 및 위암에서 관찰되었다.

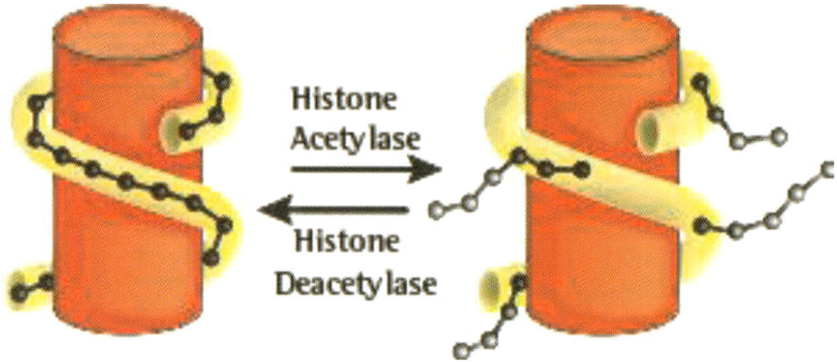

그림 3-6. **히스톤의 아세틸화, 탈아세틸화 도해**

* 참조: https://carollee.labs.wisc.edu/611%202009%20ReadingWEB/9.AgingCancer2011.ppt

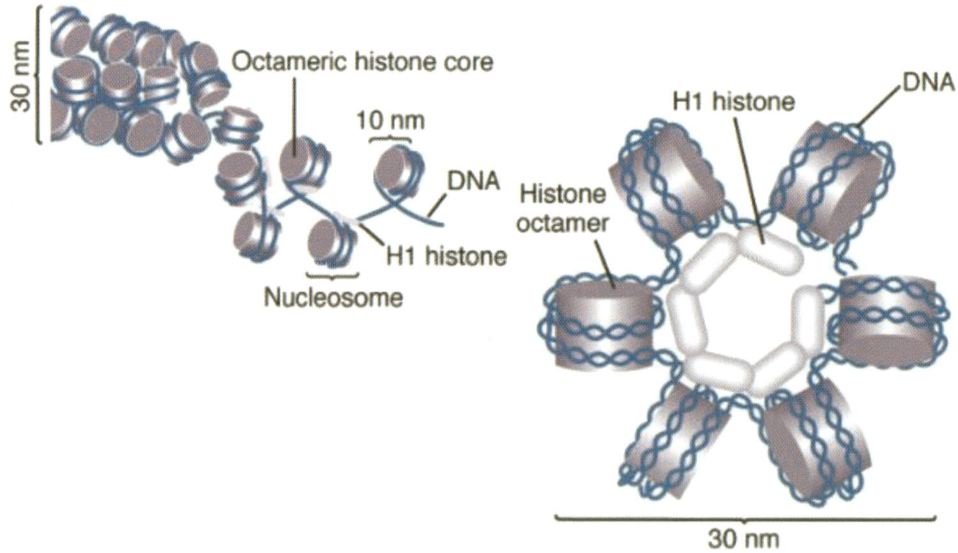

그림 3-7. **히스톤 단백질 구조**

* 출처; https://www.mun.ca/biology/scarr/Histone_Protein_Structure.html

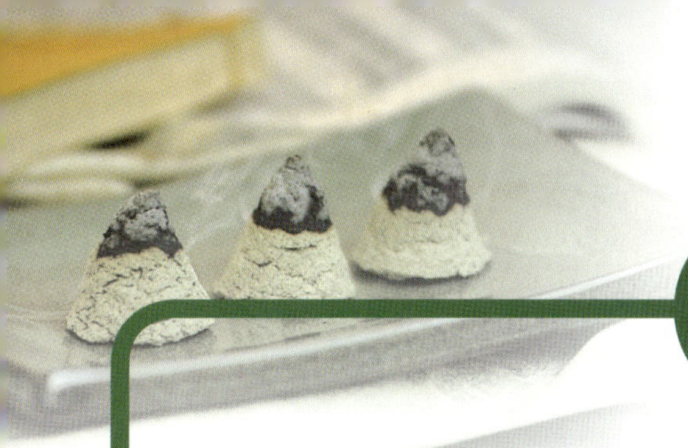

4장

구법의 역사와 방법

1. 뜸의 기원

아시아 북부지역은 기온이 한층 찬 관계로 체온을 유지할만한 방편들이 발달되었는데, 모진 눈보라를 견디기 위해서 짐승의 털을 옷으로 지어 입는다던가, 불을 이용한 열 도구들이 자연스레 만들어졌는데 그 중에서도 찬 기운으로 인해 발생하는 여러 가지 냉병(冷病)질환에 따른 대응이 필요했던 바, 온열(溫熱)을 쬐는 요령을 터득하기에 이르렀고, 이러한 생활의 지혜들이 발전하여 오늘날의 뜸 요법의 효시를 이루게 된 것으로 볼 수 있다. 처음에는 뜨거운 돌덩어리나 흙을 신체의 어떤 부위에다 붙여서 국부에 온기를 전하였고, 쇠붙이가 발명되면서부터는 창 같은 것을 달궈서 아픈 부위에 갖다 대기도 하였으며, 또한 나무껍질이나 건초를 연료로 국부에 고정적인 온열자극을 가하기도 하였는데, 요즘 뜸 재료의 대명사로 알려진 쑥(艾)이 쓰여지기 시작했을 것이다. 그러나 쑥이 타 재료에 비해 탁월함은 경험에 의한 결과로 쑥이 가장 적합하단 사실을 객관적으로 알아 냈을 것이다. 쑥은 어느 땅에서나 잘 자라고, 마른 쑥 잎은 불이 잘 붙으며, 가공하여 저장하기가 용이하다는 등의 장점이 있어 뜸 치료의 주요 원료로 쓰였다.

중앙아시아에서 행하여진 옛 뜸 요법 몇 가지를 살펴보면, 18세기와 19세기 몽골의『감로의 흰이슬』,『감로의 샘』,『몽골의학정선』에 아래와 같은 기록이 남아 있다.

① 버드나무 뜸 요법

버드나무를 불에 태워 그 불기운으로 약을 묻힌 종이 위를 누른다.

② 종이 뜸 요법

종이를 중지나 약지 정도의 굵기로 말아서 한 쪽 끝에 불을 붙여 환부에 쬔다.

③ 구리 뜸 요법

구리 막대를 소똥을 태운 불에 달궈서 환부에 쬐는 방법으로 각종 세균의 침입 으로 인한 염증(특히 피부염)에 이용한다.

왕소군의 애기로 잘 알려진 중앙아시아의 위구르족이나 문성 공주의 일화로 유명한 장족(藏族) 등은 주로 야외에서 노숙하거나, 앉거나, 누워서 생기는 풍습병과 관절염을 방지하기 위하여 잠자기 전에 적지 않은 시간 동안 등(背)과 복부(腹部)에 뜸을 떴다고 한다. 그것은 신체의 특정부위에 일정한 온열 자극을 가하여 원기를 돋구며 질병을 예방하려 했던 생활의 지혜였을 것이다.

2. 뜸의 방법

뜸을 사전에서 찾아보면 [1. (무엇을 흠씬 찌거나 삶은 다음 얼마 동안 그대로 두어)제풀에 속속들이 푹 익게 하는 일], [2. 한방에서, 뜸쑥을 경혈에 놓고 불을 붙여 뜨겁게 하는 자극 요법의 한 가지]라고 풀이하고 있는데, 고서(古書)에 의하면 뜸의 방법과 재료로 이 두 가지 설명보다 훨씬 더 다양한 의미를 생각해낼 수 있게 한다. 이를테면 뜸의 재료로 나무껍질이나 우무(한청)같은 것을 사용한 기록을 보아도 그렇다. 그러나 여기서는 쑥을 재료로 하여 뜸을 하는데 따른 여러 가지 현상과 방법을 알아본다.

뜸의 방법과 현상을 놓고 이런 저런 이야기들이 많다. 뜸이 여러 가지 질병에 효과가 있다는 걸 잘 아는 사람들조차도 화상과 연기와 냄새, 또 시술의 번거로움 등을 인하여 기피하는 경우가 많은데, 과연 뜸이란 반드시 이러한 현상들을 동반하여만 하는 것일까.

우선 사람들이 가장 꺼려하는 부분으로 화상을 들 수 있겠는데, 직접 뜸은 반드시 화상을 남기게 되고, 또 화상을 입지 않으면 뜸 효과를 맛볼 수 없는 것일까?

문헌에 의하면 우리 선인들은 뜸을 뜨는 요령에 있어 다양한 방법을 제시하고 있다. 이를테면, 뜸쑥을 놓을 경혈 자리에 먼저 감자를 얇게 썰어 붙인 다음 뜸을 뜬다던가, 아니면, 마늘이나, 생강 여타 다른 재료를 이용하여 화상으로부터 피부를 보호하며 뜸을 뜨는 방법 등의 다각적인 방법이 시도되었을 것으로 파악할 수 있다.

정도의 차이는 있겠으나, 뜸자리(火痕)가 남는 뜸 유흔(有痕)과 그렇지 않은 뜸 무흔(無痕), 둘 다 효과는 있었다는 것이다. 직접 뜸(피부에 쑥을 직접 붙여서 태우는 방법)만이 효과가 있다고 주장하는 경우도 있지만 현대 생활에서는 피부손상, 근막 훼손에 의한 휴유증, 화상에 의한 피부손상에 의한 폐해가 더 많이 나타나고 있다. 그러므로 중요한 것은 뜸이 인체에 미치는 영향에 대한 보다 과학적인 분석이며, 또한 유흔(有痕)과 무흔(無痕)의 임상적 차이는 무엇인지를 밝혀 환자 혹은 질병에 따라 적절하게 응용하는 묘수(妙手)를 아는 것이다.

개인적으로 무흔구인 간접구(間接灸)를 권장한다. 현대사회에서는 과거처럼 영양의 부족으로 생기는 질병보다 과식(過食)으로 생기는 생활습관병이 더 문제가 되는 시대이다. 그러므로 아날로그적인 쑥뜸은 바쁜 현대 생활에서 생활리듬을 회복시켜 줄 수 있는 양생법으로 더 활용되고 있으며, 병의 치료법이 다양하게 되고 있고, 수술·항암치료 등의 보조요법으로 쑥뜸을 병용하면 더욱 큰 효과가 있으므로 무흔구이며, 간접구 방식을 사용해도 충분한 치유 효과를 가질 수 있다.

3. 치료수단의 뜸

한의학(韓醫學)이든, 서양(西洋)의학이든 여타의 대체(代替)의학이든 그 의학이 갖는 유형의 치료수단이 있다. 예컨대 사혈법, 지압 등은 방법이 타당하지 않지만 신체에 물리적(物理的) 자극(刺戟)을 가함으로 치료 효과를 이끌어 낸다는 점에서 맥을 같이하며, 고름제거를 위해 고약을 붙인다거나 감기에 생귤차를 닳여 먹는 등은 약성을 빌리는 이치로 묶어서 생화학적(生化學的) 치료수단이라 하겠다. 한의학과 서양의학의 치료법에 차이를 찾는다면 생화학적, 물리적, 심리적 수단은 서로 유사한 공통분모를 가지고 있다. 단지, 서양의학은 수술적(手術的) 요법이 현격하게 발달한 반면 한의학은 상대적으로 미미한 수준이다. 특이한 점은 어느 도구(道具)나 재료(材料)라 할지라도 위의 4가지 요건을 두루 갖추지는 못한다.

1) 물리적 효과

(1) 온열효과: 피부에 온열을 가함으로 어혈과 경직된 근육을 풀어준다. 또한 저체온(低體溫)에서 활동성이 약해지는 임파구는 열에 의해 활동이 활발해져서 면역력을 높이며,

말초 혈액 공간의 확장은 혈액 순환을 원할히 하여 체내 폐기물처리 과정을 도울 뿐 아니라 신경안정에도 영향을 미친다.

(2) 화상효과: 직접구(直接灸)를 적용할 경우 뜸자리에 생긴 화상 부위에는 이종(異種)의 단백체가 생성되며 이 단백체는 면역세포로 분화하여 질병에 대한 면역력 및 저항력을 갖게 한다.

(3) 원적외선 방사 효과: 쑥뜸 재료에서는 일정 온도의 열을 받았을 때 원적외선을 방출한다. 원적외선이 인체에 미치는 영향은 아래와 같다.

◎ 원적외선(遠赤外線, far infrared ray)이란?

적외선 중 파장이 긴 것을 말한다. 적외선은 가시광선의 적색 영역보다 파장이 길어 열작용이 큰 전자파의 일종으로, 파장이 짧은 것은 근적외선이라 한다. 눈에 보이지 않고 물질에 잘 흡수되며 유기화합물 분자에 대한 공진(共振) 및 공명(共鳴) 작용이 강한 것이 특징이다. 또 빛은 일반적으로 파장이 짧으면 반사가 잘 되고, 파장이 길면 물체에 도달했을 때 잘 흡수되는 성질이 있으므로 침투력이 강해서 사람의 몸도 이 적외선을 쐬면 따뜻해진다. 예를 들어 30℃의 물속에서는 따뜻한 기운을 거의 느끼지 못하지만, 같은 온도의 햇볕을 쐬고 앉아 있으면 따스함을 느낄 수 있는데 그 이유는 햇볕 속에 포함되어 있는 원적외선이 피부 깊숙이 침투하여 열을 만들기 때문이다. 이러한 열작용은 각종 질병의 원인이 되는 세균을 없애는 데 도움이 되고, 모세혈관을 확장시켜 혈액순환과 세포조직 생성에 도움을 준다. 또 세포를 구성하는 수분과 단백질 분자에 닿으면 세포를 1분에 2,000번씩 미세하게 흔들어줌으로써 세포조직을 활성화하여 노화방지, 신진대사 촉진, 만성피로 등 각종 성인병 예방에 효과가 있다. 그 밖에도 발한작용 촉진, 통증완화, 중금속 제거, 숙면, 탈취, 방균, 곰팡이 번식방시, 세습, 공기정화 등의 효과가 있어 주택 및 건축자재, 주방기구, 섬유/의류/침구류, 의료기구, 찜질방 등의 여러 분야에 쓰이고 있다.

이와 같이 원적외선은 인체 피하조직에 열을 전달 할 수 있는 유일한 빛의 주사선이다. 그런데, 원적외선이 굳이 쑥에서만 발생하는 것은 아니라는 사실은 누구라도 잘 안다. 광물질 혹은 여타의 물질이 열을 받거나 연소 될 때, 방사 양의 차이는 있으나 원적 적외선이 방출된다. 중요한 사실은 쑥의 특이한 섬유조직에 있는 것이다.

쑥의 뛰어난 생명력에는 과학이 다 해명할 수 없는 특출한 에너지가 존재하는데, 쑥의 섬유질은 미세한 유선(油線)으로 구성되어 있어서 이들이 탈 때 어느 조직보다도 많은 양의

빛을 방사한다. 즉, 가장 다면적인 것이 원이고 그 수많은 원형의 가닥이 발하는 굴절된 빛의 주사량은 쑥의 섬유질 구조에서 탁월하다. 이렇듯 특이한 쑥의 섬유질은 원적외선뿐 아니라 뜸쑥으로의 공극율(空隙率)과 밀도에도 일정한 간격을 유지 함으로서 연소 속도나 온도에도 영향을 주고 있어 타 물질보다 우수하다.

2) 생화학적 효과

(1) 생약 작용: 뜸 재료를 이루고 있는 물질 중에는 생약적 약성(藥性)을 지니고 있는데 이들은 뜸 시술이 이루어지는 과정에서 피부호흡 또는 피부식(皮膚食)을 통해 체내로 흡수(吸收)되어 혈액의 변화, 내분비 활동 등에 영향을 미친다.

(2) 화학적 작용: 뜸 재료가 타면서 수반하는 연소적 화학반응에는 아로마 치료 효과가 있다.

3) 심리·신경적 효과

(1) 심리 작용: 의료기관에서의 '환자(患者)'라 함은 좀 심하게 표현하면 인격체가 아닌 것이다. 모두가 다 그렇다는 것은 아니지만, 의료가 시장경제화 되면서 환자의 수(數)는 돈과 환산된다. 현실이 그렇고 보니 물리적인 부분의 서비스는 나아졌지만 환자를 대하는 인격적 예우는 예나 지금이나 별 차이가 없다. 그렇다 보니 우리나라 사람이면 누구나 흰색 콘크리트 벽에 대한 공포가 있다. 이러한 병원의 상황은 환자를 심리적으로 위축시켜 왠지 불안하고 초조하게 만든다. 치료를 위한 도구들도 그렇다. 주사(注射)나 침(針)은 보기만 해도 몸이 움칠 해진다. 그러나 화상을 전제로 하지 않는 간접구 방식의 뜸은 온열(溫熱)에 따른 신체적 안정감으로 인해 비교적 안온한 심리 상태로 유인된다. 통증을 호소하던 환자가 뜸을 뜨는 동안 어느새 잠이 들어 코를 골고 있는 모습은 뜸의 현장에서 접하게 된다.

(2) 신경작용: 뜸을 오래하면 죽을 때 고통 없이 죽는다고 한다. 뜸은 내분비와 신경계에도 영향을 미쳐 교감, 부교감 신경의 자율 조절 능력을 높여준다.

4) 현대의학의 수술(手術) 병용 효과

피부를 장부(臟腑)의 거울이라 할 때, 피부에 생겨나는 각종 이상 조직은 질병 표적 일수 있다. 아토피성 피부질환이나 습진(濕疹), 두드러기 따위는 그 병원이 내과적 요인에 뿌리를 두고 있기에 근원적인 치료법이 필요하겠지만 단순히 피부 표면에 생겨나는 이상 조직(티눈, 사마귀, 혹, 점, 검버섯, 주름 등)은 그 자체를 제거하지 않고서는 별다른 방도가 없다. 요즘은 의술이 발달하여 점이나 주름 같은 것은 쉽게 제거가 된다. 그러나 혹이나 뿌리가 깊은 옹(癰), 정(疔), 혹, 티눈과 같은 것은 뿌리 채 뽑아내기가 쉽지 않다. 그러나 뜸으로는 이 모든 것을 쉽게 제거 할 수 있다. 안 믿는 사람들이 많다. 뜸으로 치료을 한다니 누가 믿을 것인가. 피부 깊숙이 곪아 있는 궤양성 염증에서부터 암(癌)의 조직까지 뜸으로 치료효과를 나타내거나, 현대의학의 수술요법과 항암요법과 병용한다면 치료효과는 더 클 수 있다.

4. 역사에 기록된 뜸

조선실록(朝鮮實錄)에 담겨있는 의화(醫話)를 보면 임금에게 뜸을 시술하는 상황들이 소상하게 기술하고 있는데, 특히 선조는 뜸의 치료법이 잘 맞은 임금 중의 한 사람일 것으로 추정된다. 의관(醫官)들이 여러 가지 이유를 대며 뜸 시술을 차일피일 미루자 어느 날 선조는 짜증스런 어투로 이렇게 말한다. "봄에는 가을을 기다리자 하고 가을에는 봄을 기다리자 하여, 올해도 이렇게 해서 다시 명년이 되는 동안 내 병은 세월과 함께 더욱 깊어만 가니 어쩌란 말인가 날씨가 따뜻해지면 옷을 걷고 뜸을 뜨기가 좋으니 꼭 하고 싶다.

선조에 간절한 요구에 부응하여 드디어 뜸 시술이 시작되는데 그 장면을 관찰함으로 당시의 뜸의 현상과 방법에 대한 정리를 돕고자 한다.

때는 1601년 음력4월 10일(정축), 약방 도제조 김 명원, 제조 유 근, 부제조 윤 돈이 아뢰기를, 오늘 뜸을 뜨실 혈(穴)을 신들이 다시 의관 등과 되풀이 상의했더니

"성상의 환후에서 오른편에 유주하는 기(氣)는 다 족소양 경맥 가운데 있다. 어제 아뢴 경혈 중에 삼리혈이 긴요하긴 하나 이것은 족양명의 경맥이고 소양경의 혈은 아니니 마땅히 이 혈을 제외하고 소양경의 풍시혈로 대신하는 것이 옳다. 또 오른쪽 겨드랑이의 유주하는 기(氣)도 소양경인데 한 혈(穴)을 골라잡는 것이 바로 아시혈(阿是穴)이다. 이 모두에 쑥 기운을 들이어 위아래 경맥을 통하게 하는 것이 마땅하다."

고 하였음을 감히 아룁니다.

하니 성상께서 아뢴 대로하라고 답하였다.

이에 다시 아뢰기를

"신들이 하교를 듣잡고 침의(鍼醫) 등과 상의했더니

'상께서 침을 맞으신 것이 이미 7번에 이르러 혈의 숫자가 매우 많다. 성상의 환후는 본디 허열(虛熱)이 있었는데 뜸으로 인해 증가될까 싶어 늘 염려하였다. 그래서 전에 작애구(灼艾灸)의 숫자를 참작하여 7장(壯)으로 아뢰었었다. 대게 작애구는 뜸이 매우 작지만 살을 태우게 되고, 우각구(牛角灸)는 뜸이 매우 크나 살을 태우지 않고 그 훈열하는기운 만으로도 몇 배가됨을 근일 시험하였기로 3~5장만에 쑥 기운이 피부 속으로 들어가는 것을 느꼈었다. 이로 보아도 7장을 넘어서면 안 된다. 더구나 여섯 군데의 뜸 수가 도합 42장이라서 그 수가 매우 많으니, 우선 전의 논의대로 각기 7장을 뜨는 것이 마땅하다'

하니 아뢴 대로하라고 답하였다.

사흘이 지난 후 신하 들의 염려하는 문안에 "평안하다"라고 답하였다.

위의 상황을 놓고 몇 가지 짚어보고자 한다.

첫째, 여기서 말하는 작애구(灼艾灸)를 요즘 표현에 빌리면 미립(米粒)뜸이라 할 수 있겠고, 우각구(牛角灸)란 간접 뜸을 말하는 것인데 글자 그대로의 풀이라면 '소의 뿔 모양을 한 뜸쑥'으로 추정할 수 있겠다. 소의 뿔이면 피라밋 모양의 속이 빈 관 형태의 원뿔이 된다. "매우 크다"라고 한 점과 [훈열(薰熱)하는 기운이 몇 배가된다] 점을 미루어 미립대 뜸쑥의 크기와는 비교가 안될 정도로 큼을 알 수 있다. 그러니까 당시 왕(王)에게도 간접 뜸을 시술하였고, 뜸 시술 방법은 다양했다.

둘째, 심신의 상태가 허약해져 있는 상태에서는 직접(直接) 뜸 보다 간접(間接) 뜸이 효과적이라는 것이다. 화독(火毒)을 삭히기 위해서는 그만한 열과 에너지를 소모하게 되는데 병약한 환자에게 자칫 해가 될 수 있다.

셋째, 살을 태우지 않고 훈열(薰熱)하는 기운만으로도 몇 배가된다고 하는 점이다. 우각뜸이 인체에 미치는 뜸의 효과가 대단함을 알 수 있다.

넷째, 허열증(虛熱症)에 뜸을 시술한 후 신하들은 늘 염려하였다고 하였는데, 그것은 기우였음이 밝혀진다. 뜸 시술 후의 부작용에 대한 내용을 확인할 수 없을 뿐 아니라 후에 성상께서 신하들의 문안에 "평안하다"라고 명료하게 시술 후의 상태를 말해주고 있음을 볼 때, 허열(虛熱)에도 뜸의 방법과 장(壯) 수를 조절함으로 치료효과를 볼 수 있다는 점이다.

기록을 보면 간접구의 뜸의 효과는 생각보다 우수함을 알 수 있다.

뜸이 인체 미치는 영향에 대해 보다 과학적이고 체계적인 연구가 필요하다. 그러기 위해서는 먼저 쑥의 생화학적인 요소도 알아야 한다. 그리고 쑥이 다른 식물이나 재료가 갖지 못하는 그 무엇이 있음을 찾아내야 한다. 쑥이 탈 때 나타나는 여러 가지 반응들을 살펴보면,

연소 과정에서 완전 연소 된 쑥의 연기는 열푸른 빛의 흰색이나, 불완전 연소 상태에서 생긴 연기는 연황색이다. 쑥잎에는 약간의 치네올(cineol)을 비롯한 갖가지 유성분(油性分)이 포함되어 있는데, 이들은 쑥잎을 계속 타 들어가게 하거나, 타면서 여러 가지 화학적 반응을 불러일으키게 하는 것이다. 쑥잎은 여느 식물 조직에서 볼 수 없는 특수한 섬유질을 가지고 있는데, 이 섬유질은 흡사 누에고치처럼 수(數) 겹의 실오라기로 이어져 있으며, 이것은 쑥을 다른 뜸 재료와 구별 짓는 요인이 되기도 하다.

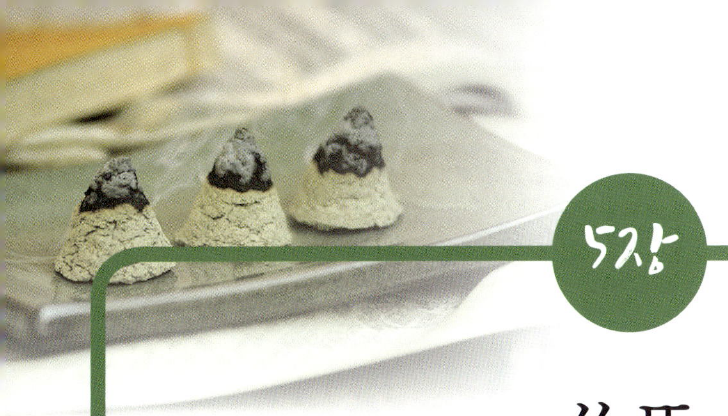

5장

쑥뜸

1. 쑥뜸 재료

1) 쑥의 식물학적 고찰

쑥은 국화과(菊花科)에 속한 다년생(多年生) 초목(草木)으로 약쑥의 학명은 Artemisia Vulgaris L.Varindica Maxim인데, Artemisia란 그리스 신화에 나오는 '달과 사냥의 여신'이란 뜻으로 쑥이 달과 여인과 유관함을 시사하고 있으며, 빙대(氷臺), 의초(醫草), 구초(灸草)라는 다른 이름으로 불리기도 한다. 애엽(艾葉)은 태고 희랍쪽에서부터 사용하였다고 하며, 독일서는 중고시대, 고대중국은 당(唐)시대 이전부터로 알려졌으며 우리나라는 사천여 백년전의 단군신화로부터 유래된다. 쑥은 다년초(多年草)로서 잎은 둔삼각의 1~2회 우상(羽狀)으로 분열하고 키는 30cm에서 1m에 까지 달하며 잎의 표면은 녹색이며 이면은 丁자 모양의 백모(白毛)가 조밀하여 희게 비치며 줄기의 좀 오그라진 부위에 특이한 구조의 유선세포가 있어 향과 맛을 낸다. 가을에는 잎과 줄기 사이에서 화경(花莖)이 나와 연자주색 꽃(頭狀花)이 이삭 모양으로 핀다. 생육환경은 까다롭지 않으며 오히려 척박한 토양에서도 잘 자란다. 쑥의 잎에는 약 0.02%의 정유를 함유하고 있는데 그 중 치네올(Cineol)이 50%이고, 그밖에 츄온(L-Thujone {C10H16O16}), 세스키테루펜알콜, 아데닌, 콜린, 등의 염기와 산화칼륨, 유산, 수지, 비타민A, B, C, D, 아미라제 등이 있다.

백과사전에서는 쑥(Artemisiaprincepsvar.Orientalis)을 다음과 같이 소개했다. 초롱꽃목 국화과 쑥속의 총칭이며, 약 250종이 있다. 세계에 널리 분포하고 사막에도 생육한다. 북반구에만 200여종이 분포하며, 우리나라에는 20여종의 자생종이 분포하는 것으로 알려져 있다. 대부분 여러해살이 풀이지만 작은 관목도 있다. 잎과 열매 등이 식용되나 약용에 쓰이는 것이 많다.

표 5-1. 쑥의 종류

No.	TAXON(분류군)	한국명	Collection site
		Sect. Dracunculus	
AR1	A. capillaris (ercet)	사철쑥(직립형)	CN2): Backripo, CN: Chullipo, SE9): Nanji, GG4): Wolgot
AR2	A. capillaris (recurve)	사철쑥(포복형)	CN: Sinduri, BU10): Igidae, CN: Anmyondo
AR3	A. japonica	제비쑥	GW6): Doil-ri, GW: Daekwanryeong,CN: Backripo, NICS11)
AR4	A. japonica var. hallaisanensis	섬쑥	JJ7): Mt. Halla
AR5	A. japonica ssp. littoricola	갯제비쑥	GB3): Dokdo
AR6	A. japonica var. manshurica	큰제비쑥	BU: Igidae
		Sect. Abrotanum	
AR7	A. annua	개똥쑥	SE: Nanji, NICS
AR8	A. apiacea	개사철쑥	SE: Nanji
AR9	A. fukudo	큰비쑥	GG: Wolgot
AR10	A. keiskeana	맑은대쑥	CN: Chullipo, CN: Keunbatanggol, GW: Doil-ri, GW: Seonjaryeong, GN5): Mt. Geumwon, GN: Mt. Hwangmae
AR11	A. stelleriana	흰쑥	RU8): kamtchatca
AR12	A. gmelini	더위지기(쑥)	BU: Mt. Backyang, GW: Doil-ri, NICS
AR13	A. sacrorum ssp. manshurica	털산쑥	GW: Mt. Yonghwa, CN: Mallipo, GW:Mt. Myeongseon
AR14	A. feddei	뺑쑥	GW: Doil-ri, SE: Nanji, GB: Jecheon, GG: Wolgot
AR15	A. lavanduleafolia	참쑥	GG: Hantan river
AR16	A. argyi	황해쑥	CN: Sinduri, GG: Wolgot, NICS
AR17	A. selengensis	물쑥	GG: Hantan river, BU: Nakdong river,NICS
AR18	A. stolonifera	넓은잎외잎쑥	GW: Doil-ri, GW: Daekwanryeong, CN: Chullipo, CB1): Jecheon
AR19	A. rubripes	덤불쑥	GW: Doil-ri, GG: Hantan river, SE: Nanji, GG: Mt. Simhak, CN: Sinduri
AR20	A. sylvatica	그늘쑥	GW: Doil-ri, GW: Seonjaryeong
AR21	A. montana	산쑥	GB: Ulleunggun
AR22	A. princeps	쑥	CN: Chullipo, CB: Eumseong, GG: Suwon, BU: Mt. Hwangryeong, GN: Mt. Ji ri, GN: Miryang
AR23	A. sp.	강화약쑥	GG: Ganghwado
		Sect. Absinthium	
AR24	A. nakai	애기비쑥	GG: Wolgot
AR25	A. sieversiana	산흰쑥	SE: Nanji

1) CB: Chungcheongbuk-do, 2) CN: Chungcheongnam-do, 3) GB: Gyeongsangbuk-do, 4) GG: Gyeonggi-do, 5) GN: Gyeongsangnam-do, 6) GW: Gangwon-do, 7) JJ: Jeju-do, 8) RU: Russia, 9) SE: Seoul, 10) BU: Busan, 11) NICS: National Institute Crop Science

* 참조: 성정숙·이정훈·이제완·방경환·여준환·박춘근·박호기·성낙술·문성기.,(2008),화기형태에 의한 국내 자생 쑥의 유연관계 분석, 韓藥作誌(Korean J. Medicinal Crop Sci.) 16(4) : pp.218 – 224

2) 쑥 이야기

쑥은 그 어느 식물보다 생명력이 강한 풀로서 예로부터 우리 조상들은 일찍이 쑥의 효능을 인정하여 다방면으로 활용해 왔다. 민족적인 정서를 대변해주는 노랫말 속에서도 쑥은 등장하며, 가장 흔하면서도 어쩌면 그 존재가치를 쉽게 인정해주지 않는 인색함이 쑥에는 깃들어 있다. 그 독특한 향과 맛 때문에 여러 가지 음식으로 애용되었으며, 가뭄이나 기근이 있을 때에는 구황 식물로도 제일이었다. 또한 상처가 났을 때 지혈제의 역할을 하기도 했으며, 심지어는 악귀를 쫓아내는 상징물로도 쓰였을 정도로 쑥은 전방위에서 인간을 위해 존재하는 신(神)이 내려준 귀중한 선물임이 분명하다.

(1) 민초(民草) 쑥(艾)

우리나라의 민초(民草)이자 영물(靈物)인 쑥은 전국 어디에나 널리 분포되어 있으며 그 종류 또한 약 30여종에 이른다. 오랜 세월 식용(食用)과 약용(藥用)으로 인류사에 이용되어 왔으며 특히 우리 전통의학 부분에 약초로서뿐 아니라 여러 가지 질병 치료를 위한 재료로도 사용되고 있다. 자극요법(stimulation treatment)의 하나로 쑥뜸을 그 예라 할 수 있는데, 쑥의 섬유질을 태워 얻게 되는 생화학적 약리작용을 통한 치료효과를 말하는 것이다.

원자폭탄이 떨어졌던 히로시마에 최초의 생명체로 쑥이 자라난 사실은 간과 할 사건이 아니다. 쑥은 어쩌면 우리 인간이 태어나기 전인 신시대(神時代)적 영물인지 모른다. 우리나라 단군(檀君)의 개국(開國) 이야기에 쑥이 등장하는 것을 미루어 볼 때 이러한 추측이 가능해 진다.

우리가 쑥뜸을 알고자 할 때, 먼저 쑥을 알아야 하고, 쑥을 알자면 쑥의 식물학적 요소와 생태학적 속성에 대해 이해하여야 하며 나아가 쑥을 둘러싼 주변 이야기에도 귀를 기울여야 할 것이다. 쑥에 관한 초기의 기록으로 보여지는 삼국유사의 고조선(古朝鮮)을 살펴보자.

옛날, 옛날 아주 먼 옛날 호랑이 담배 피우던 시절에 천상을 다스리는 환인(桓因)에게는 환웅(桓雄)이라는 아들이 있었는데, 그의 마음은 늘 세상에 있었다. 사정을 딱하게 여긴 그의 아버지 환인이 자식의 소원을 들어주려 환웅에게 세상을 다스리는 권한을 주게 된다. 환웅은 360여 가지의 일들을 주재하며 세상을 다스리는데, 어느 날 곰 한 마리와 호랑이 한 마리가 자신들도 인간이 되게 해 달라고 애원을 하자 환웅은 그들에게 쑥과 마늘을 주며 백 일 동안 햇빛을 보지 말아야 사람이 될 수 있다고 했다. 그런데 곰은 참아서 사람이 되었지만 호랑이는 그만 못 참아서 한 쌍의 커플 작업은 실패로 끝나고 결국 환웅이 사람의 몸을 빌어 웅녀랑 짝을 지어 단군왕검을 낳게 된다. 이때가 고대 중국 당의 황제 요(堯)가 즉위한지 50년 되던 해이다.

(2) 약초 쑥

단군 신화에 등장하는 쑥과 마늘을 놓고 이런 저런 이야기들이 많은데, 고려후기의 고승(高僧) 일연(一然) 스님의 글에서 쑥 한 뭉치라는 그 원문이 일주(一炷)라고 표기되었음에 주목할 필요가 있다. 炷는 등불의 심지를 뜻하는 글자로서 뜸쑥을 한문으로 표기할 때 艾炷(애주)라고 쓴다. 뜸쑥을 소의 뿔 모양으로 빚어서 거기다가 불을 붙이면 마치 심지에 불을 붙여놓은 형상과 같아진다. 부봉사(副奉事) 이지손이 사용했던 우각구법(牛角灸法)이 이에 연유한 것이 아닌가 싶다. 또 한가지 짚어볼 문제는, 백일 동안 쑥과 마늘로만 연명하며 햇빛을 쬐어서는 안 된다 명하였는데, 곰이야 본시 겨울잠을 자는 동물이라서 별 어려움이 없겠지만, 범이 백일동안 햇빛을 보지 않고 살 수 있을까? 그러나 환웅이 풀 수 없는 문제를 낼 까닭이 있었겠는가. 아마도 범에겐 배고픔보다 더 견디기 힘든 것이 어두움과 추위였을 것이다. 범의 인내심이 부족했던 탓도 있으려니와 쑥과 마늘의 활용방법에 대해 무지했던 것은 아닐까? 쑥과 마늘을 단순히 식용(食用)과 약용(藥用)으로만 여긴다면 이미 한계는 보인다. 그렇다 여기엔 그 이상의 비밀(秘密)이 담겨져 있는 것이다. 쑥, 마늘 두 종류 다 따뜻한 성미를 지녔는데, 마늘은 공중의 기운을 받아 땅속의 뿌리에 영양을 모으고 쑥은 지심(地心)을 받아 잎에 양기를 저장 한다. 쑥은 조(操)하고, 마늘은 습(濕)하다. 쑥에 열을 가하면 순함이 강함으로 변하고, 마늘에 열을 가하면 강함이 순하게 변한다. 이러한 성정들을 잘 응용한다면 외치요법으로써 묘책(妙策)이 될 수 있다.

3) 뜸쑥의 제법

뜸쑥으로 재료로 가장 적합한 쑥으로는 뭐니뭐니해도 강화(江華)産을 으뜸으로 꼽고 있는데, 이에 대해 仁山 선생은 한반도 상공에 충만해 있는 감로정과 바람 결에 실려오는 염기 속에 함유된 핵비소를 흠뻑마시며 영기(靈氣)를 모은 탓이라고 풀이한다. 또 단군이 제천(祭天)의식을 집전(執典)하던 곳이라 전해오는 강화 마니산은 한반도 전체를 놓고 볼 때 북으로 백두, 남으로 한라 그리하여 강화는 중심 중 중심이 되는 배꼽 부위가 된다고 한다. 마니산을 주변으로 하여 질 좋은 강화약쑥이 자라는 것도 음미해볼 일이다.

강화에 자생하는 쑥의 종류는 대략 5~6종이 있는데, 우리가 말하는 뜸쑥의 재료가 되는 쑥은 싸주아리쑥과 빽쑥이라 불리우는 쑥을 말하는 것. 이중에서도 싸주아리쑥은 쑥 중의 귀족이라 불릴 만치 그 자태가 고고하다. 키가 작으면서 둥글며 윤기 있는 잎 매무새며 흰 천을 두른 듯한 고운 솜털, 부드러우나 청아한 향기 등은 영락없는 우리 민족의 얼을 담고 있는 듯 하다. 일반 쑥의 경우 말리면 중심줄기가 검어지는데 반하여 싸주아리쑥은 하얗게 되며 다 말랐을 때에도 일반 쑥은 검은 색을 띠는데 싸주아리는 누런빛을 띤다.

오월(五月) 단오를 전후하여 순한 잎을 채집하여 5cm정도로 잘라서 그늘에서 말려서 잘 저장하였다가 **3년** 이상 묵은 것만을 골라 돌절구에 넣고 찧어서 이를 다시 체로 쳐서 가루는 걸러내고 털과 잎 속의 고운섬유질만을 골라 뜸쑥의 재료로 사용한다. 요즘은 제품화된 뜸쑥을 시중에서 손쉽게 구 할 수 있으되 순수 토종의 것인지는 확인해 보지 않고는 모른다.

2. 뜸의 효능

쑥은 놀라운 생명력과 풍부한 영양소를 함유한 식물이기 때문에 먹는 것은 물론 쑥을 이용한 온열 자극이나 연기, 증기 등을 쏘이는것(훈연법)도 건강에 유익한 방법이기 때문에 예로부터 쑥뜸을 실행해 왔다. 쑥의 약성과 뜸불의 열기가 합해지면 암 등 각종 질병의 치료에 많은 도움이 된다. 뜸은 동양의 음양오행설에 근거를 두고 있는데, 기(氣)의 출입문인 인체의 주요 혈에 쑥을 태움으로써 발생하는 온열 자극으로 기혈을 자극하여 기혈의 순환을 원활하게 함으로써 인체의 자연치유력을 강화시킨다는 논리이다.

쑥뜸요법은 一灸 二針 三藥이라 하여 부작용은 거의 없으면서(직구법인 경우 피부의 화상 부작용이 100% 있으므로 현대적인 치료법으로 권하지 않는다) 효과는 대단히 크다는 점에서 일찍이 동양의학에서 최고의 의료법으로 자리매김을 하고 있다.

뜸은 쑥을 피부 위에 직접 놓고(직접법) 쑥을 태워 약 50~70°도의 열로 경혈을 자극시킴으로써 신체 내부에서 발생하는 특수한 물질을 작용하게 한다.

뜸은 3년 이상 묵은 쑥으로 떠야 한다. 3년 이상 묵은 쑥으로 뜨는 이유는 뜸에 가장 적당한 열을 내는 물질이 3년 이상 묵은 쑥이기 때문이다. 또 뜸은 뜨거워야 효과가 있는 것으로 알고 병을 빨리 고치려는 마음에 이를 악물고 뜨거움을 참으며 크게 뜨는 사람도 있는데 그건 잘못된 생각이다. 적당한 크기, 적당한 열이어야 더 효과가 있는 것이다. 어떤 병에 필요한 경혈을 취하는 것은 전문가의 손이 필요하다. 그리고 뜸자리를 정해 받으면 뜸뜨는 방법을 배워서 집에서도 얼마든 지 할 수 있다.

쑥뜸은 쑥의 뜨거운 열기와 약효 성분이 피부의 경혈과 피부호흡을 통해 체내로 흡수되어 찬기운과 습한기운이 쌓여 생긴 어혈이나 담으로 뭉쳐진 것을 쑥의 뜨거운 불로 덮혀 기

(氣)[호흡과 관련된 인체 작용과 반응]와 혈(血)[혈액의 순환과 관련된 생체 작용]을 활발히 소통시킴으로 각종 질병의 원인을 제거해 주는 것이다. 우리 몸의 기(氣)가 약하면 혈액이 흐르다가 고이게 되고 이것이 어혈이 되어 피가 막히고 엉켜 가스나 독소가 발생 하며 노폐물이 쌓이게 됨으로 고통을 느끼게 된다.

이는 시냇물이 흐르다가 고이게 되면 물이 썩게 되고 가스나 독소가 발생하는 자연의 이치와 같을 것이다. 기력(氣力-호흡이라 근육이 움직임이 떨어진 경우)이 약해졌을 때 쑥뜸을 하면 기가 왕성해지는 이유는 쑥뜸의 열을 가함으로써 열에 의하여 기가 팽창되어 순환이 빨라지고 왕성해지기 때문이다. 이처럼 모든 생명체도 차가운 겨울철에는 활동을 최소화하여 응축하였다가 봄 기운 즉, 따뜻한 열이 가해짐으로서 씨앗이 싹트고 나무에 서는 햇순이 나오는 것과 같다. 쑥뜸은 우리 인체에 따뜻한 기운, 즉 양기를 북돋아주어 기혈(氣血)의 순환을 활발히 해주며 피를 맑게 하고 백혈구의 수치를 증가시켜 항체 형성 세포의 기능을 촉진 시키고 면역기능을 강화시켜 활기차고 건강한 삶을 누릴 수 있게 하는 것이다.

우리 인체가 활동할 수 있는 기본적인 에너지는 위(胃)에서 섭취한 영양분으로 만들어지는 것이며, 이 영양분을 공급해주며 불필요한 노폐물을 방출하는 신진대사(新陳代謝) 작용을 기(氣)와 혈(血)이 하는 것이다. 인체의 생명 활동을 지탱해주는 기와 혈은, 경락(經絡)을 따라 순환하면서 각 장기와 기관에 필요한 것을 보충시켜 주고, 불필요한 노폐물을 몸 밖으로 배출시키는 역할을 하게 된다. 그러나 기혈(氣血)의 순환이 활발하지 못하면 그 흐름이 정체되어 기와 혈을 통하여 인체의 미세한 곳까지 영양분을 공급받지 못하게 됨으로 영양분과 산소의 공급이 끊기고 노폐물을 몸 밖으로 배출해 낼 수 없게 된다. 그러면 신진대사 기능이나 음과 양의 균형이 파괴되고 생체방어 능력의 저하로 인하여 여러 가지 병의 원인이 된다.

우리 인제의 365개 치료 혈 중 가장 효능이 좋고 기본이 되는 관원(단전), 신궐(제중, 배꼽), 중완에 쑥뜸을 생활화하면 약한 몸이 튼튼해지게 되고 모든 질병으로부터 벗어날 수 있는 기혈을 원활한 흐름을 유지할 수 있다. 특히 단전은 생명의 밭이라 하며, 기의 바다라고 할 만큼 기(氣)가 집중적으로 모여 있는 위치이다. 쑥뜸의 가장 큰 효능은 양기를 북돋아 주는 것이며, 몸의 습(濕)의 기운을 조절하는 것이다. 인체는 항상 양기가 충만하여 기혈의 순환이 활발해져야 무병장수할 수 있으며, 나이가 들면서 양기가 부족(기혈(氣血))의 상호 작용과 에너지가 떨어지는 양상)해 노화 현상이 일어나 피로를 잘 느끼고, 복부(腹部-배)가 냉해져 추위를 많이 타게 되면서 힘을 제대로 쓰지 못하게 된다.

동의보감에서도 머리를 차게 하고 배는 따뜻하게 하면 할수록 좋다고 하였다. 배가 차게 되면 위와 장이 약해져 만성소화 불량, 위염, 복통, 설사, 변비 등이 자주 발생하여 영양분의 흡수가 원할하지 못해 만성적인 피로와 무기력증, 의욕상실 등의 증상이 나타난다. 남자의 경우에는 정력 감퇴가 오게 되고, 여자의 경우에는 자궁이 냉해져서 냉대하, 생리불순, 불임, 습관성 유산 등의 증상이 나타나게 되며, 혈액순환이 원활히 되지 않아 허리나 무릎에 통증과 관절관련 질환이 오기 쉽고, 손발까지 저리고 시리며 차게 된다. 특히 배가 냉하여 노폐물이 대장에 쌓이게 되면 얼굴에 여드름이나 기미 등 피부 질환이 발생하는 원인이 될 수 있으며, 여성들의 갱년기인 40~50대가 되면서 양기가 떨어져 혈액이 자궁 쪽으로 순환하지 못하게 됨으로서 폐경이 빨리온다. 배가 냉해져서 얼굴 쪽으로 허열(虛熱−열감)이 오르게 되며 가스가 머리 쪽으로 상승하여 오심, 구토 등을 유발하여, 만병의 원인이 되니 넓은 배 전체를 쑥뜸을 해 줌으로써 배 속 깊은 곳까지 따뜻하게 해주고 양기를 불어넣어 줌으로써, 상승하는 열을 자연스럽게 복부 아래쪽으로 내려가도록 유도해야 된다고 한다.

감각신경이 이상 흥분하여 과민한 반응을 보이면서 등부위에 통증(痛症)이 생기는 경우, 이것을 진통 진정 시킬 수 있으며, 운동 신경이 비정상적으로 흥분하여 생기는 경련이나 마비 등의 증상이 나타날 경우 쑥뜸으로서 억제, 제지 시킨다. 또한 자율신경(自律神經−교감신경과 부교감신경)이 흥분하여 해당 신체 장기 조직의 이상이 생긴 경우 이를 억제하여 정상적으로 조절할 수 있게 한다. 신경은 본래 약한 자극을 받으면 흥분하지만 자극이 과도로 쌓이면 반대로 불응하여 진정하게 된다. 이와 같은 성질을 알아 응용하여 기능이 저하하여 마비된 신경을 흥분시키거나 과민하여 동통(疼痛−pain)하거나 경련을 일으키는 신경을 뜸으로 진정하게 하기도 한다. 신경통, 류마티스, 신경쇠약에서 오는 불면, 신경 마비된 뇌일혈(腦溢血=중풍, 뇌의 혈관 장애로 뇌경색, 뇌출혈, 지주막하 출혈 등이 있다. 어느 것이나 뇌의 혈관이 장애를 받기 때문에 의식이 침해되거나 지각 장애를 일으키게 된다. 뇌의 혈관 장애는 뇌의 혈관이 젊음을 잃고 늘어져 터지거나 혈관이 막혀 영양이나 산소가 고루 순환되지 않기 때문에 일어난다), 소아마비 등에도 효과가 있다.

쑥뜸으로 몸에 자극을 주면 감각신경, 운동신경, 자율신경의 기능이 약해지거나 저하 되었을 경우 이들 신경이 관장하는 해당 기관과 조직의 기능을 항진시킬 수 있다. 아픈 부위에서 멀리 떨어진 일정한 곳에 쑥뜸으로 자극을 주면 혈관을 확장 시키거나 수축되게 할 수 있다. 이러한 작용으로 인해 혈액의 순환과 병적 삼출물의 대사와 배설을 촉진 시킬 수 있다. 이는 쑥뜸의 치료법이 아픈 부위를 직접 자극 하지 않고서도 각종 기관의 기능을 조절할 수 있는 유도 작용을 일으킨다는 의미이다. 이는 뇌신경계의 미주 신경이 오장 육부와 상체의 주요 기관에 연결되어 있으므로 가능한 신체의 놀라운 자연 치유 기전이다.

현대의학에서는 생체 내에 존재하는 조절기구에 의하여 항상 일정하게 유지된다고 설명하고 있으며, 자율신경은 항상성을 이루게 하는 신경성 조절기구로써 중요한 역할을 갖는다.

쑥뜸은 신진대사가 잘 되어서 인체의 건강을 증진시키는 것이지만 혈행장애(血行障碍)에서 생기는 여러 가지 염증, 종창 등에 대하여서 혈행을 잘 되게 하는 효과가 있다. 몸 표면의 일정한 부위에 뜸으로 자극을 주면 그에 대응 하는 오장육부나 혈관, 내분비선 등 각종 기관에 반사적인 영향을 주어 병 치료에 도움이 된다. 몸 안에 여러가지 분비선이 병적일 때 뜸은 그 분비물의 과부족을 조정하는 일을 한다. 위장의 소화액이 부족하여 생기는 만성위장병인 사람은 뜸을 함으로써 소화액의 분비가 촉진되어 소화가 잘 된다. 위산과다 증과 같이 위액이 너무 많이 나오는 것을 억제한다. 침샘이나 담즙 등에 대하여서도 마찬 가지이다. 또 부신, 고환, 난소, 갑상선, 췌장 등의 내분비를 좋게 하기 때문이다. 갱년기 증상, 불임증, 월경불순이 뜸을 하여서 좋아지는 것으로 보아서도 알 수 있는 것이다. 또한 뜸은 조직의 흡수력을 활성시킨다. 위장의 기능을 살려서 흡수력을 좋게 함으로써 전신의 영양 상태가 좋아진다. 또 병적인 산물을 잘 흡수하므로 늑막염, 복막의 산출물, 수종, 염증 등의 흡수도 빠르다. 타박, 염좌로 인한 피하출혈이나, 뇌일혈, 안저출혈 등의 흡수도 빠르다.

쑥뜸을 하면 신진대사가 왕성해지므로 조직이 젊어진다. 예를 들어 흰 머리가 된 머리에 뜸을 한 곳을 중심으로 검은 머리가 나는 경우도 있다. 뜸을 함으로써 각 장기의 기능, 즉 먹은 음식물을 소화시키는 위의 기능, 독이 있는 물질의 해독 작용, 담즙 분비, 아미노산의 대사 등을 하는 간장 기능의 본래의 기능을 발휘하게 한다.

쑥뜸을 뜨면 병원균이나 독소가 몸안에 들어왔을 때 그것을 이겨 낼 백혈구와 항체의 생성능력을 증강시켜 저항력을 갖게 한다. 즉, 뜸을 뜨면 몸 속에 이종 단백질이 생성되어 항체가 만들어지므로 면역 작용이 생기는 것이다. 또, 쑥뜸을 하면 “리오다키신” 등의 물질이 체내에 생성되어 백혈구의 식균 작용을 왕성하게 해준다고 한다. 60일 이상 뜸을 계속한 결과 적혈구수가 20% 증가되고 혈색소도 증가되고 면역력이 생겨 병에 대한 저항력이 강해진다. 뜸을 뜨면 적혈구 및 혈색소가 현저하게 증가한다. 즉, 피가 증가함으로서 혈액순환이 활발해져 인체에 필요한 산소 등의 여러 물질을 온 몸 구석구석까지 신속하게 운반하는 능력이 향상된다. 이런 역할은 혈색소가 담당하는데 혈색소는 폐에서 들어 마신 공기 중의 산소와 결합해 신선한 피인 동맥혈이 되어 말초 조직까지 산소를 운반해 인체를 건강하게 하는데 도움을 준다. 뜸을 하면 지혈작용이 크게 증가한다. 한 번의 뜸에도 30분 가량의 효과를 나타낸다고 한다. 출혈성의 경향이 있는 질환, 예를 들면 치질에서 오는 출혈, 코피, 자궁출혈, 혈담, 위장출혈, 뇌출혈, 안저출혈 등에 크게 효과가 있다.

쑥뜸에는 직접구(直接灸)와 간접구(間接灸)가 있다. 직접구는 말 그대로 쑥을 피부 위에 직접 놓고 뜨는 방법이고 간접구는 생강이나 마늘, 소금 등에 쑥을 올려 놓거나 기구 등을 이용하여 쑥이 탈 때 발생하는 열과 쑥기운을 간접적으로 받아들이는 방법이다. 직접구는 치료효과는 크고 빠르지만 통증이 크고 심한 화상 흉터가 남으며 체력을 많이 소모시킬 뿐만 아니라 잘못하면 큰 부작용이 생길 수 있다(한의사 자격증이 없는 **비면허자인 경우 의료법을 위반하게 된다**). 간접 뜸은 효과가 적고 느린 대신 뜨겁지 않고 흉터가 남지 않으며 부작용이 없는 장점이 있다.

직접구와 간접구의 장단점만을 모아서 창안한 심주섭의 링 쑥뜸법은 쑥을 피부 위에 직접 놓고 태워 약 60~70°도의 열로 경혈을 온(溫) 자극시킴으로써 신체 내부에서 생리적 작용의 치유 효과를 항진시키게 한다.

우리의 인체는 자연이다. 인체는 소우주(小宇宙)라고 비유했다. 인체는 실로 조물주의 오묘한 걸작인 것이다. 옛날부터 만성병은 뜸으로 고쳐야 한다고 했다. 또 병을 앓지 않는 사람이라도 몇 군데 경혈에 뜸을 뜨면 우선 피로를 모르고 질병 예방에도 큰 효과가 있다. 백회, 폐유, 고황, 중완, 기해, 관원, 곡지, 족삼리 등의 경혈에 뜸을 뜨는 것이다. 백회, 폐유, 고황은 머리와 등에 있어 다른 사람의 손을 빌려야 하지만 곡지, 삼리, 중완, 기해, 관원은 스스로도 할 수 있다.

누구나 혼자서 쉽게 할수 있는 중완(中脘), 제중(臍中=신궐(神厥), 배꼽), 관원(關元)혈에 대해서 설명하면, 중완(中脘)혈은 배꼽과 명치의 중간 지점에 위치한다. 중완(中脘)혈의 의미는 위의 중앙이라는 뜻으로 모든 소화기 질환의 중심이 되는 치료혈이다. 거의 대부분의 병은 체증에서부터 출발한다. 특히 장년층 이상인 경우 급성·만성병의 시작은 체증(滯症)에서부터 출발한다고 단언한다. 따라서 더부룩하게 배에 가스가 차거나 구토, 복통, 설사 등 모든 소화기계 질환에 최우선적인 치료혈이고, 간이나 담낭 질환에도 효과를 나타낸다. 또한 위의 기능을 좋게 할 뿐 아니라 각종 소화기 질환에도 좋고 몸 전체의 기능을 좋게 할 뿐 아니라 각종 소화기 질환에도 좋고 몸 전체의 기능을 향상시키고 각종 질병의 예방과 치료에도 필수적인 혈이다. 중완(中脘)혈이 중요한 이유는 단순히 위장 질환의 중심혈이라는 의미 외에도 인체 내의 기를 관장하는 곳이기 때문이다. 즉 위에서 음식을 소화하고 흡수된 영양분이 인체를 유지하는 에너지원이 되듯이 우리 인체에 필요한 기혈(氣血)도 위(胃)에서 흡수된 영양분에서 얻어지는 것이다. 이러한 기능을 주관하고 촉진시키는 혈이 바로 중완(中脘)혈이기 때문에 이 곳에 뜸을 뜨면 기혈의 생산이 촉진되어서 보약을 복용하는 것과 같은 효능이 나타난다. 이렇게 관원혈(關元)과 중완혈이 기본이 되는 이유는 관원(關元)혈에서 원양과 원기를 보하고 중완혈에서 기혈의 생산을 촉진하기 때문에 웬만한 병은 이 기본혈에만 뜸을 떠도 치료가 되기 때문이다. 배꼽의 한 가운데로부터 명치쪽으로 4치, 명치와 배꼽의 중간 지점이다. 중완(關元)은 위(胃)의 기운이 모이는 곳으로 위(胃)의 문이라고 불리우는 중요한 부위다.

배꼽은 모태에 있을 때 어머니로부터 기혈을 받아 생명을 키운 곳이기에 인체의 뿌리에 해당되는 중요한 기관이며, 뿌리에 영향을 주면 가지와 잎이 무성하고 꽃이 피고 열매가 튼튼해지는 것처럼 배꼽에 뜸을 함으로써 오장육부 전체의 기운을 돕고 각종 질환을 개선 해준다. 예부터 갑자기 실신하거나 고혈압, 중풍으로 쓰러졌을 때 응급처치의 뜸을 뜨던 혈자리이다. 각종 장질환, 사지가 냉한것, 여성의 생리질환, 불임증 등에 특히 유효하다. 관원(關元)혈은 '관'은 우리 인체의 관문이 된다는 의미이고, '원'은 으뜸원(元)자로 원기를 보하는 가장 중요한 혈이라는 의미이다. 기를 수련하는 사람들은 이 부위를 "단전"이라하여 모든 기가 집중되어 있는 중요한 자리로 여긴다. 따라서 몸이 피곤하고 기운이 처질 때에 관원(關元)혈에만 뜸을 떠도 효과가 난다. 단전은 배꼽의 한가운데로부터 아래로 3치, 즉 엄지를 제외한 손가락 4개의 바로 밑에 위치 하며 선천(先天)의 원기가 저장되어 있고, 생명(生命)의 원동력인 기(氣)를 강화시키고 증폭시키는 중요한 부위다.

동의보감에서는 단전(丹田)은 오장육부의 근본이 되고 12경맥(經脈)의 뿌리가 된다고 하였다. 또한 3 경락이 만나는 자리이며 소량의 기(氣)가 모이는 곳이다. 또한 남녀의 생식기와 연결되는 혈자리이기 때눈에 남자의 원기 부족이나 정력 증강에 여성의 자궁병이나 생리불순, 냉대하증에 특히 효과적이다. 한편 방광경락(膀胱經絡)과도 연결되어 있음으로 소변빈삭, 요실금, 전립선비대증 등 비뇨기질환에도 효과가 있다.

단전이 차고 냉하면 여성의 경우 냉이 흐르고, 남성의 경우 고환 주위에 습기가 차며, 복부위 단전에 찬 기운과 습한 기운이 쌓여서 혈액이 내려가다 멈추면 발기부전 증상이 나타나는 것이다. 그러나 이러한 증상에 7일 이상 쑥뜸을 하게 되면 모든 증상이 없어지며, 몸이 가뿐해 지는데, 이것이 양기(陽氣)가 살아난다는 생생한 증거이며, 배꼽 밑에 있는 관원(關元)혈에 일 년 동안 정성 들여 뜸을 뜨면 그 효과가 대단히 좋아져 약한 몸이 튼튼해지고 질병이 없어진다. 이 곳에 뜸을 뜨면 인체 전반에 걸쳐 효능이 있으며 특히 다음과 같은 효능이 있다.

- 호흡기관: 감기에 잘 안 걸리는 체질로 개선, 기관지염, 기관지 천식 등에 유효하다.
- 심장기능: 심장기능 강화로 각종 심장 질환을 개선시켜 준다.
- 소화기관: 식욕부진, 소화불량, 변비, 설사, 위염, 만성 장염 등 각종 소화기 병에 좋다.
- 비뇨생식기관: 각종 신장, 방광 질환에 유효하고 남성의 성능력을 강화시켜 발기부진, 조루 등에 특효가 있다. 또한 여성의 각종 부인병, 불임증, 불감증에도 좋다.
- 운동기관: 관절염, 류마티스 등의 근본 치료에도 도움이 된다. 생식기 주변 습기를 제거하고 쾌적하게 한다.

자궁병 냉대하가 있어 염증이 생기며 불쾌감을 느끼는 여성이나, 남성들의 고환이 늘 축축하여 가렵고 팬티가 젖어 있는 증상은 같은 질환으로서, 아랫배가 차가워 혈액이 생식기 쪽으로 순환하지 못하여 생기는 양기 부족 증상이다. 이러한 증상에 쑥뜸을 계속하면 효과가 좋다. 일주일 이상만 복부 아래쪽에 계속 쑥뜸을 하면 여성의 자궁병이나 남성의 고환 주위에 습기가 없어져 깨끗하고 뽀송뽀송 해지는 것을 느낄 수 있으며, 이것은 곧 양기가 북돋아졌다는 증거이다. 생리 기간 중 고통이 심할 때에도, 복부에 쑥뜸을 하면 생리통의 고통으로부터 해방될 수 있다. 또한 생리가 불규칙하거나, 혈액이 맑지 못하고, 어혈이 나오면서 양이 적은 여성, 냉증, 대하증에 정말 신기한 효과를 볼 수 있다.

뜸은 암을 비롯한 갖가지 만성 질환때 생기는 삼출액의 흡수를 도와주고 혈관을 확장시켜 혈액과 림프액의 순환을 왕성하게 하는 작용을 한다. 정력 강화 남성들의 큰 고민 중 하나인 무기력증은 관원혈(關元穴)과 단전에 집중된 내장 기능이 약하여 생기는 것이다. 이는 회음부의 성신경의 저하로 혈액이 성기로 내려가지 못하고, 팽창하지 못하므로 발기 불능과 정력 감퇴가 오게 되는 것이다. 관원혈(關元穴)과 단전에 쑥뜸을 꾸준히 함으로서 음경내의 조직을 활성화 시킴으로 혈관을 팽창시켜 혈액 순환이 활발해 짐과 동시에 양기를 북돋아 줌으로 정력이 강화 될 수 있다. 오래된 감기 몸살에 특효이다. 복부에 냉기(冷氣-찬 기운)와 습한 기운이 쌓여 있으면 약을 복용하여도 별 차도가 없다. 이런 때에 복부의 넓은 부위를 쑥의 뜨거운 불로 온열 자극하여 인체 깊숙한 곳까지 쑥의 약효 성분과 열기를 침투시켜 차가운 기운을 쫓아 내고 양기를 북돋아 줌으로써 온기(溫氣)에 의한 면역력이 강화되고, 오래 된 감기를 치유할 수 있게 된다.

쑥뜸은 면역기능 형성에 작용하여 항체를 늘리는 작용을 한다. 주로 백혈구가 병균을 잡아먹는 작용을 높이고 항체 형성에도 도움을 준다. 뜸을 뜬 후 약 5분 사이에 백혈구가 늘어나기 시작하여 1~2시간 뒤에는 정상인의 2배가 되며, 4~5시간 뒤에는 약간 줄어들었다가 8시간이 지나서는 다시 늘기 시작하여 2~5배에 이른다. 그것이 4~5일 지속되면 백혈구의 움직이는 속도와 탐식 기능이 높아 진다. 또 뜸을 뜰 때 적혈구는 1~2개월까지는 늘어나고 3개월째부터는 점차 줄어든다고 한다. 뿐만 아니라 콜레스테롤의 수치를 낮게 하여 동맥경화나 고혈압을 치료하는 효과도 있다. 수술 후 원기 회복 복부의 큰 수술 후 회복기가 지났으나, 피로하고 수술자리 피부가 뭉쳐지고, 굳어져 감각이 없으면서 허한 증상이 계속되는 경우 복부의 기본혈에 꾸준히 쑥뜸을 하면 원기 회복은 물론 뭉쳐진 피부가 풀려가고 감각이 되살아난다. 복부 비만 군살 제거 비만으로 인하여 아랫배가 나온 분들은 복부에 쑥뜸을 함으로써, 장이 운동을 하며, 복부의 가스가 빠지며 숙변이 제거되고, 쑥뜸의 열기가 노폐물과 단백질을 분해시켜 탄력있고 균형 잡힌 복부를 만들어 낼 수 있다. 각종 다이어트 광고들을 유심히 살펴보면 쑥 또는 쑥에 다른 물질을 첨가한 제품들로 신궐혈(神闕穴), 중완혈(中脘穴), 관월혈(關元穴)에 뜸을 하는 방법이 많다.

출산 후 몸매 관리와 피로 회복 여성들은 출산으로 인해 위(胃), 자궁(子宮), 항문(肛門)이 아래로 쳐져 장하수증(腸下垂症)이 오는 경우가 많다. 이러한 경우 복부의 기본혈에 쑥뜸을 해 주면, 쑥뜸의 온열 양생 기능으로 기운이 없어 아래로 처진 장기들을 끌어 올리는 작용을 한다. 그리하여 분만 전의 아름다운 몸매로 돌아갈 수 있으며 또한 쑥뜸의 뜨거운 열기가 원기를 보충해 주는 역할을 한다.

피부 미용 측면에서 눈 밑의 기미나 여드름이 많은 여성들은 위장이나 대장의 자율신경계의 기능이 저하되어 인체 내의 노폐물이나 독소를 몸 밖으로 원활히 배출시킬 수 없어 생기는 현상이다. 이 경우 인체의 기본혈인 관원(關元), 중완(中脘), 신궐(神闕) 혈에 뜸요법을 적용하여 기혈의 순환을 활발히 해 주면 좋은 효과를 볼 수 있다.

암이나 불치병 치료 쑥의 효능을 최근 과학자들이 분석한 동물 실험에 따르면, 쑥뜸이 유기체의 면역 형성에 작용하여 응집소, 침강 및 항체 형성에 작용하는 인자들이 증가 되었다는 보고가 있다. 중완혈(中脘穴)과 뜸의 영향에 대한 실험 자료를 보면 흰쥐의 중완혈에 쑥뜸을 계속한 군과 뜸을 뜨지 않은 흰쥐의 대조군과 비교한 결과, 뜸을 뜬 흰쥐의 항원에 대한 탐식기능이 정상 쥐에 비해 2배 이상 증가 하였으며 뜸이 항체 형성 세포의 기능을 촉진한다는 결과가 나왔다.

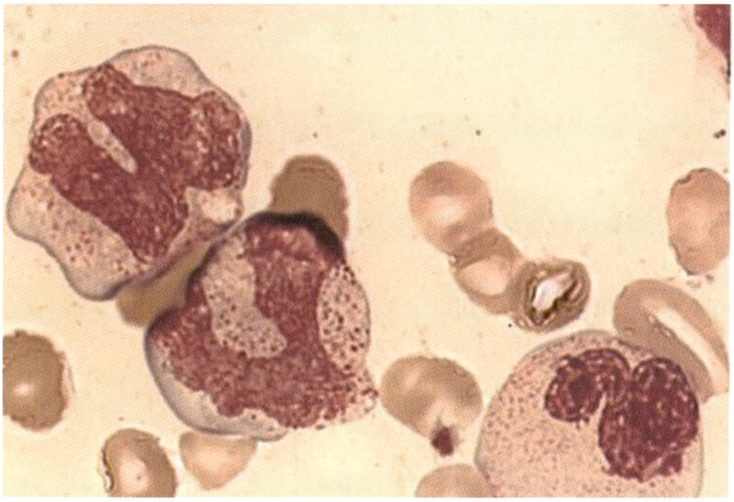

그림 5-1. 혈액세포의 모양
이미지 출처: http://www.med.uottawa.ca/Pathology/assets/documents/graduate/hematopathology.ppt

뜸의 작용으로 증가된 항체들은 질병이 심화되거나 다른 장기로 전이되는 것을 방지 해주는데 중요한 작용을 한다. 또한 뜸을 뜨면 백혈구의 양이 증가하며 운행 속도와 탐식기능이 높아진다고 하였다. 쑥뜸으로 암이나 불치의 병도 치료 할 수 있다고 주장하는 분들은 위의 실험 결과에 의한 것이며, 피를 맑고 깨끗하게 해주고 기본혈에 쑥뜸을 계속하여 기와 혈의 순환을 활발히 해주어 원기를 북돋아 치료기간에 현대의학의 항암 치료법과 병용하면 효과를 볼 수 있다. 있다. 쑥뜸은 신경계통의 진정진통 작용이 있어 통증을 완화시켜 주어 편안한 수면(睡眠)을 이룰 수 있으며, 위장의 운동이 활발해져서 식욕이 좋아지고 시원스런 배변을 하도록 도와 줄 수 있다. 또한 쑥뜸으로 체온이 상승하여 림파구의 변별 능력이 향상되어 탐식기능이 높아지면 암세포가 정상적인 세포가 아님을 인지하고 공격을 강화시켜 정상적인 세포조직으로 교체시킬 수 있다. 각종 암이 열에 약하다는 것은 의학계에 연구되어 있는 내용이다. 각종 암은 40℃정도가 되면 활동을 멈추고 45℃에서 박멸 된다고 하였다. 복부의 기본혈인 관원(단전) 신궐(배꼽) 중원(위 중앙)에 쑥뜸을 계속하면서 암 부위에 집중적인 쑥뜸으로 기혈의 순환을 활발히 하여 인체 내의 노폐물과 독소를 분해시켜 체내로 배출하여 피를 맑게 하여 주고 열에 약한 암세포는 쑥뜸의 온열로 증식을 멈추게 된다. 온열 효과에 의해 증가된 백혈구가 원활히 본래의 기능을 수행할 수 있도록 도와 주는 것이다.

당뇨병은 당의 대사가 정상적으로 이루어지지 못해 발생하게 된다. 포도당이 혈액 내에 축적되면 혈당이 올라가 과다한 양이 소변으로 배출되어 수분이 빠져나감으로 갈증을 느끼게 되고 영양분의 부족으로 과식을 하게 되고 탈수현상과 함께 체중이 감소하며 혈액이 탁해지고 혈액의 흐름이 나쁘고 산성화가 되어 혈관이 굳어지고 쉽게 치료가 어려워진다. 그러므로 몸이 피로하고 허한 증상이 나타나 각종 질병에 대한 저항력이 떨어져 만병의 원인이 되는 것이다. 이러한 당뇨병에 3~6개월 동안 복부의 기본혈에 쑥뜸을 하면 피를 맑게 하고 기혈의 순환을 원활히 하여 체내의 각종 독소와 가스 및 콜레스테롤을 쑥 온도에 의한 온열효과로 분해 제거하여 배출함으로 혈액 성분을 원래의 Ph 7.35의 혈액으로 바꾸어 주는 것이다. 또한 뜸은 기혈의 순환을 원활히 하여 양기를 북돋아 주고 면역능력의 강화와 백혈구의 수치를 증가시켜주며, 특히 중완혈에서 인체에 필요한 기혈의 생산과 흐름을 증가 시켜 소화기능을 도와 건강한 삶을 누릴 수 있게 하는 것이다. 당뇨병에 쑥뜸을 하게 되면 사람에 따라 정도에 차이는 있으나 치유효과가 나타나는 경우가 있다.

이는 정상적인 수치에 못 미치는 부위가 더욱더 아픈 고통을 느끼는 것이나 점차 완화 된다. 현대 의학에서 당뇨병의 치료방법은 인슐린을 강제 투여하는 것이므로 췌장의 인슐린 생산기능은 더욱더 저하된다. 이 경우 쑥뜸을 계속함으로 점차 줄여나가 췌장의 본래 기능을 회복 할 수 있도록 도와주어야 한다. 그러나 증상이 심한 당뇨환자는 혹시라도 화상을 입게 되면 회복이 지연될 수 있으므로 신중을 기하여 사용하시고 인슐린 주사나 당뇨약을 복용하고 계시는 아주 심한 당뇨 환자는 사용을 삼가는 것이 좋다.

뜸을 할 때에는 3년 이상 묵은 양질의 쑥을 사용하는데 사용하는 쑥의 양은 환자의 증상, 체질, 연령, 성별, 뜸의 경험 유무에 따라서 다르기도 하다. 일반적으로 쌀 반알에서 쌀알 크기로 하고, 적은 장수로 하다가 점차로 늘린다. 긴 시간에 걸쳐 뜸하게 될 때는 뜸자리가 이동하거나 비그러지고 또는 무너지기도 한다. 그래서 1주나 열흘 정도에 한 번씩 확인하는 것이 좋다. 뜸을 할 때에 타버린 재는 5장까지는 그대로 그 재위에 쑥을 얹고 뜨고, 다 뜬 다음에 약간 젖은 솜으로 재를 닦아낸다. 그러나 5장 이상 계속 할 때는 재를 닦지 않고 하면 밑의 뜸 자리가 커지는 수가 있으므로 5장 할 때마다 재를 닦는 것이 좋다. 뜸을 한 뒤에 물집(水泡)이 생기는 수가 있다. 이것은 저질의 쑥이거나 뜸봉을 작게 만들기 위해 너무 싹싹 비벼서 단단하고 굳게 만들어진 뜸봉일 때에 생기는 것으로 걱정할 것은 아니다. 그대로 두어도 되고 침으로 찔러 뽑아버려도 되지만 그대로 그 위에 뜸하면 흡수된다. 딱지(痂皮)가 생기면 떼어내지 말고 그대로 두고 그 위에 계속 뜸하면 된다. 뜸을 하고 난 뒤에 전신권태, 열감, 두통, 트림 같은 것이 나올 때가 있다. 때로는 열이 나고 설사, 식욕부진 같은 것이 있기도 하다. 대개는 1시간에서 24시간 가량 사이에 일어난다고 하지만 이와 같은 것은 하루나 이틀 가량이면 없어지는 것이고 오히려 병이 잘 낫는 큰 효과가 있는 것으로 뜸을 계속하여도 아무런 지장이 없다고 하지만 반드시 화상을 입은 피부(수포, 물집, 피부손상 등)는 치료를 해야 한다.

직접구인 경우 피부감염의 위험이 있으니 권장하지 않는다. 일부 자료에서 명현 현상이니 치료 효과가 있다고 주장하나 우선 화상을 치료하는 것이 급선무이다. 유흔구, 직접구 방식의 뜸법은 현대에서는 적절하지 않다.

3. 뜸요법의 효과 고찰

뜸 치료의 연원은 『황제내경(皇帝內經)』의 [소문(素問)] 이법방의론편(異法方宜論篇)의 北方者, 天地所閉藏之域也, 其地高陵居, 風寒撚冽, 其民樂野處而乳食, 臟寒生滿病, 其治宜灸焫,故灸焫者,亦從北方來. 이 내용은 '北方은 天地가 閉藏하는 (地)域이고, 그 地가 높아서 (사람들은) (丘)陵에 居하며 (기후는)風寒氷冽하며, 그 民은 野에서 處함을 樂하고 (牛羊의) 乳를(많이) 食하여 藏이 寒하여져서 (脹)滿病을 生하니, 그 治法은 뜸(灸-뜸구)열이 마땅합니다. 그러므로 구(灸)열은 또한 北方으로부터 來하였다.'하여 뜸을 뜨는 방법이 북방인들의 생활습관 및 발병특징과 밀접한 관계가 있음을 설명해주고 있다.

뜸 치료법은 침을 놓는 치료법처럼 경혈(經穴)을 자극하는 것이 특징이다. 즉, 경혈을 자극하여 경락(經絡)의 기능을 높여서 병을 치료한다는 것이다. 결국 쑥뜸요법은 침법(鍼法)과 공동분모를 이루는 경혈(經穴)과 경락(經絡)이라는 동양의학의 기초이론을 습득하는 것이 필수 요소라 해도 과언은 아니다. 뜸은 인체의 경락을 잘 알아야 하며, 경락이 어떻게 흐르고 있으며 각 경락에는 어떤 경혈이 자리 잡고 있는가를 잘 이해 해야한다.

기존 연구에 있어서도 동일한 애구(艾灸) 자극을 경혈(經穴)과 비경혈(非經穴)에 할 경우 효과면에서 차이가 난다고 하였고, 시구(施灸)시 뜸 기구(器具)를 정확히 뜸자리에 놓아야 치료 효과를 얻을 수 있다는 것이다.

일종의 온열 자극인 뜸은 피부 면에 위치한 중요한 경혈점을 열로 자극해 원하는 효과를 얻어 내는 것이다.

『황제내경(皇帝內經)』 영추(靈樞) 경맥(經脈)편을 보면 "함하즉구지(陷下卽灸之)-한응혈체 (寒凝血滯), 무맥증(無脈症), 장기하함(臟器下陷), 구병허한(久病虛寒) 등의 병은 모두 쑥뜸으로 치료한다."고 하였다. 또 영추(靈樞) 관능(官能)편에서는 "음양개허(陰陽皆虛), 화자당지(火者當之), 경함하자(經陷下者), 화즉당지(火卽當之), 결락견긴(結洛堅緊), 화지소치(火之所治)."라 했다. 이는 '쑥뜸이 양기를 따뜻하게 해 주고, 가라앉은 것을 끌어올리며, 기혈을 활발히 움직이게 하는 작용을 한다는 것'을 설명해 주는 내용이다.

『상한론(傷寒論)』에서도 '少陰病吐利 手足不逆冷 反發熱者 不死 脈不止者 灸少陰七壯, 少陰病 下利 脈微澁 嘔而汗出 必數更衣反 少子 當溫其上 灸之'라 하여 '열성병(熱性病)의 과정에서 양기(陽氣)가 허탈된 심한 증상의 치료 방법'으로 뜸(艾灸, 애구, 일명 쑥뜸)을 제시하였다.

맹자(孟子)의 『이루편(離婁篇)』에는 '七年의 병 三年 묵은 쑥(艾)이 구한다.'고 했다. 또 『의학입문(醫學入門)』이란 고서를 보면 '약지불급(藥之不及), 침지부도(針之不徒), 필수구지(必須灸之).'란 대목이 나오는데 이는 약이 미치지 못하고, 침이 다다르지 못하면 모름지기 쑥뜸을 해야 한다는 이야기로 임상에서 쑥뜸이 얼마나 중요한 것인가를 말한 것이다.

『편작심서(扁鵲心書)』라는 옛 의서에도 '관원(關元), 기해(氣海), 명문(命門) 등의 임맥(任脈)과 독맥(督脈) 혈위를 매일같이 뜸을 뜨면 장수할 수 있다고 하였다. 또 족삼리(足三理)라는 혈을 계속 뜸 떠 주면 모든 병이 없어진다.'고 말하고 있다.

당(唐)나라 때 손사막(孫思邈)이 저술한 『천금방(千金方)』과 『천금익방(千金翼方)』이란 두 책에서는 뜸을 붙이는 법과 금기해야 할 일에 대하여 설명을 해 놓았고, 서방자(西方子)가 펴낸 『명당구경(明堂灸經)』, 왕도(王燾)가 지은 『외대비요(外臺秘要)』와 이문인(李聞人)이 지은 『비급구법제서(備急灸法諸書)』에는 전적으로 구법(灸法)에 대하여 상세하게 기록하고 있다.

명대(明代)의 이정(李梃)은 『의학입문(醫學入門)』에서 '虛者灸之 使火氣以助元陽 實者灸之使實邪隨火氣以發散 寒者灸之使其氣之復溫 熱者灸之引鬱熱之 氣外發火就之義'라 하여 '한(寒), 열(熱), 허(虛), 실(實)증 모두에 艾灸(뜸)를 광범위하게 응용할 수 있다.'고 하였다.

이상과 같이 뜸은 허증(虛症)이나 한중(寒症)에 주로 사용되었고, 열증, 실증 등 모든 질병을 예방하는 측면에서도 많은 이들에게 사랑을 받아왔다.

실제로 일본에서는 '족삼리(足三理)에 뜸을 뜨지 않는 사람과는 함께 걷지도 말라.'는 이야기가 있을 정도로 특정한 혈자리에 뜨는 뜸으로 질병의 예방요법과 보건요법으로 널리 애용되고 있다.

우리나라에서는 쑥에 관한 가장 오래된 기록으로 『삼국유사(三國遺事)』 고조선조에 있는 우리나라 건국 신화인 단군 신화에 등장하는 곰과 호랑이에 얽힌 이야기이다.

'時神遺靈艾一炷 蒜二十枚曰'이라 하여 '쑥 한 뭉치와 마늘 20쪽을 먹으면 사람이 될 수 있다'는 대목에 대하여 분분한 해석들이 있지만 단군신화에 등장하는 쑥의 가치가 갖는 독특함이다. 사실 일부에서는 쑥을 영초(靈草)로써 사람의 정신까지 신령스럽게 한다하여 이때의 쑥을 먹는 쑥이 아닌 뜸쑥으로 보는 견해가 있다.

1610년 가장 발전된 이론과 정확한 침뜸 치료학으로 인정되는 허준(許浚)의 『동의보감(東醫寶鑑)』이 편찬됐고, 침구의 전성기를 이어가던 1664년엔 허임(許任)의 『침구경험방(鍼灸經驗方)』이 집필되어 각 질병에 많이 쓰이는 침구 혈자리 가운데서 우수한 효과를 내는 기본적인 138개의 위치와 작용, 침뜸법, 침뜸의 적응증과 금기증, 혈을 잡는 방법, 57개의 경외기혈 등에 대하여 간결하게 서술하고 있다.

고려 시대에는 동양 3국에 이름을 떨친 명의 이상로(李商老)가 배출되었고, 『신증동국 여지승람』에는 강화도 호부의 토산품이 '獅子足艾'로 기록되었는데 이는 사자족애(獅子足艾)로 사자발쑥를 의미한다. 이는 『방약합편(方藥合編)』 약성가(藥性歌)의 습초(隰草)에서도 찾아볼 수 있는 대목이다.

조선조에는 1405년 침뜸 전문 의사제도가 만들어지기도 했다. 1431년 959종의 병증에 대한 1만 706종의 약물 처방과 1,416종의 침뜸법을 담고 있는 『향약집성방(鄕藥集成方)』이 노중례(盧重禮) 등에 의해 편찬됐고, 12년 후에는 침뜸학 발전에 지대한 영향을 미친 『의방유취(醫方類聚)』가 편찬 완료되었다.

세종 15년(1433년)에는 6월 전의감제조(典醫監提調) 황자후(黃子厚)에 의해 의학에 있어서 전문교육의 실시가 건의됐으며, 세종20년(1438년)에 매년 침구 전문생을 3인씩 채용하여 삼의사(三醫司: 전의감, 혜민국, 제생원)에 1명씩 배치하는 형태로 이루어진다. 즉 침구 전문생을 처음으로 채용한 것이다. 성종 3년(1472년) 침구의(鍼灸醫)의 필요성이 인정되어 다시 침구 전문법을 별설(別設)한다. 그리고 성종 16년(1485년), 약 1세기에 걸쳐 완성한 조선 최고의 법전 『경국대전(經國大典)』의 의과취재(의과고시 또는 의과시험에 관한 것)에 침구분야와 약제분야의 취재를 분리한다고 기록하면서 침구를 분리·독립할 것을 법으로 규정하기에 이르렀다.

『부사천류』 〈일본의학사〉에는 '왜인 기하변기 남마가 신라에 들어가서 침술을 배우고 황극주 원년에 일본에 들어와 침박사가 되었다.'고 소개하고 있고, 신라시대의 의학생들의 교재로 『침경』과 『명당경』이 사용된 점과 신라 문무왕 12년에 침 400대를 당나라에 수출하였다는 기록은 당시 침구학(鍼灸學)의 중요성을 알 수 있는 사료라 볼 수 있으며 우리 민족의 침뜸요법이 동양 3국 중 으뜸이었고 고도로 발전하였음을 입증하는 내용들이다.

4. 뜸과 8강변증 이해

1) 음양(陰陽)

고대 동양철학에서는 모든 사물현상을 서로 대립되고 상반되는 속성을 가진 두 개의 측면, 한 측면은 음, 다른 한 측면은 양으로 이루어졌다고 보고, 그것으로 사물현상의 발생, 변화, 발전의 원인을 설명하였는데, 질병치료 때도 이 같은 음양을 이용하여 질병을 분류하고 형태와 속성을 구별하였다. 이를테면 오한 발열을 하면서 땀이 나지 않거나, 혹 몹시 열이 나면서 의식을 잃고 헛소리를 하며 배가 아파 손을 대지 못하게 하고 변비가 있는 것은 다 양증에 속하고, 이와 반대로 열이 없으면서 오한이 나고 땀을 많이 흘리며 혹 사지가 싸늘하고 얼굴색이 창백한 것은 모두 음증에 속한다고 보는 것이다. 개괄적으로 말해 병증상이 표열실(表熱實)에 속한 것은 모두 양증에 귀납시키며, 증세가 이허한(裏虛寒)에 속한 것은 모두 음증에 귀납시켰다. 따라서 수기활법이나 침뜸요법 때에도 음증, 양증을 구별에 따라 어느 것이 적당하고 적당하지 않은 구별이 생긴다.

수기활법에 있어 음증환자에게는 지압의 강도를 높이고 압이 지속되는 시간을 늘리며 침은 가능하면 적게 놓고 뜸을 많이 뜬다. 만약 침을 놓을 때에는 깊이 찌르고 오래 유침하며, 뽑을 때에는 천천히 뽑는다. 양증환자에게는 지압의 강도를 낮추며 압이 지속되는 시간을 줄이고, 침은 얕게 찌르고 유침하지 않으며 빨리 뽑는다. 뜸은 뜨지 않거나 적게 뜬다.

2) 표리(表裏)

표리는 질병의 부위 및 질병이 깊게 침습했는가, 혹은 얕게 침습했는가의 문제이다.

즉 병사가 피부나 낙맥에 있는 것은 표가 되고, 병사가 경맥이나 장부에 들어가 있는 것은 이가 된다. 따라서 병사가 표에 있을 때는 수기활법을 약하게 하는 것이 좋고 침을 얕게 찌르거나 뜸을 적게, 또는 뜨지 않는 것이 좋다. 그리고 병사가 이에 있으면 지압을 높여 강하게 하며 침을 깊게 찌르거나 뜸을 많이 뜬다. 또한 병사가 위쪽에 있거나 저리고 가벼운 증세를 겸한 환자에게는 지압을 약하게 시술하고 침은 가볍고 아프지 않게 침법을 사용한다. 반대로 병사가 아래쪽에 있고 동통의 증세가 있는 환자에게는 지압을 강하게 지속시간을 늘이고 침은 깊고 아프게 놓는다. 표증이나 이증에 속하면서도 한열허실(寒熱虛實)이 다르기 때문에 임상에서는 표리를 감별할 뿐만 아니라 그 병의 발전방향과 한열허실(寒熱虛實)의 상호관계에 주의하여야 치료에 좋은 성과를 올릴 수 있다.

3) 허실(虛實)

허실이란 진단에서 몸의 저항력 및 질병에 대한 평가로써 두 가지 측면을 가지고 있다. 그 하나는 몸이 실한 것을 의미하는데, 정기가 쇠약하지 않은 것은 실증이며, 정기가 이미 허한 것은 허증이다. 다른 하나는 정기가 사기의 대립세력을 의미하는데, 허증은 정기가 허약한 것이고, 실증은 사기가 왕성한 것을 말한다. 따라서 수기활법이나 침뜸요법에 있어서는 이 같은 허실에 근거하여 허하면 보해주고, 실하면 사해주는 원칙에 따라 수기활법의 경혈이 정해지며 침 치료를 할 것인가, 뜸 치료를 할 것인가에 대해 선택해야 한다. 예를 들어 오랜 병으로 몸이 수척하고 식욕이 없어지며, 사지가 저리거나 무거우며, 땀을 많이 흘려서 망양(亡陽)이 되었거나 설사를 많이 하여 망음(亡陰)이 된 것 등 허증 환자에게는 보법을 써야 하며, 지압의 강도를 약하게, 침을 적게, 뜸도 보하는 뜸을 떠야 한다. 몸이 실한데 갑자기 병이 나서 식욕이 항진되고, 정신을 잃고 헛소리를 하며, 몹시 아파하고 사지에 경련이 일어나는 실증 환자에게는 사법을 써야 하는데, 지압의 강도가 세고 오래, 침은 많이 아프게 놓고, 뜸은 적게 뜬다.

4) 한열(寒熱)

한열(寒熱)이란 정기와 사기가 서로 다투는 증상의 표현으로 8강에서 질병의 성질을 갈라놓은 한증과 열증을 말한다. 이것은 음양이 치우쳐 성하거나 약해져 생기는데, 양이 지우쳐 성하면 열증이 생기며, 음이 치우쳐 성하면 한증이 생긴다. 그러면서도 한열로 나타나는 증후는 매우 복잡하여 어떤 때는 전신적으로 한증 또는 열증이 있고, 또 어떤 때는 부분적인 한증 또는 열증이 나타난다. 뿐만 아니라 한열증에서는 자주 한증과 열증이 같이 나타난다. 그러나 한과 열의 성질이 같지 않기 때문에 수기활법에서는 한하면 지압을 오래 지속시키며 강하게 치료를 한다.

침뜸요법에서는 한(寒)하면 침보다 **뜸이 더 적당한데**, 만약 침을 놓을 때는 침을 깊게 찔러 오래 유침했다가 뽑을 때는 천천히 뽑는 방법을 쓴다. 그리고 열하면 지압을 약하게 합당한 혈부분만을 시술하며, 뜸보다는 침이 더 적합하다. 침을 놓을 때는 얕게 찔렀다가 유침하지 않고 빨리 뽑는다. 예를 들어 사지가 싸늘해지고 맥이 느리면서 힘이 없으며 눕기를 좋아하고 조용한 것만 바라고, 열이 나지 않는 한증 환자에게는 앞에서 기술한 바와 같이 지압을 강하고 오래 지속시키며 침은 되도록 적게 놓고 **뜸을 많이 뜨는 방법을 택한다**. 그리고 만일 열이 높고 목이 마르고 번조증이 있으며, 맥박이 빠르고 힘이 없으며, 혀가 붉은 열

병 환자에게는 합당한 혈을 찾아 약하게 지압을 하며 침은 아프게 얕게 찔러 빨리 뽑고 뜸은 되도록 뜨지 않거나 혹은 적게 뜬다.

여기서 주의해야 할 것은 8강을 고립적으로 볼 것이 아니라 8강 상호간에는 서로 밀접한 관계가 있는 것이기 때문에 종합적이고 통일적으로 관찰해야 한다는 점이다. 음양만 놓고 보아도 한은 음이 되고, 열은 양이 되며, 허가 음이 되고, 실이 양이 된다. 또 표리에서도 한열 허실과 관계가 있는데, 말하자면 표(表)에는 표한, 표열, 표허, 표실의 구분이 있고, 이(裏)에도 이한, 이열, 이허, 이실의 구별이 있는 것이다. 그리고 한열을 보아도 이것은 일종의 병리 현상으로 나타나는 증이 매우 복잡한 것이다. 그러므로 8강의 운용은 고정되어 있지 않고 전면적으로 상호 연관 되어 있는 것을 알고 8강을 옳게 운용할 때만 임상에서 치료 효과를 충분히 얻어낼 수 있는 것이다.

5. 뜸의 종류

뜸의 종류는 크게 직접구(直接灸)와 간접구(間接灸) 또는 유흔구(有瘢痕灸)과 무흔구(無瘢痕灸)으로 대별한다.

직접구는 뜸봉을 직접 피부 위에 올려놓고 맨 위에 불을 붙여서 뜸봉이 끝까지 타면 다시 올려 놓은 방법이다. 일반적으로 3~5장을 뜨며 치부에 붉은 반점이 남기 때문에 흔구라고도 부른다. 국소부위에 무균성 화농을 일으키므로 화농구라고도 부른다. 화농된 부위를 구창(灸瘡)이라 부르며 5~6주가 지나면 딱지가 떨어지고 반흔이 남게 되므로 반흔구라고도 부른다. 간접구는 애주와 경혈 사이에 특정한 약물이나 물질을 대고 간격을 두는 방법이다. 주로 사용되는 약불은 생강, 마늘, 소금 등이다. 피부에 화상을 방지할 뿐만 아니라, 약물의 작용도 발휘되므로 뜸치료의 효과가 증강된다. 생강구는 허한성 복통과 설사를 치료할 수가 있고, 마늘구는 독충에 물힌 상처를 치료할 수가 있다.

간접구(間接灸)는 쓰는 약물과 방법에 따라 소금을 배꼽에 1~2cm 두께로 채워 놓고 그 위에 큰 애주(艾炷)를 놓고 애주(艾炷)가 다 탈 때까지 뜨는 격염구(隔鹽灸)와 큰 마늘쪽을 4~5mm 두께로 자른 조각을 혈(穴)에 놓고 뜨는 격산구(隔蒜灸), 마늘 대신에 생강을 쓰는 격강구(隔薑灸), 부자를 분말하여 거기에 술을 섞어서 떡처럼 빚은 다음 1cm두께로 500원짜리 동전크기로 만들어 몇 개의 구멍을 낸 다음 혈(穴)에 놓고 그 위에 뜸을 뜨는 부자구(附子灸), 직경 1.5~2cm정도 되게 뜸쑥을 담배처럼 엷은 종이에 말아서 만든 뜸대를 쓰는 애조구(艾條灸), 뜸통을 길이 15~20cm, 넓이 10~15cm, 높이 12~15cm로 만들어 밑바닥이 없는 통 안에 밑으로부터 4~6cm 되는 곳에 쇠 그물을 가로 대어 만든 것을 활용하는 온구기구(溫灸器灸), 침을 놓고 침병(鍼柄)에 직경 1.5cm, 길이 2cm 정도의 뜸대를 꽂고 밑으로부터 불을 붙여줌으로써 침을 통하여 열이 깊이 전도되어 들어가고 동시에 뜸대 뜸의 효과도 나타내게 하는 방법으로 온침구(溫鍼灸)가 있다.

간접구(間接灸)라는 것은 원래 피부와 뜸구(艾灸)사이에 다른 물품을 끼어놓고 뜸의 화력으로 인한 화상을 피하면서 애구(艾灸)의 효과를 얻고자 하는 것이다. 너무 화력을 강하게 하여 피부화상을 입히지 않도록 최대한 배려하고 있는 뜸의 한 형태다.

자연요법연구회 원장 이용남은 한국오행벌침연구회(http://www.sarm.co.kr/)를 통해 여러 가지 약으로 뜸을 뜨는 방법(諸藥灸法)을 소개했다.

여러 가지 약으로 뜸을 뜨는 방법

첫째, 약전국, 후추, 생강, 소금, 파 등을 짓찧어 동전 3개 두께만 하게 떡을 만들어 헌데 위에 놓고 뜸을 뜨는 약전국떡뜸법[시병구법(餠灸法)]

둘째, 헌데가 오래도록 낫지 않을 때 유황에 불을 붙여 집게로 집어서 헌데 위에 놓은 유황에다 불을 붙여서 고름이 마를 때까지 3~5번 거듭하여 시행하는 유황뜸법

셋째, 뽕나무가지에 불을 붙였다가 입으로 불길을 불어 불이 죽은 다음 그것으로 종처를 지지는 뽕나무가지로 뜨는 법[상지구법(桑枝灸法)]

넷째, 깨끗한 진흙을 떡처럼 만들어 헌데 위에 붙이고 그 위에 뜸을 뜨는 진흙뜸법[황토구법(黃土灸法)]

다섯째, 옹저, 등창, 종독, 창양, 나력, 여풍 등 모든 풍과 일체 원인 모를 종독을 치료하는 기죽마혈에 뜸을 뜨는 방법(騎竹馬灸法) 등을 소개하고 있다.

이외에도 세라믹을 활용한 뜸통뜸, 바구니를 활용한 뜸, 각종 뿌리열매를 놓고 뜨는 식물뜸 등도 있다. 또한 옷을 입은 상태로 항문과 회음에 뜨는 좌욕식 뜸법으로 신경통과 어혈증세에 좋은 지네뜸, 심한 변비일 경우 조선 소나무로 만든 솔잎뜸, 간의 제반 증상에는 인진쑥을 이용한 좌욕식 뜸법을 소개하는 곳도 있다.

김남수(灸堂 金南洙)는 온구기를 사용하는 방법과 2cm 쑥봉을 직접 태우는 지열구(知熱

灸), 담배 휠타처럼 말아서 사용하는 권구(卷灸), 종이뜸 물뜸이라고도 하는 소금뜸, 된장뜸, 마늘뜸, 파, 생강, 산초 등을 쓸 수 있고 이외에도 칠, 먹, 기름, 유황, 약뜸 등을 소개하고 있다. 아래는 다른 형태의 다양한 뜸의 종류를 나타낸 것이다.

표 5-2. **뜸법의 종류**

<table>
<tr><td rowspan="8">灸
法</td><td rowspan="5">애구법
(艾灸法)</td><td rowspan="2">애주구
(艾炷灸)</td><td>직접구(直接灸)−화농구(化膿灸), 비화농구(非化膿灸)</td></tr>
<tr><td>간접구(間接灸)−격강구(隔薑灸), 격산구(隔蒜灸), 격염구(隔鹽灸),
격병구(隔餠灸)−[부자구(附子), 두기구(豆豉), 호초구(胡椒)등]
황납구(黃蠟灸), 유황구(硫黃灸), 황토구(黃土灸)</td></tr>
<tr><td colspan="2">애권구(艾卷灸)−艾條灸[봉애구 (棒艾灸)], 태을신침(太乙神鍼), 뇌화침(雷火鍼)</td></tr>
<tr><td colspan="2">온통구(溫筒灸)</td></tr>
<tr><td colspan="2"></td></tr>
<tr><td rowspan="3">기타
구법</td><td colspan="2">일광구(日光灸)</td></tr>
<tr><td colspan="2">전기구(電氣灸)</td></tr>
<tr><td colspan="2">천구(天灸)(藥物發泡灸)−모낭(毛莨)구, 반묘(斑猫)구, 조련(旱蓮)구, 산니(蒜泥)구</td></tr>
</table>

1) 애조구(艾條灸)

애조는 쑥을 말아서 직경 1.5cm, 길이 20cm 정도의 원주모양으로 만든다. 육계(肉桂), 정향(丁香), 목향(木香), 세신(細辛), 웅황(雄黃), 유향(乳香) 등의 가루로 된 약물을 첨가하는 경우도 있어서 약애조라고도 부른다. 치료를 할 때는 애조의 한 쪽 끝에 불을 붙인 후 정해진 경혈에 대고 일정한 거리를 유지하면서 마치 새가 먹이를 쪼듯이 상하로 움직이거나 좌우로 빙빙돌려서 환자가 온열을 적당히 느끼거나 피부가 붉어질 때까지 뜸을 뜬다. 쾌적하고 조작이 간편하므로 가정에서 사용하기가 좋다.

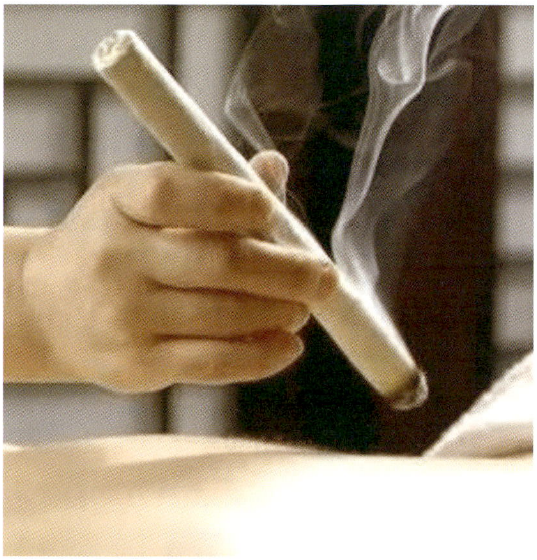

이미지 출처: https://zi.media/@yidianzixun/post/W2jH2c

2) 온침구(溫鍼灸)

자침으로 득기를 한 후에 적당한 깊이로 유침을 하고 뜸을 뭉쳐서 침병에 꽂거나 애조를 적당한 길이로 잘라서 불을 붙이는 방법이다. 열이 침체를 통해 몸 안으로 전도되므로 침과 뜸의 작용을 동시에 일으킨다.

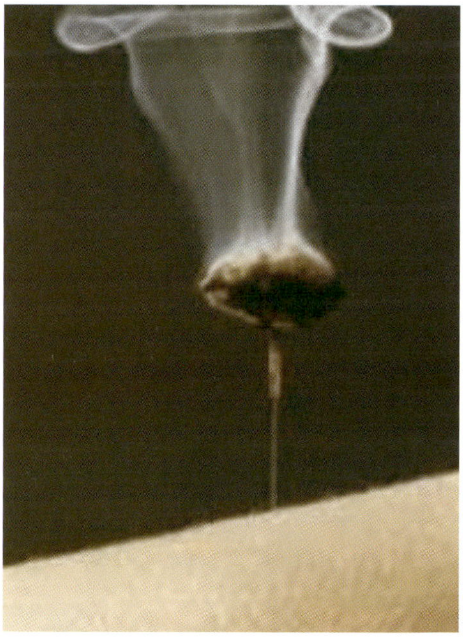

이미지 출처: https://dnews.cc/regimen/GjGN@

3) 기타

온구기나 천구(天灸)를 활용하는 방법이다. 온구기를 사용하는 방법은 기구에 쑥을 넣고 불을 붙인 후에 전해진 경혈에 뜸을 뜨는 방법으로 화상이 남는 부작용을 방지할 수가 있다. 천구는 천연자극성 약물을 피부 위에 얹어서 국소부위에 발포를 일으키는 방법이다. 그 외에도 뜸쑥을 전혀 사용하지 않고, 각종 약품을 혈에 해당하는 부위에 발라서(塗布), 주로 약물만의 자극을 피부에 가하는 것을 목적으로 본래의 뜸과는 다른 치료이다. 예를 들면 물뜸(水灸), 옻뜸(漆灸), 홍화뜸(紅灸), 기름뜸(油灸), 유황뜸(硫黃灸)등이 있다.

(1) 유흔구(有瘢痕灸), 직접구

유흔구란 직접 피부위의 일정한 부위에 뜸쑥봉을 올려놓고, 거기에 불을 붙여서 몸에 온열자극과 화상을 입혀 그에 따라 나타나는 생체반응을 이용할 목적으로 한 것이다. 유흔은 글자 그대로 뜸 자국을 남기는 시술방법이다. 유흔구은 아래와 같이 분류된다.

① 투열구(透熱灸)

일반적으로 널리 행해지고 있는 뜸법이다. 그 이름과 같이 열을 깊은 곳에 스며들게 하는 뜸법 이라고 하여 경혈(經穴), 압통점(壓通點), 헤드氏帶의 최고과민, 기타 반응점을 목표로 하고 있다. 좋은 뜸쑥을 작게 만들어서, 피부위에 일정한 점에 적당량 뜸뜬다. 지열구(知熱灸)는 작은 콩알 크기의 뜸쑥을 경혈에 올려놓고 연소되는 열이 느껴지기 시작할 때 핀셋으로 집어내는 방법이며, 순간구(瞬間灸)는 실과 같이 가는 뜸쑥을 경혈에 올려놓고 피부에 거의 타들어갈 때 손가락으로 눌러서 순간적으로 자극을 주는 방법이다. 염증부위에 약 10mm 간격으로 뜸을 떠서 소염시킬 때 사용한다. 투열구는 신경계, 운동기계, 소화기계, 부인과질환 등 대부분의 질병을 치료힐 때 활용한다.

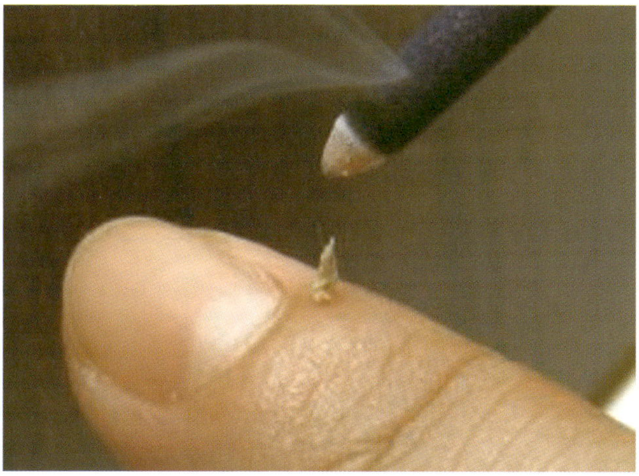

이미지 출처: http://mejiroacu.blog79.fc2.com/blog-entry-351.html?sp

② 초작구(焦灼灸)

초작구란, 뜸뜨는 부위의 피부 밑 조직을 태워서 파괴 해버리는 뜸법이다. 예를 들면 사마귀, 티눈, 봉와직염(蜂窩織炎)과 같은 화농소에 직접 뜸을 되풀이하여 떠서 조직을 파괴하고, 딱지가 자연히 떨어질 때까지 뜸뜨기를 계속한다.

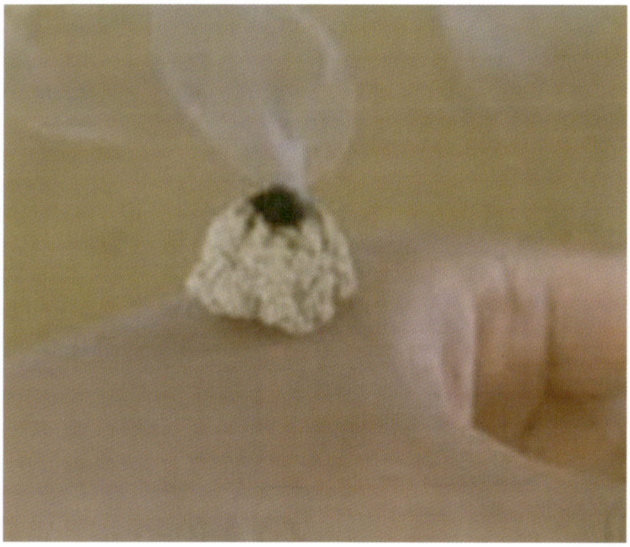

이미지 출처: http://selfcare72.blog10.fc2.com/blog-entry-129.html

③ 타농구(打濃灸)

타농구는 엄지손가락 크기나 그 이상의 뜸봉으로 한 곳에 1~3장 뜸을 떠 피부에 화상을 만들고, 그 위에 수지고약 같은 것을 첨부하여, 화농을 재촉해 배농(排膿)시키는 방법이다.

배농기간은 1개월~1개월 半 정도이며 몸의 방위기능을 왕성하게 한다. 최근에는 별로 사용되지 않고 있으나, 아직도 이 요법을 전문적으로 하는 곳이 있다. 증상에 따라서는 체력이 튼튼한 사람에게는 적합지 않은 경우도 있으며, 당연히 어린이나 허약자에게는 부적합하다. 또한 뜸뜨고 난후 염증이 심하여 세균 감염을 일으키는 일도 있으므로 주의를 요한다.

(2) 무흔구(無瘢痕灸), 간접구

뜸의 흔적을 남기지 않고, 또한 강한 열감을 반감시키는 목적으로 하는 뜸 요법으로, 부드러운 온열자극을 전달시켜 효과적인 생체반응을 기대 할 수 있다. 무흔구는 아래와 같이 분류된다.

① 격물구(隔物灸)

뜸쑥을 직접 피부위에서 연소시키지 않고 뜸쑥봉과 피부사이에 물건을 놓고 뜸뜨는 방법으로 사이에 놓는 물체에 따라 이름이 불리어 진다. 예를 들면, 마늘뜸, 된장뜸, 생강뜸, 소금뜸, 황토뜸, 순무뜸, 먹뜸, 비파잎뜸 등이 있다.

② 온구(溫灸)

온구란, 뜸쑥 그 자체 또는 온구기를 사용하거나, 그 외 다른 물건을 사용하여 생체에 온열효과를 미치게 하는 것이다. 지열뜸(知熱灸), 몽둥이뜸(棒灸), 기기적온구(器機的溫灸) 같은 것이 있어 유흔뜸을 금기(禁忌)하는 부분이나, 어린이나 여성, 쇠약해진 사람, 그 외 유흔뜸이 부적당한 사람에게 사용된다.

6. 쑥뜸의 연소온도

1) 각종 뜸쑥봉의 기저면(基底面)에서의 온도

일본의 세리자와는 석면판 위에서의 뜸쑥봉 연소에 따른 온도상승을 완두콩뜸봉, 보리알뜸봉, 쌀알뜸봉에 대하여 각각 98℃, 90℃, 75℃로 보고하고 있다. 호리고시는 인체의 앞팔

뚝(人體前腕) 피부위에서 열전대(熱電對)에 대한 측정을 통해 반미립대(0.55mg)로는 68.5℃, 깨알크기(0.36mg)로는 65.8℃, 실뜸(0.24mg)은 56.3℃라고 보고하고 있다. 시로다는 인체의 피부 위에 굵기 0.1mm 열전계(熱電計)를 사용하여 측정을 하고, 미립대는 75~80℃, 반미립대는 60~73℃라고 보고하고 있다.

2) 피하에서의 투열온도

일본의 가시다와 하라다는 보통 크기의 뜸쑥봉으로는 영향이 매우 적고, 시체(屍體)피하 4mm에서는 1℃ 이하였다고 보고하였고, 집토끼로 거대한 뜸쑥을 사용한 실험에서는 피하 4mm에서 28.7℃, 20mm에서 1.1℃의 상승이 있다고 보고하고 있다. 나가도야는 집토끼 엉덩이(臀部)에 70mg의 뜸쑥봉으로 뜸을 뜨고 피부직하 5mm, 10mm, 15mm, 20mm 부위에서 측정을 하였더니, 깊이 들어감에 따라 온도상승은 적어지고 최고온도에 도달할 때까지 긴 시간이 걸린다고 보고하였다.

3) 뜸쑥의 연소온도(燃燒溫度)

가시다와 하라다는 수은막대형 온도계의 수은조(水銀槽)에 계란크기의 뜸쑥으로 싸서 연소시켜 약 640℃, 여기에다 바람을 불었더니 약 670℃에 달했다고 보고하고 있다. 그러나 뜸쑥이 연소하게 되려면 다른 물체와 같이 높은 온도가 필요하고, 0.5mg의 뜸쑥봉도 미세한 열전대로 측정하면 800℃ 이상을 기록한다. 앞서의 실험보고는 수은온도계라고 하는 열용량이 큰 측정기구를 사용하였으므로, 열을 빼앗겼기 때문이라고 생각된다. 뜸뜨기가 몸에 미치는 영향은, 뜸쑥이 연소된 직접온도에 관여하는 것은 아니고, 그 열로 인하여 피부가 따뜻해져서 온도상승을 가져오게 되었기 때문이다. 또한, 발생하는 열량은 뜸쑥 봉의 크기, 중량과 품질에 좌우되는 것은 물론이지만 뜸봉을 만 들 때의 단단함과 연함, 온도, 송풍 등에 의한 연소방식이 크게 영향을 준다.

예로부터 뜸법의 보사(補瀉)와 더불어 말하고 있는 뜸쑥봉의 여러 조건에 의한 차이는 석면판(石綿板)위나 유리판 위에서는 아래와 같은 결과가 나타난다.

- 뜸봉의 크기가 클수록 온도상승이 크고 연소시간이 길다.
- 밀도가 높을수록 온도상승이 크고 연소시간이 길다.
- 뜸쑥의 품질이 좋은 것은 연소시간이 빠르다. 품질이 떨어지는 것은 최고온도에 이르

기까지의 시간이 걸리며 온도저하도 늦다.

- 재가 위에서부터 연소하므로 온도상승이 저하된다.
- 송풍에 따라 최고 온도는 상승한다.
- 산소공급을 방해하는 조작(操作)에 따라, 최고온도는 내려간다.

이와 같은 현상은 생체에 대한 뜸요법에서도 같을 것으로 생각되나, 생체에서는 열의 전도나 혈류에 의한 냉각이 일정치 않아 측정에 의한 명확한 차이는 나타내기 힘들다.

4) 뜸자극의 감수성(感受性)

뜸자극에 대한 감수성은, 뜸을 뜰 때 동일한 강도의 자극을 주어도, 대상이 되는 환자의 감수성의 차이(피자극성, 흥분성)에 따라 환자가 느끼는 자극의 정도가 다르다는 것을 가리킨다. 따라서 뜸 시술의 임상에서는 환자의 감수성에 주의할 필요가 있다. 예를 들면 다음 표와 같다.

표 5-3. 환자의 감수성

구분	예민한 경우	둔한 경우
성별	여자	남자
연령별	노인, 소년	청년, 장년
체질	허약자, 신경질	건강한 자, 지방질, 다혈질
영양상태	불량한 사람	아주 좋은 자
직업	정신노동자	육체노동자
경험	경험이 없는 사람	경험이 있는 사람
부위	머리, 얼굴, 손발	허리

5) 뜸의 자극정도

뜸의 자극정도는 뜸 시술이 생체에 대한 자극요법이라는 의미에서 임상에서 중요한 의의가 있다. 뜸 시술을 하고자 하는 병상(病狀)이 기능상 상항진(上亢進)하고 있을 경우 진정(鎭靜)을, 기능이 감퇴하고 있을 경우에는 흥분(興奮)이란 처치를 하게 되지만, 이를 병태(病態)에 맞춘 적절한 자극으로서 시술하기 위해서는 자극의 3요소로서 질, 양, 환자의 상태를 고려해서 시술한 필요가 있다.

7. 뜸의 치료 작용

뜸요법의 치료적 작용이란, 생체의 조직, 기관의 기능의 이상을 조절하고, 본래의 생리적인 상태로 회복시키는 작용이며 질병상태와 치료목적에 따라 다음의 제작용(諸作用)으로 나누어진다.

1) 조정작용(調整作用)

조직, 기관에 일정한 자격을 주어, 그 기능을 조정하는 작용이다.

(1) 진정작용(鎮靜作用)

동통이나 경련같이 이상하게 기능이 항진하고 있는 질환에 대하여 진정시키는 작용이다.

(2) 흥분작용(興奮作用)

지각의 둔하고 마비되었거나 운동마비와 같은 신경기능의 감약(減弱) 및 내장제 기관(內臟諸器官)의 기능감퇴에 대하여 흥분시키는 작용이다.

2) 유도작용(誘導作用)

환부에 직접 자침하거나 이보다 먼 부위에 뜸을 떠서 그 곳 혈관에 영향을 주어서 충혈(充血)을 일으켜 환부의 혈량을 조정하는 것이다.

(1) 환부유도법(患部誘導法)

국소의 혈행장해에 대하여, 직접 그 환부에 시술하여, 그 혈류를 다른 건강부(健康部)에서 유도하는 작용이다.

(2) 건부유도법(建部誘導法)

국소에 충혈이나 염증이 발생했을 때, 그 부위에서 다소 떨어진 부위에 자침하고, 혈액을 그곳으로 유도하여 환부의 혈량을 조정하는 작용이다.

3) 반사작용(反射作用)

생체가 가지는 반사기전(反射機轉)을 통하여, 조직·기관의 기능을 항진 혹은 억제하는 작용이다.

4) 기타작용

(1) 소염작용(消炎作用)

시술에 의하여 백혈구가 증가하고, 시술부위에 유주(遊走)한다. 또한 임파계통 부활(賦活)에 따른 병적 삼출물(滲出物)같은 것들의 흡수를 촉진시키어 생체의 방위능력을 높여주는 작용이다.

(2) 방위작용(防衛作用)

망내계기능(網內系機能)을 높여 백혈구를 증가시키고, 면역 능력을 높여 각종 질환의 치유기능을 촉진시킴으로써 생체의 방위능력을 높이는 작용을 한다.

(3) 전조작용(轉調作用)

자율신경실조증(自律神經失調症)과 알레르기체질을 개선하여, 강장(强壯)하게 하는 작용이다. 뜸 시술의 치료효과는 침 시술의 경우와 같으며, 조장작용(진정, 흥분), 유도작용, 반사작용, 기타작용으로 나누어지나, 특히 뜸의 혈액상(赤血球, 白色素量), 혈액 응고 시간의 단축, 혹은 순환계에 대한 작용이 인정되어서 증혈작용, 지혈작용, 강심효과 등이 있다.

8. 뜸과 자율신경질환

우리 몸의 자율 신경은 내장이나 혈관 등의 기능을 통제하는 신경으로 교감 신경과 부교감 신경으로 나누어져 있다. 그리고 주로 맥박과 호흡, 혈압, 소화, 성기능 등 필수적 생리현상을 주관한다. 이러한 자율신경이 인체의 오장육부와 호르몬의 원활한 작용에 절대적이며 자율신경의 안정된 작용은 건강하고 편안한 심신을 유지하는데 필수적이다.

자율신경은 인체의 필요에 따라 자율적으로 작용하기 때문에 치료적인 약물이라든가 스트레스로 이상이 생기는 경우가 많으며 수많은 질병에서도 병원에서는 별 이상이 없다고 하는데 본인은 여기저기가 못 견디도록 괴로운 증상을 호소하게 되는데 이러한 경우 대개 신경성으로 진단하는데 이것이 바로 자율신경에 문제가 생긴 것이다. 교감신경말단에서 분비되는 아드레날린 호르몬은 교감신경의 지배를 받는 여러 신체부위에 그 영향을 주게 되며 심장이 뛰거나 땀이 나거나 열이 오르고 혈압이 올라가거나 떨어지며 위장기능을 비롯한 소화 흡수계의 기능이 저하되거나 이상증상이 나타나는 것은 교감신경의 작용이며, 부교감신경은 교감신경에 의해 증가된 신체반응을 안정화시키는 기능을 가진다. 즉 부교감신경 말단에서 분비되는 엔도르핀 물질로써 이루어진다.

이러한 서로 상반된 작용이 조화를 이루어 외부의 자극에 대해서 반응하거나 한번 일어난 반응을 진정시키는 작용을 하는 것이 자율신경의 기능이며, 자율신경 질환의 자각증상은 발한, 성욕감퇴, 저(고)혈압, 몸이 나른하다, 쉽게 피로하다, 가슴이 뛴다, 위가 무겁다, 잠이 잘 오지 않는다, 머리가 무겁다는 등의 증세는 흔하며 이럴 때 검사를 해도 특별한 질병이나 이상 현상이 발견되지 않을 경우는 자율신경 질환으로 진단된다.

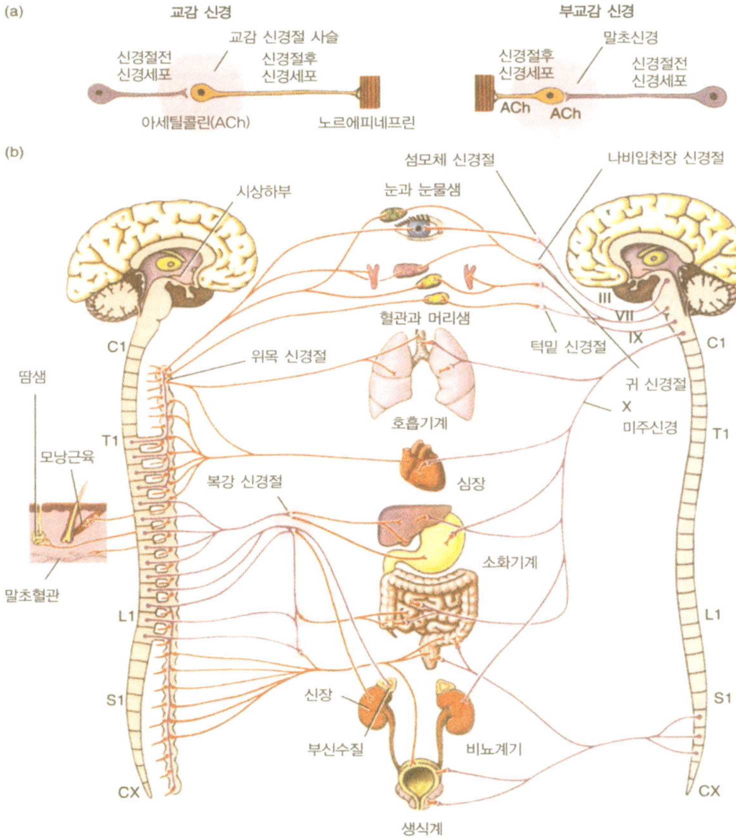

자율신경질환은 주로 척수 소뇌 변성증과 같이 자율신경이 침범되어 조직 등에 이상이 발생하는 경우와 선천적으로 자율신경계에 장애가 있는 경우가 있으며 그러나 어느 쪽이건 발한이나 체온의 조절 불능, 성욕 감퇴, 저혈압, 실신, 발작, 대소변 조절 불능 등이 나타날 수 있다. 자율신경의 부조화 유발인자는 이렇게 자율신경의 밸런스가 무너지는 원인과 생활환경의 전반적인 요소와 정신적, 육체적인 스트레스가 모두 작용하는 것으로 보여지며 현대인에게 나타나는 자율신경 증세는 주로 스트레스가 가장 크게 작용하고 있으며, 특히 불안하거나 우울한 사람들에게 많이 나타나고 육식과 가공식 위주의 식생활 양상이 필수영양소의 부족을 유발하고, 저혈당증 등은 심리상태를 불안정하게 만들고, 공격적인 성향이나 조급하고 즉흥적인 성품을 조장하므로 이들도 자율신경의 부조화를 유발하는 원인군이 되고 있으며 오염된 환경과 바르지 못한 먹거리들에 농축되거나 첨가되는 각종 중금속과 화학물질, 다이옥신 등은 내분비 교란물질로 호르몬의 정상적인 분비를 방해하고 있으며 현재 치료중인 질환(고혈압, 심장질환, 당뇨) 등의 약물의 부작용으로 생기는 경우도 많이 있다. 자율신경의 이상증세를 겪고 있는 상태에서는 무엇보다 부교감신경이 안정과 흥분을 회복시키는 장치라는 것에 주목할 필요가 있다. 즉 스트레스나 불안이 교감신경을 통해 신체반응을 항진시킴으로써 자율신경증세가 나타나는 것이므로 이것을 억제하려면 부교감신경을 자극하여 안정을 도모하는 것이 관건이다.

1) 부교감신경이란

신경계에서 의지에 따라서 자유로이 하는 운동은 뇌척수신경이 지배하지만 의지와 상관없이 하는 운동 심장이나 위장의 운동 등은 자율신경계가 조절한다. 일반적으로 교감신경 자극에 의하여 동공이 확대되고 심장박동수 증가하며 기관지가 확장되는 반면 위 장관의 운동과 분비가 억세 되지만 부교감신경 자극에 의해서는 동공이 축소되고 심장박동수가 감소하며 기관지가 축소되는 반면 위 장관의 운동과 분비가 활성화된다.

아들레날린은 스트레스, 충격적인 일, 놀라움, 흥분 등에 의하여 교감신경의 흥분으로 발생 하기 시작하여 과잉으로 분비 되면 심장과 기관지 등에 작용하여 혈관을 수축시켜서 기관지 천식 심장병 등을 일으키는 원인이 되기도 한다. 엔돌핀은 강력한 진통력을 가지고 있으며 아주 강한 통증조차도 무마시켜 버리며 우리 몸 안에서 스스로 만들어지고 있고 부작용도 없는 에너지이다.

부교감 신경은 뇌와 척수에서 나오며 중뇌에서 나온 부교감신경은 뇌신경의 일부인 동안

신경을 거쳐 눈에 이르고 연수에서 나온 것 중 일부는 안면신경과 설인신경으로 들어가 눈물샘과 침샘에 분포하며 연수에서 나온 굵은 부교감신경은 미주신경이라 부르는데 내장의 여러 기관에 분포한다. 우선 목의 양쪽으로 내려가서 흉부로 들어가 식도·심장·기관지·폐로 나온다 그리고 다시 식도를 따라 복부로 나타나 위·간·이자·신장·비장·소장·대장에 분포해 있다.

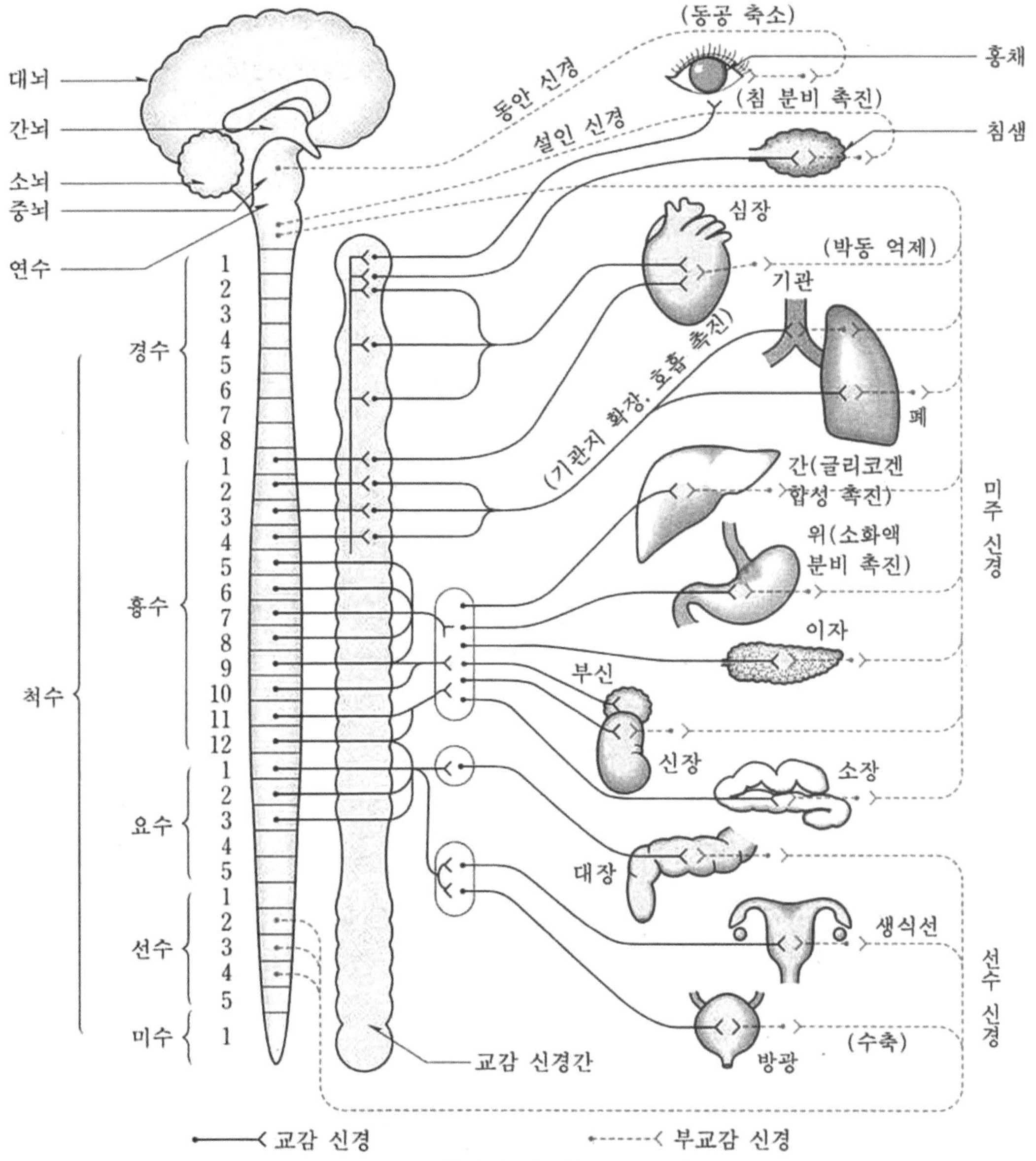

[자율 신경]

표 5-4. 교감 심경과 부교감 신경의 비교

구분	심장 박동	혈관	혈압	동공	호흡 운동	침분비	소화관 운동	소화액 분비	땀분비	오줌 형성
교감 신경	촉진	수축	상승	확대	촉진	억제	억제	억제	억제	억제
부교감 신경	억제	확대	강하	축소	억제	촉진	촉진	촉진	촉진	촉진

흉수와 요수에서 나온 것은 전신의 혈관 근육 땀샘 등에 분포하며, 척수 하부의 천수에서 나온 것은 직장 방광 생식기에 분포한다.

결론적으로 부교감신경계의 활성화는 스트레스 상황에서 작용하는 교감신경계의 작용을 억제하고 엔돌핀의 작용에 의해 고통의 감소나 질병의 치료와 같은 효과를 발휘하게 된다.

정리하면 교감신경은 비상시 작동하는 신경이며, 맥박과 혈압·호흡 등 인체가 짧은 시간에 큰 힘을 발휘하는 데 필요한 작용을 하는 반면 소화와 배설, 성기능 등 한가한 작용은 억제한다. 평온한 상태에서 작동하는 부교감신경은 교감신경과 정반대 작용을 한다. 소화와 배설을 시키며 발기를 촉진시켜 원활한 성기능을 돕는다. 인체가 건강을 유지하기 위해선 교감과 부교감 신경이 서로 조화를 이루어야 건강을 유지할 수 있다. 문제는 대부분의 현대인이 교감신경 우위 상태에 놓여 있다는 것이며, 각박한 생존경쟁의 와중에서 과도한 스트레스에 만성적으로 시달리기 때문에 자율신경질환이란 증세가 나타나며, 비정상적으로 우세해진 교감신경이 인체를 탈진으로 몰아간 나머지 자율신경이 항상 항진되어 있는 것이다. 소화불량과 불면증, 요통과 요실금, 가슴 두근거림, 변비와 설사 등 현대인이 자주 호소하는 증상의 대부분이 자율신경질환과 관련이 있고, 이들의 특징은 여러가지 검사를 받아도 정상판정을 받는 경우가 많다는 것이며 대개 의사들은 '신경성입니다. 쉬세요'라고 말한다. 그러나 이러한 교감신경 우위상태가 장기간 지속되면 면역력의 저하와 혈압 및 혈당의 상승 등으로 심각한 질환을 유발하게 되며 고혈압과 심장병, 당뇨와 뇌졸중, 암 등 대부분의 성인병이 스트레스와 관계가 밀접하므로, 건강과 장수를 위해선 자율신경의 무게중심을 교감신경에서 부교감신경으로 옮겨와야 한다는 것이다.

발기부전과 조루 등 정력이 떨어져 고민인 남성들에게도 쑥뜸이 도움이 된다. 성기능은 혈관과 신경 두 가지가 모두 중요하다. 그러나 현재 당뇨나 고혈압 등 특별한 질환을 갖고 있지 않다면 대부분 혈관보다 신경의 문제라고 봐야 한다. 여기서 신경이란 의지와 상관없는 자율신경이다. 평소 만성적 스트레스에 시달리거나 성행위에 앞서 잘 하려고 강박적으로 애쓸수록 실패하기 쉬운 이유도 바로 여기에 있으므로 따라서 성기능 장애가 있다면 먼저 자신의 교감신경부터 누그러뜨려야 한다.

9. 쑥뜸과 뇌졸중

뇌가 우리 몸에서 차지하는 비중을 알아보고 중풍(뇌졸중)의 위험도에 대해 알아 보자.

뇌는 심장에서 출력하는 전체 혈류의 15%를 차지하고 몸 전체에서 사용하는 산소의 20%를 뇌에서 사용한다고 하니 뇌의 중요도가 얼마나 중요한지 알 수 있다.

뇌졸중(중풍)이 오면 사망률이 높고 환자의 20%가 약 3개월 이상 장기 입원을 요하며 15%가 영구적인 장애 흔적을 남긴다고 한다. 뇌에 산소를 공급하는 역할은 피가 하고 있으므로 피가 건강해야 한다는 점에 유의 할 필요가 있다. **여기서 쑥뜸의 역할을 기대할 수 있는 부분이 있는데, 최선의 방법은 평소에 혈압의 옹달샘이라 할 수 있는 곡지(曲池), 족삼리(足三里), 백회(百會)에 일주일에 한번 정도 뜸을 떠서 혈액순환을 원할하게 하고 중완(中脘)과 요양관, 폐수, 고황, 기타 좋은 혈자리에 뜸을 떠서 양기를 불어 넣고 "피"를 맑게 하여 신체가 건강하게 해야 한다.**

뇌출혈은 고령이며 남성이고 가족력이 있는 사람은 발생활 확률이 높으므로 평소에 쑥뜸으로 예방하는 것이 좋고 수술이나 치료 후에 반드시 쑥뜸으로 옹달샘을 자극하여 혈액순환을 원할하게 할 필요가 있다.

뇌경색은 발생 이후 3시간 안에만 치료를 받으면 좋아질 확률이 높으며 너무 늦으면 세포조직의 괴사로 영구적인 장애로 남으니 평소에 쑥뜸으로 모세혈관과 시신경을 건강하게 해야 한다.

◎ 중풍과 암, 쑥뜸 법 적용

『동의보감』 침구편에는 침과 약으로 낫지 않으면 뜸을 뜨라고 하였다. 인체의 경락을 통하게 하며 기혈을 고르게 함으로써 정기를 보하고 사기를 몰아 내며 질병을 제거하고 건강을 회복시키는 목적을 달성하는 치료법이다. 모든 질병을 예방과 치료해 주는 방법은 우리 민족의 자랑스런 지혜인 '쑥뜸'이라고 자신 있게 추천 할 수 있다. 전체 중풍환자는 계속 병이 진행되는 상태이고 재발, 3발, 4발, 5발 등 알게 모르게 악화 일로로 병은 깊어지고 있는 것이다.

재발이 오면 더 힘들고 세 번째 재발이 오면 점점 어려워지며, 그러나 한 번 맞은 중풍은 재발, 3발을 향해 진행되고 있으니 동의보감에도 '중풍에는 반드시 뜸을 뜨라'고 기록되어 있다. 뇌졸중이라 하면 뇌의 어떤 부분에 급격한 혈액의 순환장애로 인해 의식을 잃은 상태를 말하며 중풍을 일으키는 뇌의 병에는 뇌출혈, 뇌연화, 자주막하출혈 등이 있지만, 보다 주된 원인은 동맥경화이다. 동맥경화가 시작되면 결국 그 종착역은 뇌의 세동맥이 막혀서 피가 흐르지 못하게 되거나 동맥이 파열되던가 하는 것이다. 악성 고혈압이나 비만과 유전에 의하여 중풍 발생률에 영향을 받으며, 정신적인 충격이나 과로가 겹쳐 돌연 발작을 일으켜 의식을 잃을 때가 많이 있다. 또 당뇨병이 진행하면 혈액이 산성화되어 세동맥이 상처를 입으면 아물지 않고 경화되어 동맥경화를 촉진하여 중풍을 일으키기도 한다. 이러한 뇌출혈은 경화된 뇌동맥이 파열하여 혈액이 뇌속에 흘러든 상태이며 그 때문에 뇌기능이 장애와 의식을 잃고 운동이나 언어 기타의 신경이 마비되는 중대한 사태가 발생하게 된다. 뇌출혈이 뇌의 좌측에서 일어날 경우 우측 반신(팔, 다리)의 운동 마비가 온다. 이는 뇌로부터 신경 전달이 반대 방향으로 교차되기 때문이다. 대부분 남좌여우(男左女右), 남자는 우측 뇌가 여자는 좌측 뇌에 발생율이 많으며 이러한 반신불수나 언어장애는 어느 정도 회복되나 회복이 안되는 경우는 그 이상 회복 가능성이 떨어지는 것이다.

그리고, '암세포가 설암은 39℃, 기타 암은 42℃에서 박멸된다'는 의학계의 보고가 있다. 또한, 쑥뜸은 혈중 및 체내의 각종독소를 가스 및 배설물로 분해하여 체외로 배출해 줌으로써 혈액은 깨끗하게 정화되며 혈액의 조혈 및 그 성분의 조정작용에 의해 백혈구 수가 증가하고 적혈구 및 혈소판, 헤모글로빈 등 피의 조성 물질이 건강해져 신진대사가 왕성해지며 체액대사도 순조로워져 세포의 부활물질이 정상적으로 상처 난 부위를 치유하게 된다.

통증을 느끼는 부위를 집중적으로 뜸을 뜨는 이유는 그 부위가 암세포와 우리의 면역체계가 전투를 치르는 중이기 때문에 열에 약하다는 암세포를 고열과 쑥의 효능으로 가격하여 힘을 쓰지 못하도록 하는 이치인 것입니다. 암환자 및 현재 항암 치료중이신 분들은 지금 당장 뜸을 뜨기 시작하면 후회 없는 선택일 것이라 확신하며 뜸은 뜬 만큼 효과가 있는 병용 치료법이다.

뜸의 효능은 인체에 쌓여있는 독소를 제독해 주고 조혈작용를 더욱 활성되게 한다. 혈액을 깨끗하게 정화해 주어 신진대사를 원활하게 해주며 또한 통증을 완화시키고 식욕을 왕성하게 해 준다. 부교감 신경을 활성시켜 숙면하게 되고 쾌변하게 되므로 면역체계도 대단히 강건해져 암과의 싸움에서 이길 수 있는 힘을 길러준다.

쑥뜸은 신경계통의 마비를 풀어 주는 효과가 있으며 또한 쑥뜸의 정혈능력에 의해 산성화되었던 탁한 피가 약알카리성의 건강한 피로 변해 전신에 넘쳐 흐르니 질식 상태의 세포가 산소와 영양을 공급받게 되어 소생하는 것이고 뿐만 아니라 쑥뜸으로 인하여 노폐물의 배설작용에 의하여 어혈이 서서히 분해(分解)·배설(排泄)되고 막혔던 혈관도 뚫리게 되어 건강을 되찾을 수 있게 된다.

◎ 뇌졸중, 즉 중풍에 대하여

뇌 혈관이 터져 갑자기 의식을 잃는 병으로 흔히 중풍이라고 하며 뇌졸중은 크게 뇌혈관이 막히는 뇌경색과 뇌혈관이 터지는 뇌출혈으로 구분할 수 있다. 허혈성 뇌졸중에서는 혈관의 동맥경화증으로 인한 뇌동맥의 혈전이나 색전과 심장질환 등에 의한 심인성 색전이 주된 원인이며, 뇌출혈의 경우는 고혈압에 의한 원발성 뇌출혈과 동정맥 기형이나 동맥류에 의한 혈관파혈의 출혈이 중요한 원인 이라고 할 수 있다.

뇌졸중의 발생시기는 수면 중이나 기상 직전과 목욕시와 여름에 땀을 많이 흘리거나 설사 등에 의한 탈수 상태에서 잘 발생하며, 뇌출혈은 겨울철 기온차가 심할 때나 심한 운동이나 배변 또는 싸우거나 화를 낼 때 많이 발생하게 된다.

뇌졸중에서 흔히 볼 수 있는 임상 증상들로 반신불수, 감각이상 및 감각소실, 두통및 구토, 어지럼증 언어장애 안면 신경마비, 발음장애 운동실조증, 시야결손, 복시현상(물체가 두 개로 보이는 증상) 연하곤란, 혼수상태, 치매 등을 들 수 있으며, 특히 이런 증상들이 발병하여 24시간 이내에 소실되는 경우가 있을 수 있는데, 이것은 뇌혈관의 폐색이 약 30초 정도 있다가 저절로 풀린 경우에 나타나는 현상이다. 이런 환자에서는 혈관의 안벽이 상당히 좁아져 있기 때문에 적절한 조치를 위하지 않으면 실제로 약 40%에서 조만간에 뇌졸중이 발생한다는 보고가 있으므로 매우 주의를 요한다.

뇌졸중이 곤란한 것은 뇌조직은 한번 경색이 와서 괴사에 빠지면 어떤 치료에도 회복될 수 없다는 점이며, 뇌졸중이 발생하면 심각한 후유증이 남게 되고 이로 인한 환자 자신이나 가족의 고통은 이루 말할 수 없다. 이러한 뇌졸중에 대한 가장 효과적인 대처는 예방뿐이며, 발병 후의 백 가지 처방이 예방을 철저히 하는 것에 비교할 수 없다. 이를 위하여 알아야 할 중요한 사항은 뇌졸중에 대한 위험 인자를 숙지하고, 이를 자제하는 바른 섭생법의 생활화에 있다.

10. 쑥뜸의 부작용

1) 화상

쑥뜸을 시술하는 침구사는 환자에게 화상이 일어나지 않도록 조심해야 하며(흉터가 남는 쑥뜸 요법에 예외), 사람마다 열에 대한 내성이 다르다는 것을 알아야 한다. 신경 부상, 당뇨병, 마비를 일으키는 병리적 문제로 인해 신경의 민감성이 저하된 사람들은 쉽게 화상을 당할 수 있기 때문에 이런 환자를 치료할 때 유의하는 것은 매우 중요하다.

침 위에서 간접 뜸 요법을 실시할 때, 반드시 환자의 피부를 떨어지는 뜸쑥이나 재로부터 보호해야 한다. 직접 뜸이나 흉터 생성 기법을 사용할 경우, 침구사는 해당 기법을 환자에게 충분히 설명하고, 해당 기법을 실시하기 전에 환자에게 고지에 입각한 동의서에 서명하라고 한다.

환자가 화상을 당하는 경우, 가장 큰 염려는 감염이다. 화상 정도가 아주 적은 1도 화상일 때, 현행 처리 방법은 화상 부위를 찬물로 씻은 후(얼음 사용 절대 금지), 화상 부위를 무균 거즈로 덮고 의료 테이프로 고정시키는 것이다. 처방전 없이 살 수 있는 화상용 크림도 포장의 설명에 따라 사용할 수 있다. 화상 정도가 심하거나 감염 염려가 있는 경우, 환자를 의사에게 보내야 한다.

표 5-5. 쑥뜸 화상 예방 안전 지침

구분	내용
필수	• 환자의 병력을 자세히 물어 환자가 통증에 반응하거나 열을 느끼는 데 영향을 줄 수 있는 신경 병증이나 기타 문제가 없는지 확인한다. • 뜸 요법을 시술하는 동안 침구사는 반드시 진료실에 있어야 한다. • 얼굴, 머리 선 이내, 매우 예민한 부위에 직접 뜸을 하지 않는다. • 침 상단에 쑥뜸을 사용하는 경우, 재가 떨어질 것을 예싱하고 환자를 떨이지는 재로부터 보호한다.
강력히 권고	• 침구사는 뜸 요법을 실시할 때 여러 가지 조작을 동시에 하려고 시도하지 말아야 한다. • 침구사는 뜸 요법을 실시할 때, 환자의 열에 대한 느낌에만 의지하지 않고 환자의 피부 온도와 뜸쑥에 의해 생성된 열의 정도를 감시해야 한다.
권고	• 쑥뜸을 사용하게 될 진료실에는 물과 소화기가 비치되어 있어야 한다.

2) 쑥뜸 화상으로 인한 이차 감염

쑥뜸과 연관된 감염은 화상 관련 이차 부작용이다. 화상 예방은 필수적이다. 화상을 당한 피부 범위가 1cm 이상일 경우, 침구사는 피부 손상 정도를 가늠하고 환자를 의사에게 보내 치료를 받게 할지 고려해야 한다.

3) 쑥뜸 화상으로 인한 이차 감염 예방 안전 지침

쑥뜸과 연관된 감염은 화상 관련 이차 부작용이다. 화상 예방은 필수적이다. 화상을 당한 피부 범위가 1cm 이상일 경우, 침구사는 피부 손상 정도를 가늠하고 환자를 의사에게 보내 치료를 받게 할지 고려해야 한다.

표 5-6. **쑥뜸 화상으로 인한 이차 감염 예방 안전 지침**

구분	내용
필수	• 뜸 화상을 예방한다. • 치료 기간 중 환자가 편안한지, 그리고 환자의 피부 반응에 유의하면 2도 화상을 예방할 수 있다. 2도 화상은 조직 손상의 깊이로 인해 감염이 쉽게 발생할 수 있다. • 잠재적 전염 물질이 있을 수 있기 때문에 화상을 치료하기 전과 후에 손 위생 안전 지침을 준수한다. • 즉시 흐르는 미지근한 물로 화상 부위를 씻는다.
강력히 권고	• 뜸 요법으로 인해 발생한 화상의 지름과 위치를 측정하고 환자 차트에 기록한다
권고	• 손상 정도를 가늠하고 필요한 경우 의사에게 환자 치료를 의뢰한다

4) 뜸쑥 연기에 대한 메스꺼움 또는 기타 부작용

침구사와 환자는 뜸쑥 연기 흡입에 반응이 있을 수 있다. 이런 반응은 대개 일시적이며, 진료실에 적절한 통풍이 있으면 최소화할 수 있다.

5) 뜸쑥 연기에 대한 부작용 예방 안전 지침

표 5-7. **뜸쑥 연기에 대한 부작용 예방 안전 지침**

구분	내용
필수	• 뜸 요법을 실시하는 진료실에는 반드시 적절한 공기의 순환(循環)이 있어야 한다.
강력히 권고	• 침구사는 뜸 요법을 실시할 때, HEPA 필터를 포함한 공기 여과 장치를 사용해야 한다.
권고	• 환자에게 심한 천식이 있거나 연기에 반응한 적이 있을 경우, 뜸쑥을 태우기는 것이 아닌 다른 치료 옵션을 고려한다.

6) 기타 열 요법

침구사는 적외선 및 TDP(특정 전자기 스펙트럼, electromagnetic spectrum) 램프를 사용하여 환자를 따뜻하게 하거나 환자 몸의 특정 부위를 따뜻하게 한다. TDP 램프는 조절

가능한 팔과 거기에 연결된 가열 부분으로 구성되며, 환자의 몸 위에 두어 피부를 따뜻하게 하는 데 사용될 수 있다. 램프의 가열 부분은 환자에게 화상을 일으킬 수 있을 만큼 온도가 올라갈 수 있다. 따라서 TDP 램프를 사용할 때는 반드시 램프를 감시해야 한다. 그리고 가열 부분이 예기치 않게 움직이는 것을 예방해야 한다. 가열 램프는 치료 과정에서 서서히 아래로 내려가서 따뜻하게 비춘 부위에 화상을 일으킬 수 있다. 그리고 치료 과정 중 가열 램프에 기계적 고장이 일어나서 가열 부분이 환자의 피부 가까이 갑자기 떨어져서 화상을 일으킬 수 있다. 이러한 화상을 예방하기 위해, TDP 램프를 사용하기 전에 반드시 하자가 없는지 유심히 살펴야 한다. 하자가 있거나 고장난 가열 장치(TDP 램프 포함)는 클리닉에서 사용하지 말아야 한다. 화상이 발생하는 경우, 의사가 화상 부위를 평가해야 한다.

아직 침술 및 동양의학 실행에서 가열 램프를 사용하는 것이나 기타 가열 요법을 실시하는 것에 대한 전향적 연구는 없다. 암 치료를 위해 열 요법을 실시한 한 가지 연구에서는 '열 병변'이 열 요법의 부작용이라고 확인하였다. 열은 생물학적 및 분자학적 변화를 포함한 여러 가지 방식으로 피부에 영향을 줄 수 있다(임상 실습에서 간헐적으로 열을 가할 경우 이러한 영향은 매우 적게 나타났지만). 열 램프와 기타 열 요법의 현저한 부작용은 대부분 화상, 화상의 이차적 영향(감염), 그리고 화재 발생 가능성으로 제한된다. 위에 설명된 일반적인 쑥뜸 실행에 관한 정보를 참고하여 이러한 부작용 발생을 최소화한다.

한국에서 실시되는 치료 방법으로 인한 화상 발생 빈도를 조사한 후향적 연구에서, 핫팩(hot packs)으로 인한 화상 발생 가능성은 쑥뜸보다 2배 높은 것으로 나타났다. 환자 치료 시 화상을 일으킨 기타 열 요법에는 전기 방석과 방사열/열 램프 사용이 포함되었다.

7) 쑥뜸이 아닌 기타 열 요법에 대한 안전 지침

표 5-8. 쑥뜸이 아닌 기타 열 요법에 대한 안전 지침

구분	내용
필수	• 열 램프는 갓난아기, 어린이, 행위 능력이 없는 사람, 수면 중인 사람, 또는 의식불명인 사람에게 사용해서는 안 된다. • 물, 습기, 액체 또는 금속 물품이 램프와 접촉하는 것을 예방한다. 습한 환경에서 열 램프를 사용하지 않는다. • 램프의 어느 부분에 파손이 있으면 사용하지 않는다. 램프의 어느 부분도 부속 장치에 닿지 않도록 해야 한다. • 열 램프를 열에 대한 반응이 저하된 환자에게 사용할 때, 반드시 처음부터 끝까지 사용한 열의 정도를 감시해야 한다.
강력히 권고	• 가연성 물질(쓰레기, 종이)이 있거나 열에 의해 변형되거나 건조해 지는 물질과 가까운 곳에서 열 램프를 사용하지 않는다. • 환자의 병력을 자세히 탐문하여 환자의 통증 반응이나 열을 감지하는 능력을 제한하는 당뇨병, 신경 병증, 혹은 기타 질병이 있는지 확인한다. • 지나치게 민감한 피부 위나 혈액순환이 안 좋은 사람에게 열 램프를 사용하지 않는다. 열 램프에서 발생한 열은 충분히 뜨거워 화상을 일으킬 수 있다. • 침구사는 반드시 열 요법을 면밀히 감시해야 한다. • 침구사는 열 감각에 대한 환자의 대답만 의존할 것이 아니라 환자의 피부 온도와 열 램프에서 발생하는 열의 정도를 감시해야 한다.
권고	• 환자가 제공하는 정보가 확실하지 않을 경우, 당뇨병 혹은 신경 병증이 있는 환자의 팔 다리에 열 램프를 사용하기 전에 의사의 의견을 물어본다.

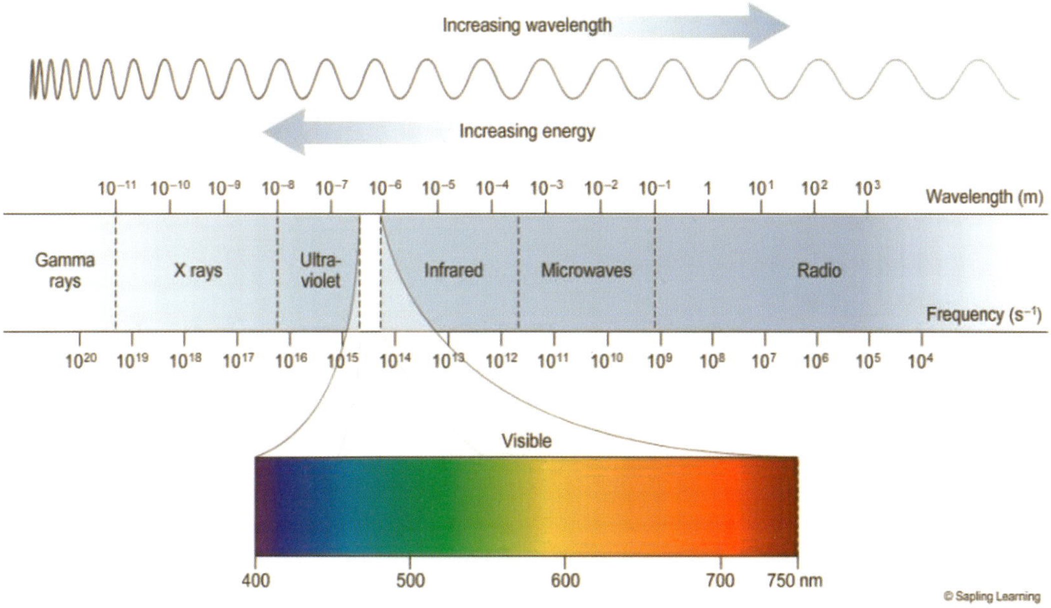

그림. 전자기 스펙트럼

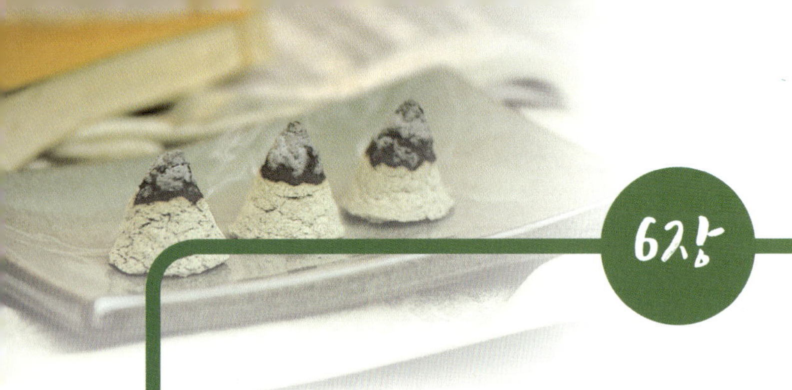

6장

경락

1. 개요

경락(經絡)은 인체의 기, 혈, 진액이 운행하는 주요 통로이며 인체의 에너지 통로 연결이 필요한 부분을 서로 연결하는 길이다. 『난경(難經)』에서 "경맥은 혈과 기를 운행시키고 음양을 통하게 하여 몸에 영양을 공급한다"고 했다. 경락은 인체의 연결계통, 반응계통, 조절계통으로, 특유의 연락계통을 형성하여 장부, 조직, 기관, 피모, 근육, 골격 등의 조직을 소통시키고 연결시켜, 인체의 생리와 병리, 질병의 진단과 치료에 중요한 근거를 제시한다.

『영추. 경맥편(經脈篇)』에서도 "경맥은 생사를 결정하고 만병을 다스리며 허실을 조화시키므로, 통달해야 한다"고 기술하여, 인체의 생리와 병리, 질병의 발생과 진단과 치료에서, 경락이 예방적 진단 및 치료를 위한 접근이 되고 있다.

2. 경락의 구성

경락(經絡)계통의 구성은 경맥(經脈), 낙맥(絡脈), 안으로 장부에 소속하는 부분, 밖으로 체표에 이어지는 부분 등으로 크게 네 부분으로 나눌 수 있다.

1) 경맥

경락계통의 큰 에너지 흐름인 경맥(經脈)은 정경(正經-12정경)과 기경으로 분류된다. 12경맥, 12경별, 기경8맥의 세 종류가 있다.

(1) 12경맥

정경(正經)은 수·족 삼음경(三陰)과 수·족 삼양경(三陽)의 12개가 있어 '12경맥'이라 한다. 12경맥은 좌우대칭이며 팔에 분포하는 경맥을 수삼음·수삼양이라 하고, 다리에 분포하는 경맥을 족삼음·족삼양이라 한다. 3음(陰)의 이름은 태음(太陰), 소음(少陰), 궐음(厥陰)이고, 3양(陽)의 이름은 태양(太陽), 양명(陽明), 소양(少陽)이다. 이를 장부(臟腑)와 결합하여 수태음폐경, 수양명대장경, 족양명위경, 족태음비경, 수소음심경, 수태양소장경, 족태양방광경, 족소음신경, 수궐음심포경, 수소양삼초경, 족소양담경, 족궐음간경의 12경맥이 이루어진다.

(2) 12경별(經別)

12경맥에서 갈라져 가로 세로로 뻗은 에너지 통로(맥,脈)이다.

(3) 기경팔맥(奇經八脈)

12경맥 이외의 별다른 길을 다니는 경맥으로, 독맥, 임맥, 충맥, 대맥, 양교맥, 음교맥, 양유맥, 음유맥의 8개가 있다.

2) 낙맥(絡脈)

낙맥(絡脈)은 경맥에서 갈라져 옆으로 뻗은 맥으로, 낙맥, 부락, 손락이 있으며, 12경맥의 낙맥과 임·독맥의 낙맥, 비(脾)의 대락(大絡)을 합하여 '15낙맥(15대락)'이라고 한다. 12낙맥은 12경맥에서 갈라져 나가 옆으로 분포된 비교적 큰 낙맥이다. 부락(浮絡)은 낙맥이 체표에 떠 있는 것으로, 넓게 분포해서 경맥과 체표를 소통(疏通) 시킨다. 부락 가운데 피부로 노출된 작은 혈관을 혈락(血絡)이라고 한다. 손락(孫絡)은 낙맥에서 갈라진 가장 작은 가지로, 기혈(氣血)을 운행(運行) 시키고 영위(營衛)를 통하게 하는 작용이 있다.

3) 연속부분

경맥과 낙맥이 내부와 체표조직을 연결하는 부분으로, 크게 안으로 장부에 이어진 부분과, 밖으로 체표의 12경근(經筋), 12피부에 이어진 부분을 말한다.

(1) 내속(內屬)

경락(經絡)은 체표에 고루 분포할 뿐만 아니라, 몸 속 깊이 들어와서 모든 장부(臟腑)에 이어짐으로써 온몸의 조직, 기관을 연결한다. 정경, 경별, 기경, 낙맥 등은 모두 장부와 연결되어 있으며, 그중 12경맥은 중요하고 직접적인 작용을 한다.

12경맥은 각각 자신의 장부와 직접 이어지는데 이를 '소속한다(屬)'고 한다. '소속' 이외에, 표리를 이루는 장부와 이어지는 것을 '연락한다(絡)'고 한다.

이와 같이 음양(陰陽) 경맥(經脈)이 장(臟)에 소속하면 부(腑)에 연락하고, 부(腑)에 소속하면 장(臟)에 연락함으로써, 장(臟)과 부(腑)가 서로 합하는 관계를 형성하고, 경락의 순행·교차에 의한 기타 관련 장부와 이어지며, 또 경별·낙맥 등 가지 맥의 연결이 더해짐으로써, 장부와 경락 간에는 복잡한 연결이 성립된다. 경락과 장부의 소속-연락 관계를 도표로 정리하면 다음과 같다.

표 6-1. 경맥 소속-연락 장부표

경맥			소속	연락
수(手)	삼음경	태음경	폐	대장
		궐음경	심포	삼초
		소음경	심	소장
	삼양경	양명경	대장	폐
		소양경	삼초	심포
		태양경	소장	심
족(足)	삼음경	태음경	비	위
		궐음경	간	담
		소음경	신	방광
	삼양경	양명경	위	비
		소양경	담	간
		태양경	방광	신

(2) 외련(外連)

① 12경근

12경근은 12경맥 순행부위에 분포된 근육계통의 총칭으로, 팔다리와 모든 뼈를 연결하며 온몸을 이어주고 관절의 운동을 주관한다.

② 12피부(皮膚)

12피부는 12경맥과 그 낙맥이 분포하는 피부 부위이며, 피부의 경락구역이다. 온몸의 피부는 12경맥의 기능활동이 체표로 반영되는 부위이며, 경락의 기가 흐르는 곳이고, 12경맥의 기능활동을 반영하는 반응구역으로, 외사(外邪)의 침입을 방어하는 방패 구실을 한다.

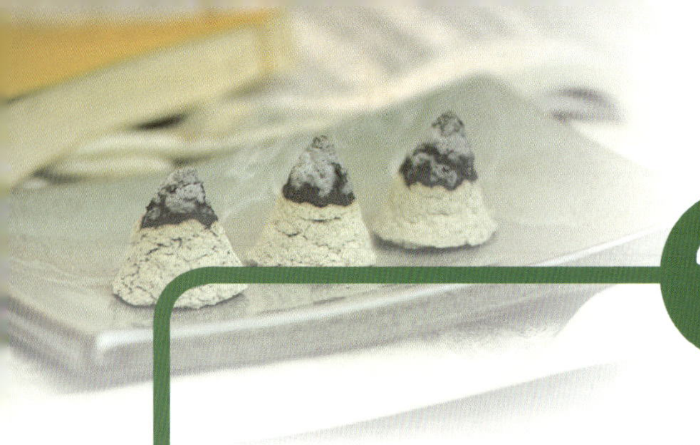

7장

12경맥

1. 개요

12경맥이란 수태음폐경, 수양명대장경, 족양명위경, 족태음비경, 수소음심경, 수태양소장경, 족태양방광경, 족소음신경, 수궐음심포경, 수소양삼초경, 족소양담경, 족궐음간경이 있다.

12경맥은 온 몸에 분포되어 있는데, 크게 내속(안으로 흐르는 노선)과 외련(밖으로 흐르는 노선)의 두 부분으로 나누어진다. 음의 경맥은 오장 중의 하나에 소속하며, 밖으로 흐르는 노선은 팔다리 안쪽에 분포된다. 양의 경맥은 육부 중의 하나에 소속하며, 밖으로 흐르는 노선은 팔다리 바깥쪽에 분포된다. 몸통의 분포는 양명·태양경이 몸 앞쪽을 순행하며, 태양·소음경이 뒤쪽을 순행하고, 소양·궐음경이 옆쪽을 순행한다. 즉 수삼음경은 가슴과 팔 안쪽에 분포되고, 수삼양경은 머리와 얼굴, 팔 바깥쪽에 분포되며, 족삼양경은 머리와 얼굴, 다리 바깥쪽에 분포되고, 족삼음경은 가슴과 배, 다리 안쪽에 분포되어 있다. 12경맥은 온몸에 분포하는데 모두 좌우 대칭으로 되어 모두 24경맥이 된다. 모든 경맥 중의 음경은 하나의 양경과 몸속에서 장부와 소속-연락관계를 맺고, 몸겉에서는 안쪽과 바깥쪽이 표리관계를 이룬다.

경맥의 성격과 순행 방법에 따라서 수족·삼음·삼양의 12경으로 분류하고 있으나, 이들 12경은 각기 하나씩 독립되어 있는 것이 아니고 한 고리처럼 연결되어, 몸 어느 곳이나 미치지 않는 곳 없이 순환하고 있다.

2. 경맥의 생리기능

1) 연결 작용

12경맥과 12경별은 가로 세로로 교차하여 표리상하(表裏上下)를 소통(疏通)시키고 장부(臟腑)와 오관구규(五官·九竅)의 사이를 순행하여 이를 이어준다. 기경8맥은 12정경을 이어주고 조절하며, 12경근과 12피부는 근맥(筋脈)과 피부를 이어준다. 이와 같이 인체는 경락계통의 연결작용을 통하여 하나의 통일체를 형성할 뿐만 아니라, 생리활동에서도 서로 돕고 조절하는 유기체를 형성한다.

2) 운수, 조절 작용

『영추·본장편』에서 '경맥(經脈)은 기혈을 운행시킴으로써 몸 속과 겉을 영양하고, 힘줄과 뼈를 적시며, 관절의 활동을 원활하게 한다'고 했고, 『영추·사객편(邪客)』에서는 "영기(營氣)는 진액을 분비하며 경맥으로 들어가 피로 바뀌어 밖으로 팔다리를 영양하고 안으로 오장육부를 적신다"고 기록되어 있다. 그러므로, 기혈(氣血)은 경락을 통하여 온몸에 수송된다. 그리고 인체의 조직과 기관은 기혈이 적시는 작용을 통해서 정상적인 생리활동을 유지하며, 외사(外邪)의 침입을 방어하여 인체를 보호한다. 이와 같이 『영추·경맥편』에서 '경맥은 생사를 결정하고 만병을 다스리며 허실을 조화시키므로, 통달해야 한다'고 말한 것처럼, 경락은 인체 각 부분의 기능활동에 대하여 상대적 평형과 협조를 유지하는 작용을 한다.

3) 감응전달 작용

경락은 병사(病邪)의 침입이나 침구 자극 등을 전달하는 작용이 있으며 이를 '경락 감응전달 현상'이라고 한다. 경락 감응전달 현상은 혈자리에 자극이 가해졌을 때, 인체에 발생하는 시큰거리거나, 마비되거나, 묵직하거나, 붓는 등의 감각이, 경맥의 순행노선을 따라 전해지거나 퍼지는 현상을 말하며, 한의학에서는 이를 '기운을 얻었다(得氣)' 또는 '기운이 왔다(氣至)'고 말한다. 예를 들어 『소문·무자론(素問·繆刺)』에서는 "대개 사기가 인체에 침입하면 반드시 먼저 피부에 머무는데, 여기서 제거되지 않으면 손락으로 들어가 머물고, 여기서 제거되지 않으면 낙맥으로 들어가 머물며, 여기서 제거되지 않으면 경맥으로 들어가 머물게 되어, 오장에 영향을 미치고 위(胃)와 장(腸)으로 퍼진다"고 한 것과 같다. 이는 경락이 병사를 전하는 데 대한 옛날 의사의 종합적인 개념이며, 어느 정도 객관적 실체와 부합되는 것이다.

4) 반응 작용

경락은 인체의 이상을 반영하는 작용이 있다. 경락은 인체의 질병 발생에 대하여 연결된 부위에 이상 변화를 반영한다. 특히 체표부위의 이상현상을 반응점, 압통점 또는 과민점이라고 한다. 이런 체표 반응점은 질병 진단과 침구 치료에 쓰는 혈자리다. 예를 들어『영추·사기장부병형편(邪氣藏府病形)』에서는 "소장에 병이 들면 아랫배가 아프고 … 귀 앞에서 열이 난다"고 했고,『소문·장기법시론 (藏氣法時)』에서는 '간(肝)에 병이 들면 양 옆구리 아래쪽이 아프고 아랫배가 당기며, 폐(肺)에 병이 들면 … 어깨와 등이 아프다'고 했다.

3. 12경맥과 소속혈

1) 수태음폐경(手太陰肺經, 手太阴肺经, Lung Meridian)

(1) 폐경(肺經)의 유주(流注)

[영추(靈樞)·경맥편(經脈篇)] [십사경발휘(十四經發揮)]: 수태음폐경(手太陰肺經)은 모두 11혈로 중초(中焦)에서 기(起)하여 하행(下行)해서 대장(大腸)에 락(絡)하고, 환(還)하여 위구(胃口)에 순(循)하고 격(隔)(횡격막, 橫膈膜)으로 상행(上行)하여 폐(肺)에 속(屬)한다. 폐(肺) 계(系)에서 횡(橫)으로 액(腋-겨드랑이) 하(下)로 출(出)하고 하행(下行)해서 노(臑-팔꿈치) 내(內)를 순(循)하여 소음(少陰) 심주전(心主前)으로 주행(走行)하여 주(肘, 팔꿈치) 중(中)으로 하행(下行)하고 비(臂, 팔) 육(肉)(전완내측-前腕內側)을 순(循)하여 골(骨)의 하렴(下廉)으로 상행(上行)하며, 촌구(寸口)로 내입(內入)해서 어(魚)로 상행(上行)하여 어제(魚際)를 순(循)하고 대지단(大指端-엄지)으로 출(出)한다. 그 지(支)는 완(腕-팔뚝) 후(後)에서 차지(次指)의 내렴(內廉)으로 출(出)하여 그 단(端)으로 출(出)한다.

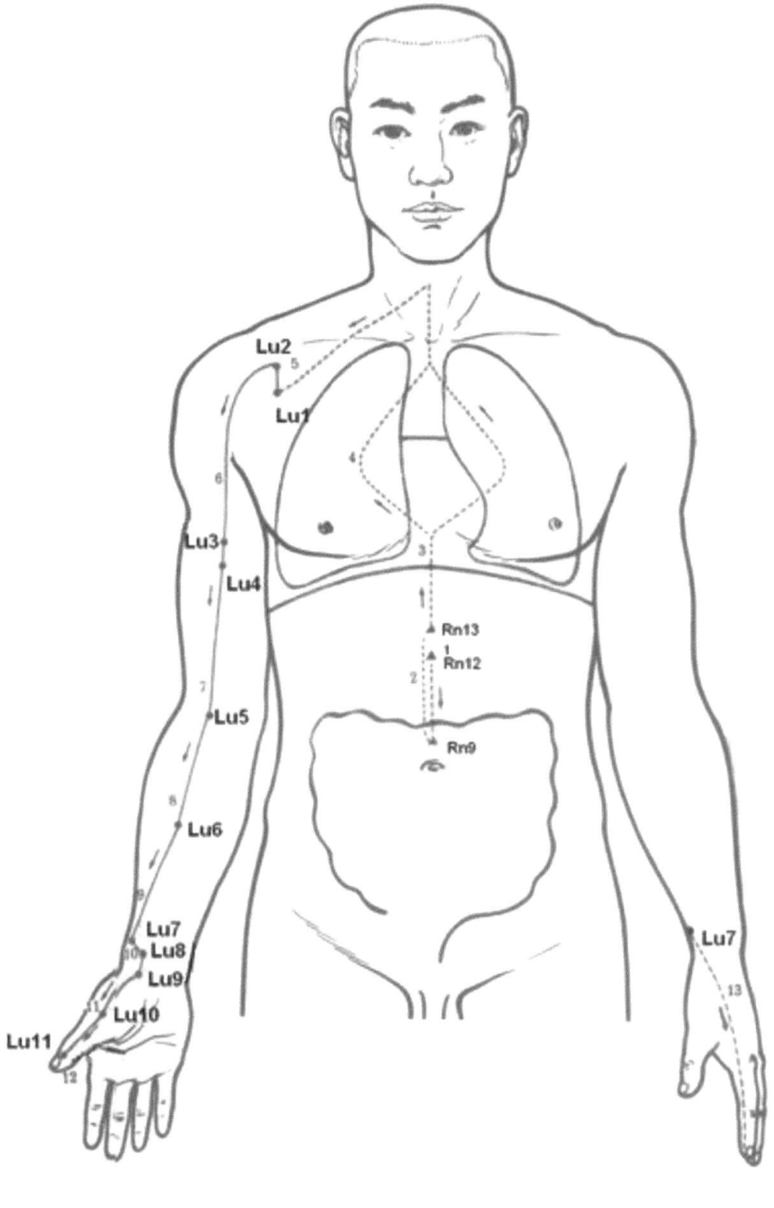

- 原穴　LU9 太淵
- 郄穴　LU6 孔最
- 絡穴　LU7 列缺
- 募穴　LU1 中府
- 俞穴　肺俞(膀胱経)
- 四総穴　LU7 列缺
- 八会穴　LU9 太淵(脈会)

- LU1–중부(中府)
- LU2–운문(雲門)
- LU3–천부(天府)
- LU4–협백(俠白)
- LU5–척택(尺澤)
- LU6–공최(孔最)
- LU7–열결(列缺)
- LU8–경거(經渠)
- LU9–태연(太淵)
- LU10–어제(魚際)
- LU11–소상(少商)

2) 수양명대장경(手陽明大腸經, 手阳明大肠经, Large Intestine Meridian)

(1) 유주(流注)

[영추(靈樞)·경맥편(經脈篇)] [십사경발휘(十四經發揮)]: 수양명대장경(手陽明大腸經)은 무지(拇指)의 차지(次指)(시지, 示指) 단(端-끝)에서 기시(起始)하여 지(指)의 상렴(上廉)을 순(循)하여 합곡(合谷) 양골(兩骨)의 사이에 나와 상행(上行)하여 양근兩筋) 중(中)으로 진입(進入)한다. 주(肘-팔꿈치)의 상렴(上廉)을 순(循)하여 외렴(外廉)으로 진입(進入)하여 노외(臑外)의 전렴(前廉)을 순(循)하여 견(肩)으로 상행(上行)한다. 우골(髃骨-어깻죽지 뼈. 견골(肩骨)과 노(臑, 팔꿈치) 골(骨)과의 양골(兩骨)의 이음사이)의 전렵(前廉)으로 출(出)하여 상행(上行)해서 주골(柱骨)의 회상(會上)으로 출(出)한다. 하행(下行)하여 결분(缺盆)으로 진입(進入)하여 폐(肺)에 락(絡)하고 격(膈-심장과 비장 사이의 장격(障隔))으로 하행(下行)하여 대장(大腸)에 속한다.

지별(支別)은 결분(缺盆)에서 상행(上行)하여 경(頸-목)으로 올라가 악(顎-턱)을 관류(貫流-통과)하여 하치(下齒)의 봉중(縫中)으로 내입(內入)한다. 환(還)하여 출(出)해 구(口)를 협(挾)하고 인중(人中)에서 교회(交會)하여 좌우(左右)로 주행(走行)하여 비구(鼻口-콧구멍)에 협(挾)한다.

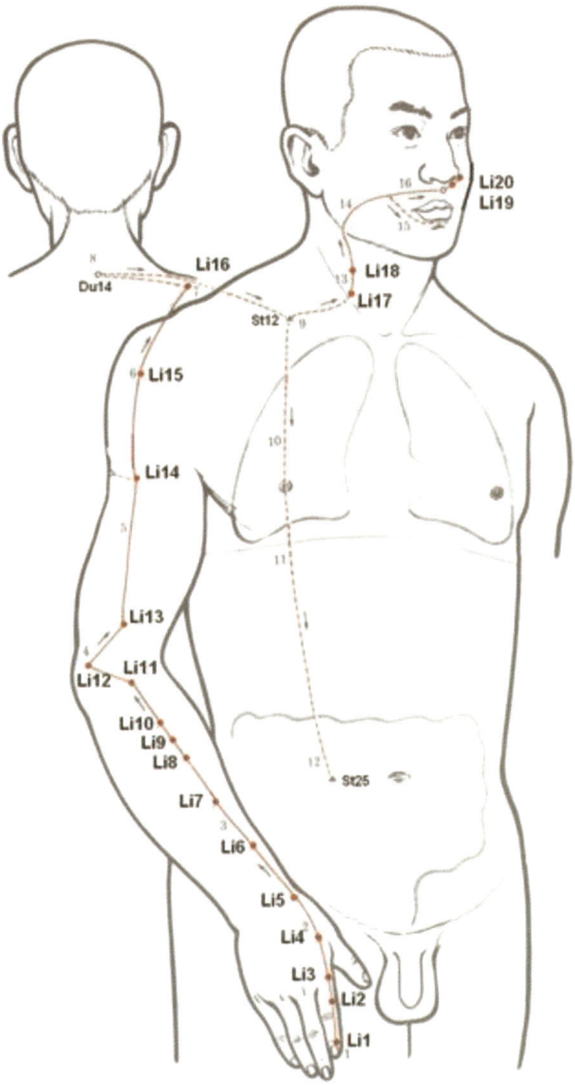

- 原穴 LI4 合谷
- 郄穴 LI7 温溜
- 絡穴 LI6 偏歴
- 募穴 ST25 天枢
- 兪穴 BL25 大腸兪
- 四総穴 LI4 合谷

- LI1–상양(商陽)
- LI2–이간(二間)
- LI3–삼간(三間)
- LI4–합곡(合谷)
- LI5–양계(陽谿)
- LI6–편력(偏歷)
- LI7–온류(溫溜)
- LI8–하렴(下廉)
- LI9–상렴(上廉)
- LI10–수삼리(手三里)
- LI11–곡지(曲池)
- LI12–주료(肘髎)
- LI13–수오리(手五里)
- LI14–비노(臂臑)
- LI15–견우(肩髃)
- LI16–거골(巨骨)
- LI17–천정(天鼎)
- LI18–부돌(扶突)
- LI19–화료(禾髎)
- LI20–영향(迎香)

3) 족양명위경(足陽明胃經, 足阳明胃经, Stomach Meridian)

(1) 유주(流注)

[십사경발휘(十四經發揮)]: 족양명위경(足陽明胃經)은 모두 45혈(穴)이다. 이 경(經)은 기(氣)와 혈(穴)이 다같이 많다. 족양명(足陽明)의 맥(脈)은 비(鼻)의 교알(交頞-콧대) 중(中)에서 기시(起始)하며 방변(傍邊-가장자리)으로 향(向)하여 태양(太陽) 맥(脈)과 교회(交會)하고, 하행(下行)하여 비(鼻) 외(外)를 순(循)하여 상치(上齒) 중(中)으로 진입(進入)하며, 환출(還出)하여 구(口)를 협(挾)하고 진(唇-입술)을 환(還)하여 하행(下行)해서 승장(承漿)에서 교회(交會)한다. 퇴전(退轉-돌아서 움직여서)하여 신(頤-눈을 크게 뜨고 본다) 후(後)의 하렴(下廉)을 순(循)하여 대영(大迎)으로 천출(淺出)하며, 협차(頰車)를 순(循)해서 이(耳) 전(前)으로 상행(上行)하여 상관(上關)을 지나 발제(髮際)을 순(循)하여 액로(額顱-이마와 이마뼈)에 이른다. 별지(別支)는 대영(大迎)의 앞에서 인영(人迎)으로 하행(下行)하여 후두(喉頭-목구멍)을 순하여 결분(缺盆)으로 내입(內入)하고 격(隔)으로 하행(下行)하여 위(胃)에 속(屬)하고 비(脾)에 락(絡)한다. 직행(直行)하는 것은 결분(缺盆)에서 유(乳)의 내염(內廉)으로 하행(下行)하여 제(臍-배꼽)을 협(挾)하고 기충(氣衝) 중(中)으로 내입(內入)한다.

별지(別支)는 위구(胃口)에서 일어나 하행(下行)하여 복이(腹裏-배속) 순(循)하고 하행(下行)하여 기충(氣衝) 중(中)으로 이르러 합(合)한다. 여기서 비관(髀關-넓적다리 부위)으로 하행(下行)하여 복토(伏兎)에 이르로 슬빈(膝臏-무릎 슬관절) 중(中)으로 내입(內入)하여 경(脛-정강이)의 외렴(外廉)을 순(循)하여 족부(足跗-발등)로 하행(下行)해서 중지(中趾-발중간) 간(間)으로 내입(內入)한다. 지(枝)는 지상(趾上-발의상부)에서 갈라져 대지(大趾-큰 발가락) 간(間)으로 내입(內入)하여 지단(趾端-발가락 끝)으로 출(出)한다.

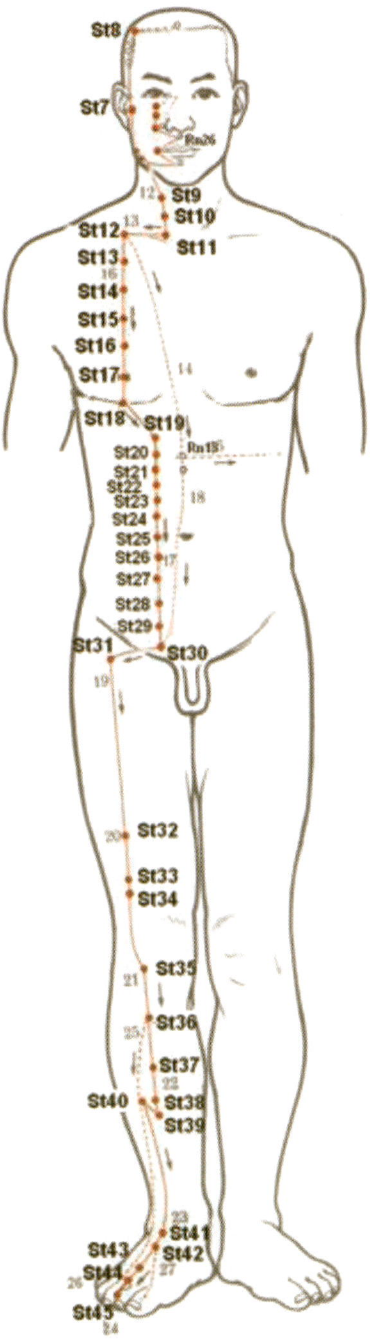

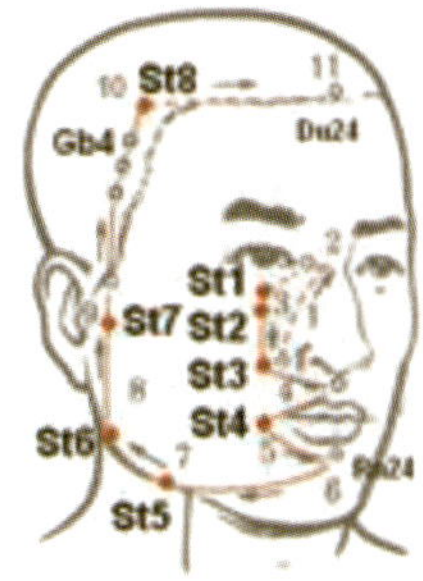

- 原穴　　ST42　衝陽
- 郄穴　　ST34　梁丘
- 絡穴　　ST40　豊隆
- 募穴　　CV12　中脘
- 俞穴　　BL21　胃俞
- 四総穴　ST36　足三里

· ST1–승읍(承泣)
· ST2–사백(四白)
· ST3–거료(巨髎)
· ST4–지창(地倉)
· ST5–대영(大迎)
· ST6–협거(頰車)
· ST7–하관(下關)
· ST8–두유(頭維)
· ST9–인영(人迎)
· ST10–수돌(水突)
· ST11–기사(氣舍)
· ST12–결분(缺盆)
· ST13–기호(氣戶)
· ST14–고방(庫房)
· ST15–옥예(屋?)
· ST16–응창(應窓)
· ST17–유중(乳中)
· ST18–유근(乳根)
· ST19–불용(不容)
· ST20–승만(承滿)
· ST21–양문(梁門)
· ST22–관문(關門)
· ST23–태을(太乙)
· ST24–활육문(滑肉門)
· ST25–천추(天樞)
· ST26–외릉(外陵)
· ST27–대거(大巨)
· ST28–수도(水道)
· ST29–귀래(歸來)
· ST30–기충(氣衝)
· ST31–비관(髀關)
· ST32–복토(伏兎)
· ST33–음시(陰市)
· ST34–양구(梁丘)
· ST35–독비(犢鼻)
· ST36–족삼리(足三里)
· ST37–상거허(上巨虛)
· ST38–조구(條口)
· ST39–하거허(下巨虛)
· ST40–풍륭(豊隆)
· ST41–해계(解谿)
· ST42–충양(衝陽)
· ST43–함곡(陷谷)
· ST44–내정(內庭)
· ST45–여태(厲兌)

4) 족태음비경(足太陰脾經, 足太阳脾经, Spleen Meridian)

(1) 유주(流注)

[영추(靈樞)·경맥편(經脈篇)] [십사경발휘(十四經發揮)]: 족태음비경은 모두 21혈(穴)이다. 이 경(經)은 다기(多氣)소혈(少血)로 족(足)의 대지단(大趾端)에서 기(起)하여 지(趾)의 내측 백육(白肉) 가장자리를 순하여 핵골(核骨) 후(後)를 지나 내과(內踝-복사뼈 내측)의 전렴(前廉)을 상행(上行)하여 천내(腨內-장딴지 내측)로 올라가 경골(脛骨-정강이뼈)의 후(後)로 순(循)해서 궐음(厥陰) 전(前)으로 교출(交出)하여 슬(膝-무릎), 고(股-넓적다리)의 내전렴(內前廉)으로 상행(上行), 복(腹-배)으로 진입(進入)하여 비(脾)에 속(屬)하고 위(胃)에 락(絡)하여 격(隔-횡격막)으로 상행(上行)해서 인(咽-목구멍)으로 협(挾)하여 설본(舌本-혀뿌리)에서 산(散)한다.

지(枝)는 위(胃)에서 분지(分枝)하여 격(膈)으로 상행(上行)하여 심중(心中)으로 주입(注入)한다.

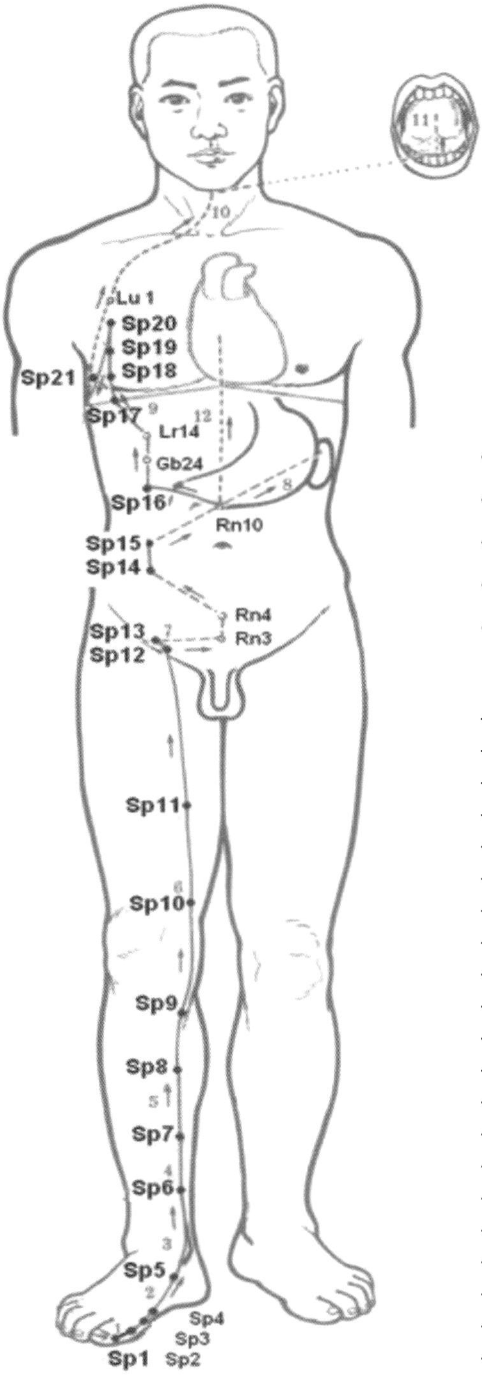

- 原穴　SP3　太白
- 郄穴　SP8　地機
- 絡穴　SP4　公孫
- 募穴　章門(肝経)
- 俞穴　脾俞(膀胱経)

· SP1–은백(隱白)
· SP2–대도(大都)
· SP3–태백(太白)
· SP4–공손(公孫)
· SP5–상구(商丘)
· SP6–삼음교(三陰交)
· SP7–누곡(漏谷)
· SP8–지기(地機)
· SP9–음릉천(陰陵泉)
· SP10–혈해(血海)
· SP11–기문(箕門)
· SP12–충문(衝門)
· SP13–부사(府舍)
· SP14–복결(腹結)
· SP15–대횡(大橫)
· SP16–복애(腹哀)
· SP17–식두(食竇)
· SP18–천계(天谿)
· SP19–흉향(胸鄉)
· SP20–주영(周榮)
· SP21–대포(大包)

5) 수소음심경(手少陰心經, 手少阳心经, Heart Meridian)

(1) 유주(流注)

[영추(靈樞)·경맥편(經脈篇)] [십사경발휘(十四經發揮)]: 수소음심경은 심중(心中)에서 기시(起始)하며 출(出)하여 심계(心系)에 속(屬)하고 격(膈-심장과 비장 사이의 장격(障隔)) 으로 하행(下行)하여 소장(小腸)에 락(絡)한다. 심계(心系)에 들어 있다. 하나는 즉 상(上), 폐(肺)에 상통(相通)하며 폐(肺)의 좌우(左右) 대엽간(大葉間)으로 내입(內入)한다. 하나는 폐엽(肺葉)에서 하행하여 곡절(曲折-변화)해서 후(後)로 향(向) 하고 배부(背部)의 높이와 가즈런히 세맥(細脈)이 상련(相連)하여 척수(脊髓-등골)를 뚫고 신(腎)과 상통(相通)한다. 설명 대로 오장(五臟) 계(系)는 모두 심(心)과 통(通)한다. 심(心)은 오장(五臟) 계(系)에 통한다.

수소음심경은 심(心)에서 기(起)하여 임맥(任脈)의 밖으로 순(循)하며 심장(心臟)에 속(屬)하고 격(隔)으로 하행(下行)하여 제상이촌(臍上二寸-배꼽 위의 이촌위치)에서 소장(小腸)에 락(絡)한다. 분지(分枝)는 심계(心系)에서 상행(上行)하여 인(咽)에 협(挾)하고 목(目)에 연(連)한다. 직행(直行)하는 지(枝)는 다시 심계(心系)에서 환거(還去-떠나온 곳으로 다시 돌아감)하여 폐(肺)로 상행(上行)하여 액하(腋下-겨드랑이 아래)로 천출(淺出)한다. 하행(下行)하여 상완(上腕) 간의 후렴(後廉)을 순(循)하여 태음(太陰)의 후(後) 로 주행(走行)하여 주내(肘內廉-팔꿈치 내)으로 하행(下行)한다. 전완(前腕)의 후렴(後廉)을 순(循)하여 수장(手掌) 후(後)의 수근골(手根骨-손목뼈)에 이른다.

수장(手掌)의 내렴(內廉)으로 진입(進入)하여 소지(小指) 내(內)를 순(循)하여 지단(指端-소충少衝)으로 출(出)한다.

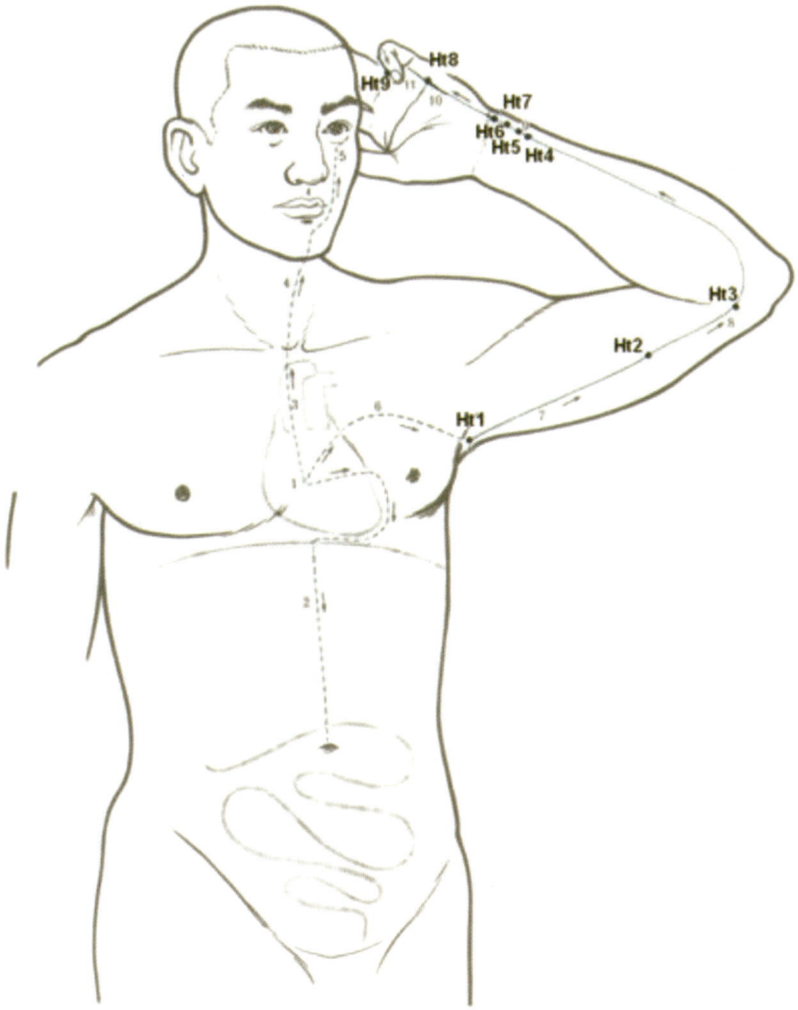

- 原穴　HT7 神門
- 郄穴　HT6 陰郄
- 絡穴　HT5 通里
- 募穴　巨闕(任脈)
- 兪穴　心俞(膀胱経)

- HT1–극천(極泉)
- HT2–청영(青靈)
- HT3–소해(少海)
- HT4–영도(靈道)
- HT5–통리(通里)
- HT6–음극(陰郄)
- HT7–신문(神門)
- HT8–소부(少府)
- HT9–소충(少衝)

6) 수태양소장경(手太陽小腸經, 手太阳小肠经, Small Intestine Meridian)

(1) 유주(流注)

[영추(靈樞)·경맥편(經脈篇)] [십사경발휘(十四經發揮)]: 수태양소장경은 19혈. 수태양맥은 소지단(小指端)에서 기(起)하여, 수(手) 외측(外側)을 순(循)하여 완(腕)으로 상행하여 과(踝-복사뼈) 중(中)으로 천출(淺出)하여 상행(上行)해서 주골(肘骨-팔꿈치) 하각(下角)을 순(循)하여 주내측(肘內側-팔꿈치) 2개(個)의 골(骨) 간(間)으로 천출(淺出)하여 상행(上行)하며 노외(臑外-팔꿈치 바깥쪽)의 후각 (後角)을 돌아 견(肩)으로 천출(淺出)한다. 견(肩)을 순(循)하여 결분(缺盆)으로 내입(內入)하여 심(心)으로 락(絡)하고 인(咽)으로 순(循)하여 격(膈)으로 하행(下行)해서 위(胃)에 이르러 소장(小腸)에 속(屬)한다. 별지는 결분(缺盆)에서 목을 돌아 내(頰-머리길)으로 상행(上行)해서 목자(目眥-눈초리)에 이르며 환(還)하여 이중(耳中-귀속)으로 내입(內入)한다. 그 지(枝)는 협(頰-뺨)에서 갈라져 내안각(콧마루)으로 상행(上行)하여 비(鼻)에 이르며 목내자(目內眥-눈초리)에 이른다.

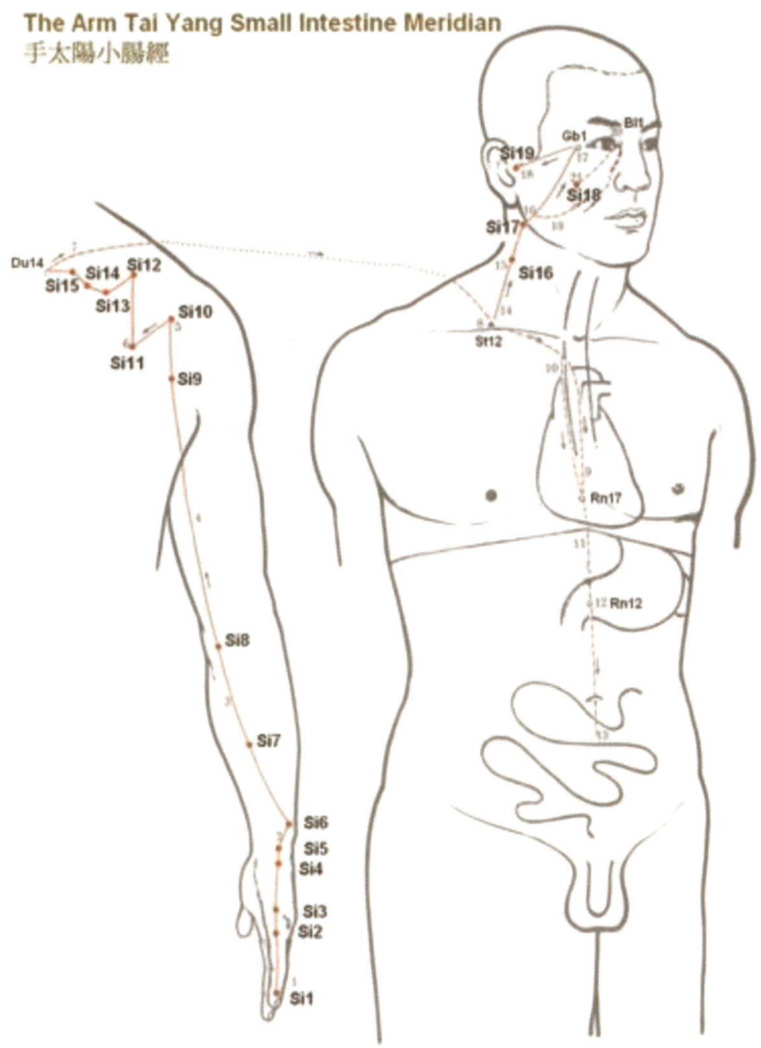

- 原穴　SI4 腕骨
- 郄穴　SI6 養老
- 絡穴　SI7 支正
- 募穴　関元(任脈)
- 兪穴　小腸兪(膀胱経)

- SI1–소택(少澤)
- SI2–전곡(前谷)
- SI3–후계(後谿)
- SI4–완골(腕骨)
- SI5–양곡(陽谷)
- SI6–양로(養老)
- SI7–지정(支正)
- SI8–소해(小海)
- SI9–견정(肩貞)
- SI10–노수(臑兪)
- SI11–천종(天宗)
- SI12–병풍(秉風)
- SI13–곡원(曲垣)
- SI14–견외수(肩外兪)
- SI15–견중수(肩中兪)
- SI16–천창(天窓)
- SI17–천용(天容)
- SI18–권료(顴髎)
- SI19–청궁(聽宮)

7) 족태양방광경(足太陽膀胱經 Bladder Meridian)

(1) 유주(流注)

[영추(靈樞)·경맥편(經脈篇)] [십사경발휘(十四經發揮)]: 족태양방광경은 육십칠혈(六十七穴)이다. 족태양맥(足太陽脈)은 목내자(目內眥)에서 기시(起始)하여 상행(上行)하여 전상(巔上-머리 위)에서 교차(交差)하여 그 지(枝)는 전(巔-머리)에서 이(耳)의 상각(上角)에 도달한다. 직행(直行)하는 것은 전(巔-머리)에서 진입(進入)하여 뇌(腦)에 락(絡)하고 환거(還去)하여 천출(淺出), 갈라져 항(項-목덜미)으로 하행(下行)한다. 견(肩)·상완(上腕) 내(內)를 순(循)하여 배(背-등)를 협(挾)하고 요중(腰中-허리)에 이르러 신(腎)에 락(絡)하며 방광(膀胱)에 속(屬)한다. 별지(別枝)는 요중(腰中)에서 둔부(臀部)을 뚫고 괵중(膕中-오금)으로 내입한다. 그 지(枝)는 비육(髀肉-넓적다리 살)의 좌우에서 따로 하행하여 갑(胛-어깨뼈)을 뚫고 배육(背肉-등살)을 협(挾)하여 비추(髀樞-넓적다리 근원)을 지난다.

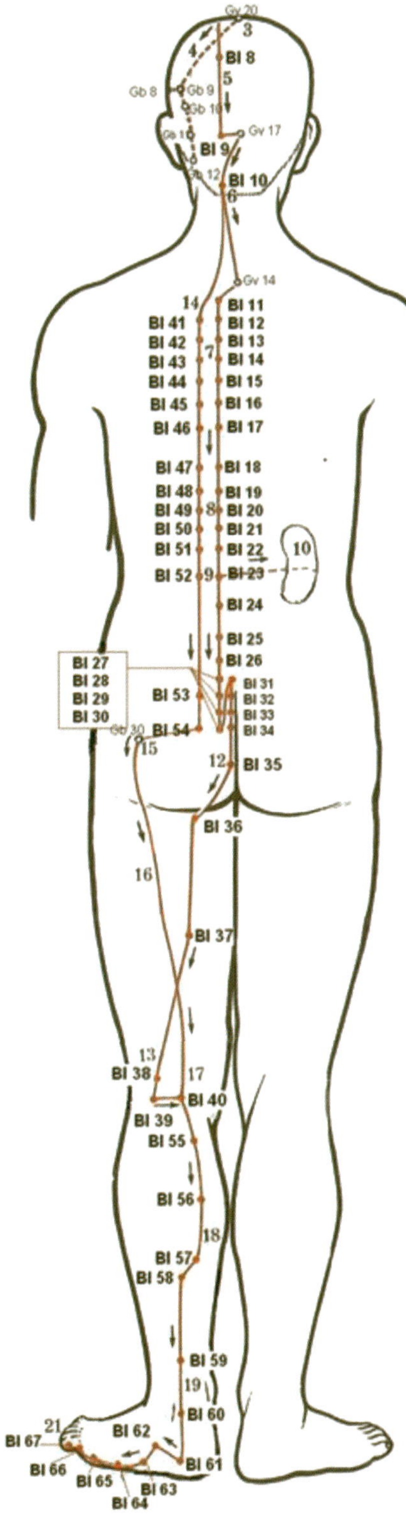

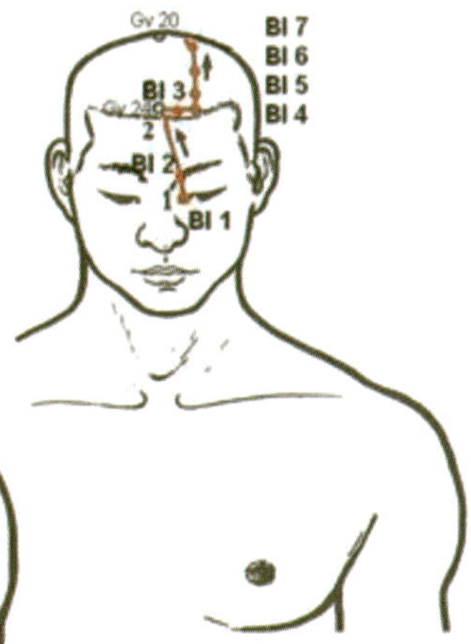

- 原穴 BL64 京骨
- 郄穴 BL63 金門
- 絡穴 BL58 飛陽
- 募穴 中極(任脈)
- 兪穴 BL28 膀胱俞
- 四総穴 BL40 委中
- 八会穴 BL11 大杼(骨会)
- 八会穴 BL17 膈俞(血会)

- BL1–정명(睛明)
- BL2–찬죽(攢竹)
- BL3–미충(眉衝)
- BL4–곡차(曲差)
- BL5–오처(五處)
- BL6–승광(承光)
- BL7–통천(通天)
- BL8–낙각(絡却)
- BL9–옥침(玉枕)
- BL10–천주(天柱)
- BL11–대저(大杼)
- BL12–풍문(風門)
- BL13–폐수(肺俞)
- BL14–궐음수(厥陰俞)
- BL15–심수(心俞)
- BL16–독수(督俞)
- BL17–격수(膈俞)
- BL18–간수(肝俞)
- BL19–담수(膽俞)
- BL20–비수(脾俞)
- BL21–위수(胃俞)
- BL22–삼초수(三焦俞)
- BL23–신수(腎俞)
- BL24–기해수(氣海俞)
- BL25–대장수(大腸俞)
- BL26–관원수(關元俞)
- BL27–소장수(小腸俞)
- BL28–방광수(膀胱俞)

8) 족소음신경(足少陰腎經, 足少阴肾经, Kidney Meridian)

(1) 유주(流注)

[영추(靈樞)·경맥편(經脈篇)] [십사경발휘(十四經發揮)]: 족소음신경(足少陰腎經)의 맥(脈)은 소지(小趾-작은 발가락) 하(下)에서 기(起)하여 사행(斜行-비스듬히 이동)하여 족심(足心)으로 행(行)한다. 연골(然骨-연곡(然谷)) 하(下)로 천출(淺出)하여 내과후(內踝 後)를 순(循)하여 갈라져 근중(跟中-발꿈치)으로 진입(進入)하여 천내(腨內-장딴지)로 상행(上行), 괵(膕-오금)의 내렴(內廉)으로 천출(淺出)하여 고(股-넓적다리)의 내후렴 (內後廉)으로 상행(上行)해서 배(背-등)를 뚫고 신(腎)에 속(屬)하며 방광(膀胱)을 락(絡)한다.

직행(直行)하는 경(經)은 신(腎)에서 상행(上行)하여 간(肝)·격(膈)을 뚫고 폐(肺) 중(中)으로 진입(進入)하여 후롱(喉嚨-목구멍)에 순(循)하고 설(舌)의 근본(根本)에 협(挾)한다. 그 후는 폐(肺)에서 나와 심(心)에 락(絡)하고 흉중(胸中)으로 주입(注入) 한다. 양유간(兩乳間)을 흉중(胸中)이라고 한다.

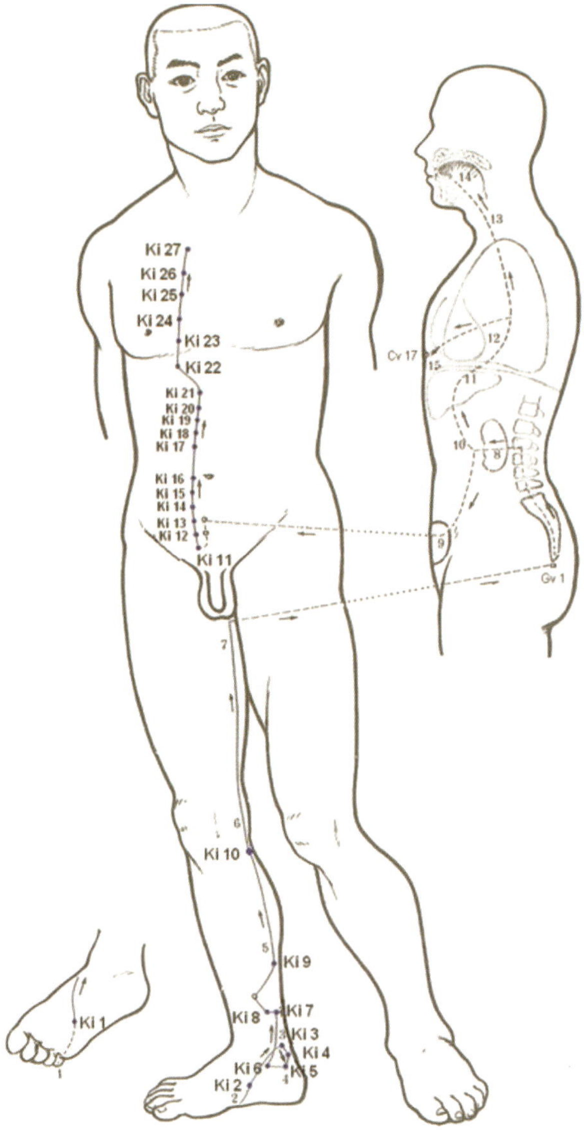

- 原穴　K13 太谿
- 郄穴　KI5 水泉
- 絡穴　KI4 大鐘
- 募穴　GB25 京門
- 兪穴　BL23 腎兪

- KI1–용천(涌泉)
- KI2–연곡(然谷)
- KI3–태계(太谿)
- KI4–태종(太鍾)
- KI5–조해(照海)
- KI6–수천(水泉)
- KI7–복류(復溜)
- KI8–교신(交信)
- KI9–축빈(築賓)
- KI10–음곡(陰谷)
- KI11–횡골(橫骨)
- KI12–대혁(大赫)
- KI13–기혈(氣穴)
- KI14–사만(四滿)
- KI15–중주(中注)
- KI16–황수(肓兪)
- KI17–상곡(商谷)
- KI18–석관(石關)
- KI19–음도(陰都)
- KI20–복통곡(腹通谷)
- KI21–유문(幽門)
- KI22–보랑(步郎)
- KI23–신봉(神封)
- KI24–영허(靈墟)
- KI25–신장(神藏)
- KI26–욱중(彧中)
- KI27–수부(兪府)

9) 수궐음심포경(手厥陰心包經, 手厥阳心包经 Pericardium Meridian)

(1) 유주(流注)

[영추(靈樞)·경맥편(經脈篇)] [십사경발휘(十四經發揮)]: 수궐음심포경은 9혈(穴)이며, 경혈(經血)이 많고 기(氣)가 적다. 수(手)의 지(枝)는 흉(胸)을 순하여 늑복(肋腹-갈비뼈)으로 천출(淺出)하여 늑복(肋腹) 3촌(寸)을 하행(下行)하여 환거(還去) 해서 상행(上行)하여 액하(腋下-겨드랑이)에 이르고, 하행 (下行)하여 노내(臑內-팔꿈치 내)에서 순(循)하여 태음소음간(太陰少陰間)을 주행(走行)하여 주중(肘中-팔꿈치 중앙)으로 내입(內入)한다. 전완(前腕)으로 하행(下行)하여 양이근 (兩二筋) 간(間)으로 주행(走行)하고 수장(手掌-손바닥) 중(中)으로 내입하며 중지(中指)를 순(循) 하여 단(端-끝)으로 출한다. 별지(別枝)는 수장(手掌) 중(中)에서 소지(小指)의 차지(次指) 즉, 제4지(指)를 순(循)하여 그 단(端)으로 출(出)한다.

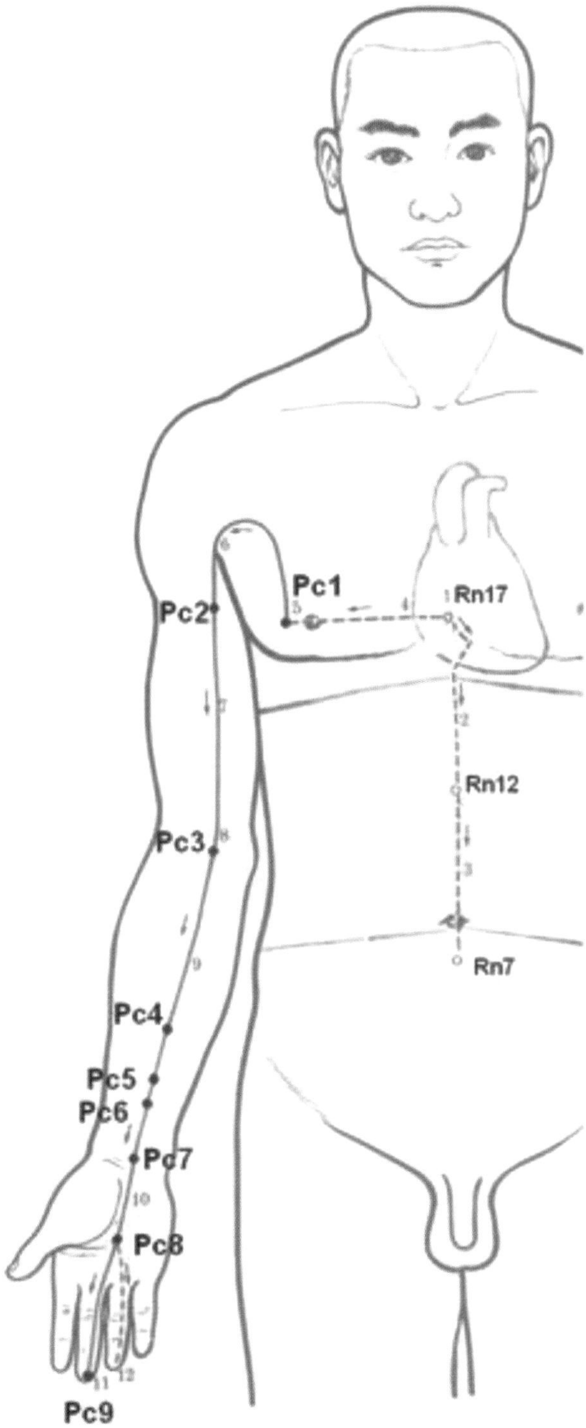

- 原穴　PC7 大陵
- 郄穴　PC4 郄門
- 絡穴　PC6 内関
- 募穴　膻中(任脈)
- 兪穴　厥陰兪(膀胱経)

- PC1–천지(天池)
- PC2–천천(天泉)
- PC3–곡택(曲澤)
- PC4–극문(?門)
- PC5–간사(間使)
- PC6–내관(內關)
- PC7–대릉(大陵)
- PC8–노궁(勞宮)
- PC9–중충(中衝)

10) 수소양삼초경(手少陽三焦經, 手少阳三焦经 Triple Energizer Meridian)

(1) 유주(流注)

[십사경발휘(十四經發揮)]: 수소양삼초경의 맥은 소지 (小指)의 차지(次指) 단(端)에서 기시(起始)하여 상행하여 양지(兩指) 간(間)으로 천출(淺出)하여 수의 표측(表側)과 완(腕)을 순하여 비외(臂外-팔 바깥부위)의 양골(兩骨) 간(間)으로 천출(淺出)하며, 상행하여 주(肘-팔꿈치)를 뚫고 노외(臑外-팔꿈치 바깥부위)를 순하여 견(肩)으로 올라가서 족소양(足少陽)의 후측으로 교차(交差)하여 천출(淺出)해서 결분(缺盆)으로 단중(膻中)에 진입(進入), 산(散)하여 심포(心包)에 락(洛)하고 격(膈)으로 하행(下行)하여 삼초(三焦)에 속한다.

별지(別枝)는 단중(膻中)에서 상행(上行)하여 결분(缺盆)에서 천출(淺出)하며, 항(項-목덜미)으로 상행해서 이후(耳後)에 연결되고, 직상하여 이상각(耳上角)으로 출(出)하였다가 환거(還去)하여 협(頰-뺨)으로 상행해서 이(頤-턱)에 이른다. 그 별지(別枝)는 이후(耳後)에서 이중(耳中)으로 내입(內入)하였다가 천출(淺出)해서 이전(耳前)으로 주행(走行)하며 상관(上關)의 전(前)을 지나 협(頰-뺨)에서 교차(交差)하여 목외지(目外眥)에 이른다.

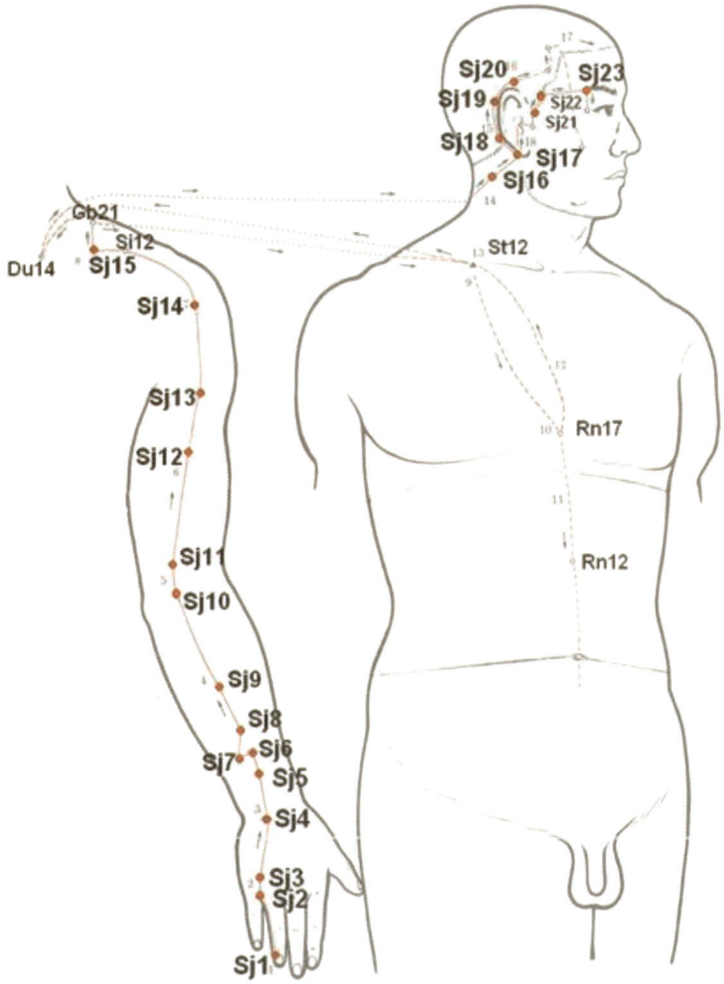

- 原穴　TE4 陽池
- 郄穴　TE7 会宗
- 絡穴　TE5 外関
- 募穴　石門(任脈)
- 兪穴　BL22
- 三焦兪(膀胱経)

- TE1–관충(關衝)
- TE2–액문(液門)
- TE3–중저(中渚)
- TE4–양지(陽池)
- TE5–외관(外關)
- TE6–지구(支溝)
- TE7–회종(會宗)
- TE8–삼양락(三陽絡)
- TE9–사독(四瀆)
- TE10–천정(天井)
- TE11–청랭연(淸冷淵)
- TE12–소락(消樂)
- TE13–노회(臑會)
- TE14–견료(肩髎)
- TE15–천료(天髎)
- TE16–천유(天牖)
- TE17–예풍(翳風)
- TE18–계맥(瘈脈)
- TE19–노식(顱息)
- TE20–각손(角孫)
- TE21–이문(耳門)
- TE22–(이)화료(耳和髎)
- TE23–사죽공(絲竹空)

11) 족소양담경(足少陽膽經, 足少阳胆经, Gallbladder Meridian)

(1) 유주(流注)

[영추(靈樞)·경맥편(經脈篇)] [십사경발휘(十四經發揮)]: 족소양담경은 목예지(目鋭眥)에서 기(起)하여 상행(上行) 해서 각(角)(두각(頭角))으로 하행(下行)하여 이(耳) 후(後) 로 내려 간다. 경(頸-목)을 순(循)하여 수소양(手少陽)의 앞을 주행 (走行)하여 견상(肩上)에 이르러 환거(還去)하여 소장(小腸)의 후(後)로 교출(交出)하여 결분(缺盆)으로 내입(內入)한다. 별지(別枝)는 이(耳) 후(後)에서 이(耳) 중(中)으로 진입(進入) 하여 예풍(翳風) 부위(部位)를 지나고 청궁(聽宮)을 지나 천출 (淺出)하여 이(耳) 전(前)으로 주행(走行)해서 다시 청회(聽會) 로부터 목예지(目鋭眥)의 부위(部位)에 이른다. 다른 하나의 분지(分枝)는 목예지(目鋭眥)에서 갈라져 대영(大迎)에 이르러 수소양과 합(合)해 목하(目下)에 이르고 하향(下向)하여 협차(頰車) 혈(穴)을 지나 경(頸)으로 하행(下行)해서 결분 (缺盆)으로 교합(交合)하며, 흉중(胸中)으로 하향(下向)하여 격(膈)[횡격막(橫隔膜)]을 뚫고 간(肝)에 락(洛)하고 담(膽)에 속(屬)한다.

협복(脇復-겨드랑이)의 이(裏-속)를 연(沿-따라가다)하여 기충(氣衝)으로 나와서 모제(毛際)-음모(陰毛)를 환요(環繞-빙 둘러쌈)하고 횡향(橫向)하여 고관절(股關節) 부(部)에 진입(進入)한다. 또한, 직행(直行)하는 분지 (分枝)는 결분(缺盆)에서 액(腋)으로 하향(下向)하여 흉측(胸側)으로 연(沿)해 계협(季脇-옆구리)을 지나 하행(下行)해서 비양(髀陽)을 순행(循行)하여 슬(膝-무릎)의 외렴(外廉)으로 천출(淺出) 한다.

외보골(外補骨) [대퇴골(大腿骨) 외과(外顆-몸 바깥쪽)] 전(前)으로 하향(下向)해서 곧장 절골단(絕骨端)으로 하행(下行)하여 외과(外顆) 전(前)으로 나와 족부(足跗-발등)를 돌아 상행(上行)해서 소지(小趾)의 자지(次趾) 간(間)으로 진입(進入)한다.

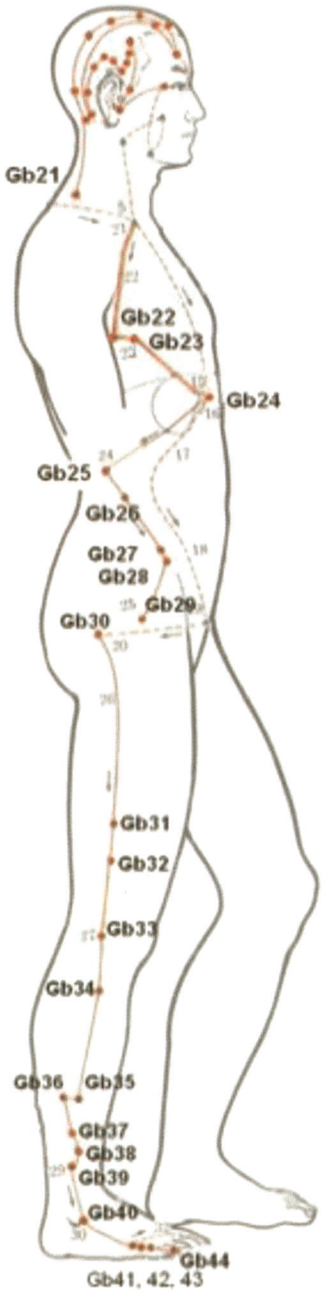

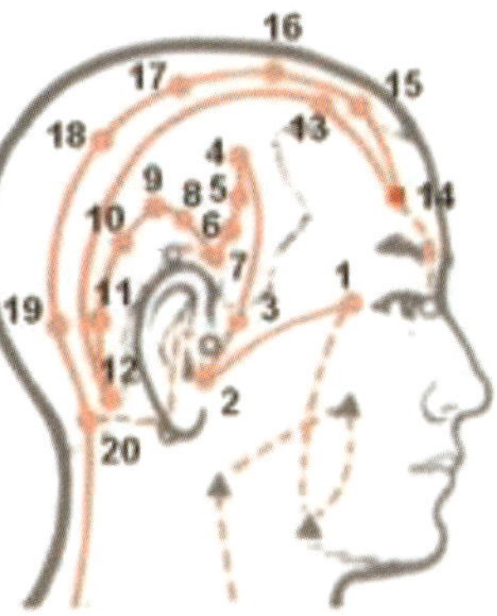

- 原穴　GB40 丘墟
- 郄穴　GB36 外丘
- 絡穴　GB37 光明
- 募穴　GB24 日月
- 兪穴　BL19 胆兪(膀胱経)
- 八会穴　GB34 陽陵泉(筋会)

- GB1–동자료(瞳子髎)
- GB2–청회(聽會)
- GB3–상관(上關)
- GB4–함염(頷厭)
- GB5–현로(懸顱)
- GB6–현리(懸釐)
- GB7–곡빈(曲鬢)
- GB8–솔곡(率谷)
- GB9–천충(天衝)
- GB10–부백(浮白)
- GB11–두규음(頭竅陰)
- GB12–완골(完骨)
- GB13–본신(本神)
- GB14–양백(陽白)
- GB15–두임읍(頭臨泣)
- GB16–목창(目窓)
- GB17–정영(正營)
- GB18–승영(承靈)
- GB19–뇌공(腦空)
- GB20–풍지(風池)
- GB21–견정(肩井))
- GB22–연액(淵腋)
- GB23–첩근(輒筋)
- GB24–일월(日月)
- GB25–경문(京門)
- GB26–대맥(帶脈)
- GB27–오추(五樞)
- GB28–유도(維道)
- GB29–거료(居髎)
- GB30–환도(環跳)
- GB31–풍시(風市)
- GB32–중독(中瀆)
- GB33–슬양관(膝陽關)
- GB34–양릉천(陽陵泉)
- GB35–양교(陽交)
- GB36–외구(外丘)
- GB37–광명(光明)
- GB38–양보(陽輔)
- GB39–현종(懸鍾)
- GB40–구허(丘墟)
- GB41–족임읍(足立泣)
- GB42–지오회(地五會)
- GB43–협계(俠谿)
- GB44–족규음(足竅陰)

12) 족궐음간경(足厥陰肝經, 足厥阴肝经, Liver Meridian)

(1) 유주(流注)

[영추(靈樞)·경맥편(經脈篇)] [십사경발휘(十四經發揮)]: 족궐음간경은 다혈(多血) 소기(小機)이고 족궐음(足厥陰)의 맥(脈)은 대지취모(大趾聚毛) 상(上)에서 기시(起始)하여 족부(足跗-발등)의 상렴내과(上廉內顆)를 상거(相去)하기 일촌(一寸)을 순(循)한다. 과(顆-둘레)를 상행(上行)하기 팔촌(八寸)에서 태음(太陰)후(後)로 교차(交差)하여 천출(淺出)해서 괵(膕-오금)의 내렴(內廉)으로 상행(上行)한다. 고(股-넓적다리)를 요(繞-둘러쌈)하여 음중(陰中)으로 내입(內入), 음기(淫器)를 환요(環繞)하고 상복(上服)에 저(抵-이르다)하여 위(胃)를 협(挾)하고 간(肝)에 속(屬)하며 담(膽)에 락(洛)한다. 상행(上行)하여 격(膈)을 관통(貫通)하고 협륵(脇肋-겨드랑이 갈비뼈)에 분포(分布)하며, 령(嶺)에 회(會)한다. 그 별지(別枝)는 목계(目系)에서 협이(挾裏)로 하행(下行)하여 순내(唇內)를 환요(環繞)한다. 분지(分枝)는 다시 간(肝)에서 갈라져 격(膈)을 관통(貫通)하고 상행(上行)하여 폐(肺)에 주(注)한다.

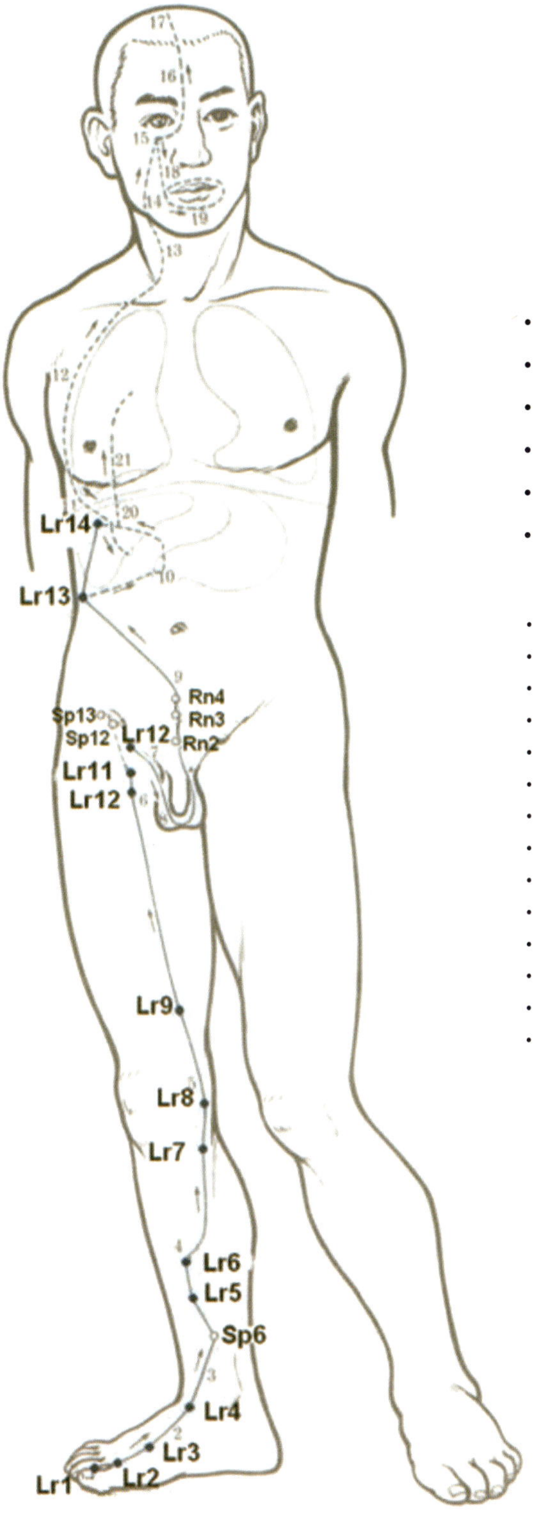

- 原穴　LR3 太衝
- 郄穴　LR6 中都
- 絡穴　LR5 蠡溝
- 募穴　LR14 期間
- 兪穴　BL18 肝俞(膀胱経)
- 八会穴　LR13 章門(臟会)

- LR1–대돈(大敦)
- LR2–행간(行間)
- LR3–태충(太衝)
- LR4–중봉(中封)
- LR5–여구(蠡溝)
- LR6–중도(中都)
- LR7–슬관(膝關)
- LR8–곡천(曲泉)
- LR9–음포(陰包)
- LR10–족오리(足五里)
- LR11–음렴(陰廉)
- LR12–급맥(急脈)
- LR13–장문(章門)
- LR14–기문(期門)

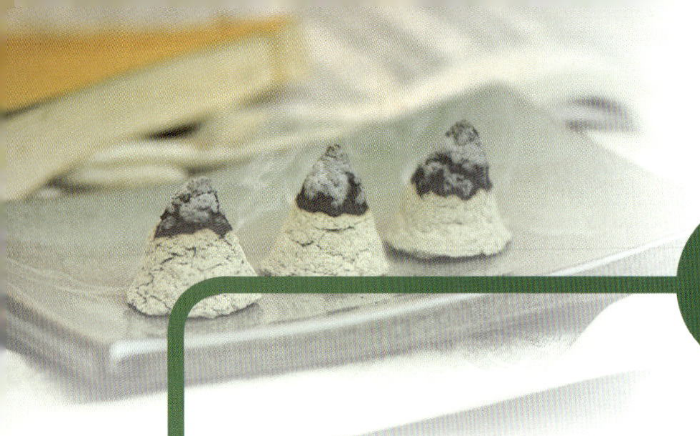

8장

기경8맥 – 독맥 · 임맥

1. 개요

기경8맥(奇經八脈)은 경락계통의 중요한 구성 성분인 독맥, 임맥, 충맥, 대맥, 음유맥, 양유맥, 음교맥, 양교맥을 가리킨다. '기(奇)'는 다르다는 뜻이며, 그 순행과 장부에 연결되는 방식이 12경맥과 다르므로 '기경'이라 한다.

기경8맥은 12경맥의 분포와는 다르게 온몸에 고루 분포하지 않는다. 기경8맥의 분포를 보면, 몸 한가운데에 분포된 것도 있고, 양쪽에 분포된 것도 있다. 양쪽에 분포된 것은 12경맥에서 갈라진 중요한 가지라고 볼 수 있다. 그런데 기경의 분포는 규칙성이 있는 12경맥이나 12경별과는 달리, 가로 세로로 관통하여 12경맥 중의 많은 경맥(經脈)과 밀접한 관계를 맺고 있다. 이 8개의 기경(奇經) 중 어떤 것은 인체의 한가운데에 분포되고 또 어떤 것은 좌우 양쪽에 분포되었는데, 위로는 머리와 얼굴에 이르고, 몸통을 거쳐 아래로는 종아리와 발까지 분포하고 있다. 또 어떤 것은 몸통을 옆으로 두르는 것도 있다. 몇 개의 기경은 몸 속 깊이 들어가 내장과 연결되었는데, 12경맥과 달리 장부와 소속–연락하는 관계나 표리배합(表裏配合) 관계는 없고, 어떤 것은 체표에만 분포되어 있다. 기경8맥은 각종 분포형식을 통하여 12경맥 전체의 결합을 강화시켜 준다.

기경팔맥 (奇經八脈)	유주	특징
독맥(督脈)	꼬리뼈 아래의 장강(長强, GV1)에서 시작하여 척추(脊椎)를 따라 올라간 후 두개골을 지나고 얼굴로 내려와 은교(齦交, GV28)에서 끝남	머리, 목 등의 정중선을 순행하여 전신의 양경(陽經)을 총독함. 혈(穴)이 척추(척수 신경) 또는 두개골 상에 위치하므로 '경기(經氣)가 깊게 모이며 안압(按壓)시 강한 압통'을 느낄 수 있는 극혈(郄穴)의 특징을 만족시키는 穴은 존재하지 않음
임맥(任脈)	회음(會陰) 부위에서 시작하여 복부(腹部)의 정중선을 따라 복장뼈자루(manubrium of sternum)까지 올라가다가 턱을 지나 승장(承漿, CV24)에서 끝남	'陰脈之海'라고 하며 인체 음기(陰氣)의 기능을 총체적으로 조절한다. 임맥(任脈)은 음경(陰經)의 병증(病症)을 치료하고 男女의 생육(生育) 기능과 직접적인 관련이 있다.
충맥(衝脈)	임맥(任脈)과 함께 포중(胞中)에서 시작하여 기충(氣衝)으로 천출(淺出)한 뒤 족소음신경(足少陰腎經)을 따라 흉중(胸中)에 이르고, 인후(咽喉)를 지나 구순(口脣)에서 끝난다.	충맥(衝脈)의 병증(病症)은 급성 통증 보다는 만성적인 질환 위주로서 정(精), 기(氣), 혈(血)의 이상으로 인해 나타난다. 충맥(衝脈)이 주관하는 병증은 징산(癥疝–어혈에 의한 허리 또는 아랫배가 아픈증상), 절임(絕孕–불임), 유실뇨(遺失溺–요실금), 협지만번(脅支滿煩–겨드랑이, 팔다리가 아픈증상) 등의 허증(虛證)과 '역기이이급(逆氣而裏急)' 등의 내상(內傷) 병증을 주관한다.
대맥(帶脈)	제2 요추(腰椎)에서 나와 제11늑골(肋骨)아래에서 시작하여 요복(腰腹–허리, 배)을 순행하고 비스듬히 복부(腹部)앞쪽을 돌아 몸을 한바퀴 순환	대맥(帶脈)은 요대(腰帶와 같이 요부(腰部)를 결속하므로 대맥(帶脈)이라고 하는데 주된 병증(病症)은 요복부(腰腹部)에 나타나는 증상이다. 婦女의 소복질환(小腹疾患)과도 관련한다. 대맥(帶脈)의 주요 病症은 '복부창만(腹部脹滿–복부가 붓고 가득함), 요용(腰溶–허리, 신장이상), 부녀소복질환(婦女小腹疾患)'으로 요약될 수 있다.
음유맥(陰維脈), 양유맥(陽維脈)	모든 陰經脈(음경맥)을 얽어매는 것은 陰維脈(음유맥), 모든 陽經脈(양경맥)을 얽어매는 것은 陽維脈(양유맥)	維脈의 '유(維, 얽어맨다)'는 維系의 뜻으로 이것은 표리음양(表裏陰陽)을 상하좌우로 소통시키는 효능을 나타낸다. 『奇經八脈考』에서는 "陽維維於陽, 陰維維於陰, 陰陽不能自 相維則悵然失志, 溶溶不能自收持"라 하여 陰陽의 상호 소통이 원활하지 않을 경우 전신이 무력해진다. 維脈은 음양영위(陰陽營衛)의 상호소통을 조절함으로써 順氣 · 理氣하고 이기지통(理氣止痛–기를 다스리고 통증을 그치게 함)의 작용을 발휘하므로 順氣 · 理氣하여 통증을 치료하는 극혈(郄穴)과 연관성이 있음
음교맥(陰蹻脈), 양교맥(陽蹻脈)	발뒤축의 양쪽에서 시작하여 한 가닥은 안쪽으로부터 올라가는 것은 陰蹻脈(음교맥), 바깥쪽으로부터 올라가는 것은 陽蹻脈(양교맥)	교맥(蹻脈)의 효능은 음양(陰陽)의 조절을 통한 서근활락(舒筋活絡–근육을 신장시키고, 얽힌 것을 소생시킨다), 이기지통(理氣止痛)이다. 교맥(蹻脈)의 병증은 음양(陰陽)의 불균형으로 인해 초래된다. 교맥(蹻脈)에 의해 인체에서 빠른 운동 기능이 발휘될 수 있다. 陰陽의 이완(弛緩)과 구급(拘急)의 불균형으로 인해 경락(經絡)의 기혈(氣血)이 불통(不通)하여 근육의 경직이 나타난다.

2. 주요작용

1) 12경맥간의 밀접한 연결

기경8맥은 순행과정에서 다른 경락과 만나서 각 경맥 사이를 긴밀하게 소통시킨다. 예를 들면, 양유맥은 양을 이어주고, 음유맥은 음을 이어준다. 즉 12경맥의 양경과 음경은 양유맥과 음유맥에 의해 조합된다. 독맥은 "모든 양경을 총감독한다"고 하여 수삼양경과 족삼양경을 연결하고 양경의 경기(經氣)가 모두 독맥의 대추혈에서 만나도록 한다. 대맥은 몸통의 경맥을 묶어주고 경기를 조절하는 기능을 하는 까닭에, 허리와 배를 지나는 경맥이 모두 대맥의 구속을 받으므로, 이들 경맥을 모두 묶어주는 작용을 한다. 이외에도 임맥은 "모든 음경의 바다"이며, 충맥은 상하를 소통하면서 삼음·삼양에 기혈을 보내주고, 음교맥과 양교맥은 안팎의 복사뼈에서 시작하여 종아리와 무릎 안팎에 분포하는 음경과 양경을 돕는 작용을 한다.

2) 12경맥의 기혈조절

기경8맥은 12경맥 사이에 이리저리 뒤섞여 분포하고 순행하므로, 12경맥의 기혈이 왕성하여 남을 때 기경8맥으로 흘러 들어가 간직되며, 인체의 생리기능 활동이 이것을 필요로 하거나 12경맥의 기혈이 부족하면, 기경은 넘쳐흘러 온몸의 조직에 기혈을 공급한다. 이시진은 『기경8맥고(奇經八脈考)』에서 기경을 호수에 비유했는데, 이는 기경의 조절작용을 말한 것으로 상당한 의의가 있다. 『영추. 역순비수편(逆順肥瘦篇)』에서 "충맥은 위로 올라가서 여러 양경(陽經)으로 들어가 정기(精氣)를 공급하고, 아래로 내려가서 삼음경으로 들어가 각 낙맥으로 스며든다"고 한 것도 모두 기경에 기혈을 공급하거나 모아두는 등, 12경맥의 기혈(氣血)을 조절하는 작용이 있음을 설명한 것이다.

3) 일부 장부와 밀접한 관계

기경과 간(肝), 신(腎) 등의 장과 자궁, 뇌, 골수 등 기항지부(奇恒之腑)의 관계는 비교적 밀접하며, 그중 자궁(子宮), 뇌(腦), 골수(骨髓)는 기경과 직접 연결되어 상호간에 생리, 병리적으로 영향을 미친다. 예를 들면 충맥, 임맥, 독맥은 하나의 뿌리에서 갈라진 가지이며, 대맥은 허리를 옆으로 순행함으로써 세 맥을 소통시켜 뗄 수 없는 계통을 형성한다. 기경은 족궐음간경과 상통하여 골반 안의 생식기관과 연결되므로, 산기(疝氣)와 여자의 월경, 대하, 임신, 출산 등과 밀접하게 연결되어 있다.

3. 독맥(督脈-Governor Vessel Merdian)

독맥은 회음혈에서 나와 미골 아래의 장강혈에서 시작하여 미골, 선골, 요추, 흉추, 경추의 정중선으로 올라가 정수리 백회혈을 넘어 코와 입술 사이의 수구혈을 지나 잇몸의 은교혈에서 끝난다. 장부에 전혀 소속이 되지 아니한 독맥은 지류에 해당하는 6개의 양경을 감독한다는 뜻의 경락으로 양경의 장부에 깊이 병든 난치병은 반드시 사용하여 양경을 다스려 주어야 한다. 중요혈은 백회, 풍부, 신주, 근축, 명문, 양관, 요유, 장강이다. 6장 육부 정경에 속하지 않고 양경을 다스리는 기경(奇經)이다. 중추신경계이며 양장부를 총괄한다.

독맥은 등 부위의 척추 상에 위치하며 척추를 따라 상행하며, 양(陽)의 기운을 관리한다(總制諸陽). 독맥 경락과 관련된 질병은 다음과 같은 병후가 있다.

주요 병증(病症)은 요통腰痛-허리가 아픈 병(病)), 유정(遺精-성행위(性行爲)없이, 무의식(無意識) 중(中)에 정액(精液)이 나오는 증상), 백대하(白帶下-자궁(子宮)이나 질벽의 점막(粘膜)에 염증(炎症)이나 울혈이 생기는 때 나오는 끈끈한 흰 냉), 기천(氣喘-가슴이 불룩하여 몹시 답답하고 숨이 차서 헐떡거리며 목구멍에서 가래 소리가 나는 증상(症狀)), 전간(癲癎-경련(痙攣)·의식(意識) 장애(障礙) 등(等)의 발작(發作)을 계속(繼續) 되풀이하는 질환(疾患). 갑자기 의식(意識)을 잃고 쓰러져, 경직(硬直)되고 수족(手足)의 경련(痙攣)을 일으키는 등(等) 증상(症狀)이 다양(多樣)하다), 농아(聾啞-귀로 듣지 못하고 입으로 말하지 못함), 두통(頭痛), 척주강직(脊柱強直-척추 관절이 굳음), 각궁반장(角弓反張-모양이 뒤틀어진 형태(形態), 중풍(中風)으로 얼굴이 비뚤어지거나 반신 불수가 된 상태(狀態) 이다.

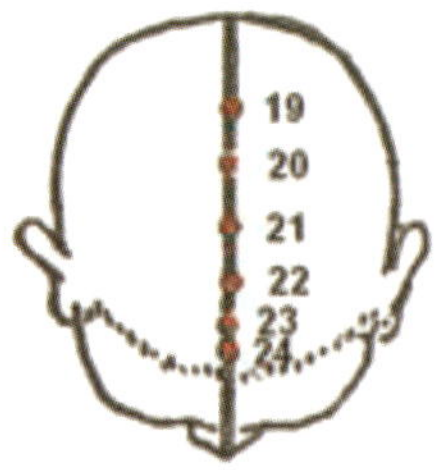

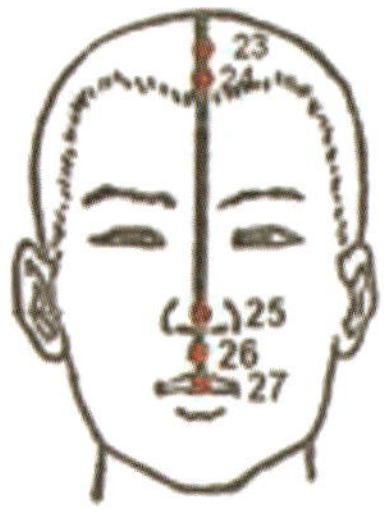

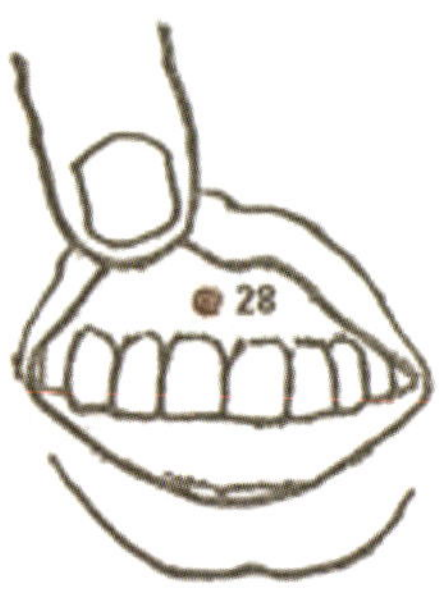

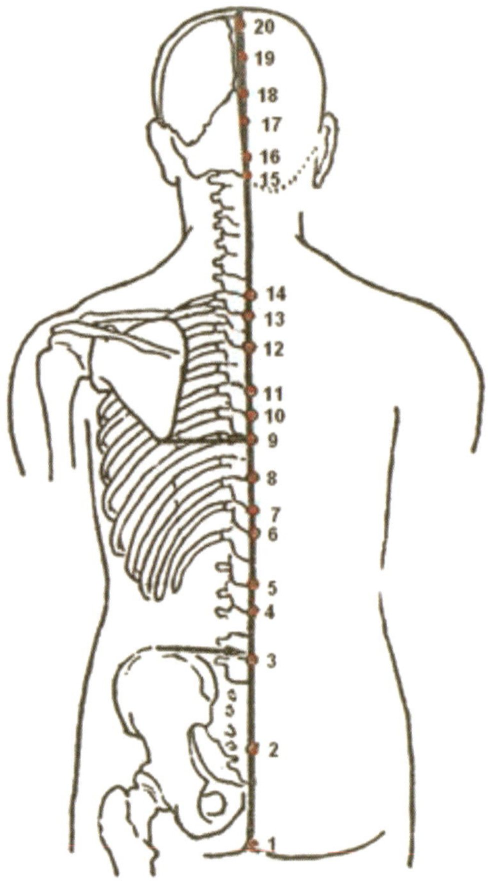

- 原穴　　LU9 太淵
- 郄穴　　LU6 孔最
- 絡穴　　LU7 列缺
- 募穴　　LU1 中府
- 俞穴　　肺俞(膀胱経)
- 四総穴　LU7 列缺
- 八会穴　LU9 太淵(脈会)

- GV1–장강(長强)
- GV2–요수(腰俞)
- GV3–요양관(腰陽關)
- GV4–명문(命門)
- GV5–현추(懸樞)
- GV6–척중(脊中)
- GV7–중추(中樞)
- GV8–근축(筋縮)
- GV9–지양(至陽)
- GV10–영대(靈臺)
- GV11–신도(神道)
- GV12–신주(身柱)
- GV13–도도(陶道)
- GV14–대추(大椎)
- GV15–아문(啞門)
- GV16–풍부(風府)
- GV17–뇌호(腦戸)
- GV18–강간(强間)
- GV19–후정(後頂)
- GV20–백회(百會)
- GV21–전정(前頂)
- GV22–신회(顖會)
- GV23–상성(上星)
- GV24–신정(神庭)
- GV25–소료(素髎)
- GV26–수구(水溝)
- GV27–태단(兌端)
- GV28–은교(齦交)

4. 임맥(任脈–Conception Vessel Merdian)

임맥은 항문 앞 회음혈에서 시작하여 생식기를 거쳐 중극혈로 나와서 복부 중심을 지나고 흉부와 목으로 올라와 아랫입술의 승장혈에서 끝난다. 이 임맥은 지류에 해당하는 장부의 음맥이 모두 흘러 든 바다라는 표현으로 음맥의 바다라고 하며 음경의 장부에 병이 깊을 때 반드시 다스려 주어야 하는 경락이다.

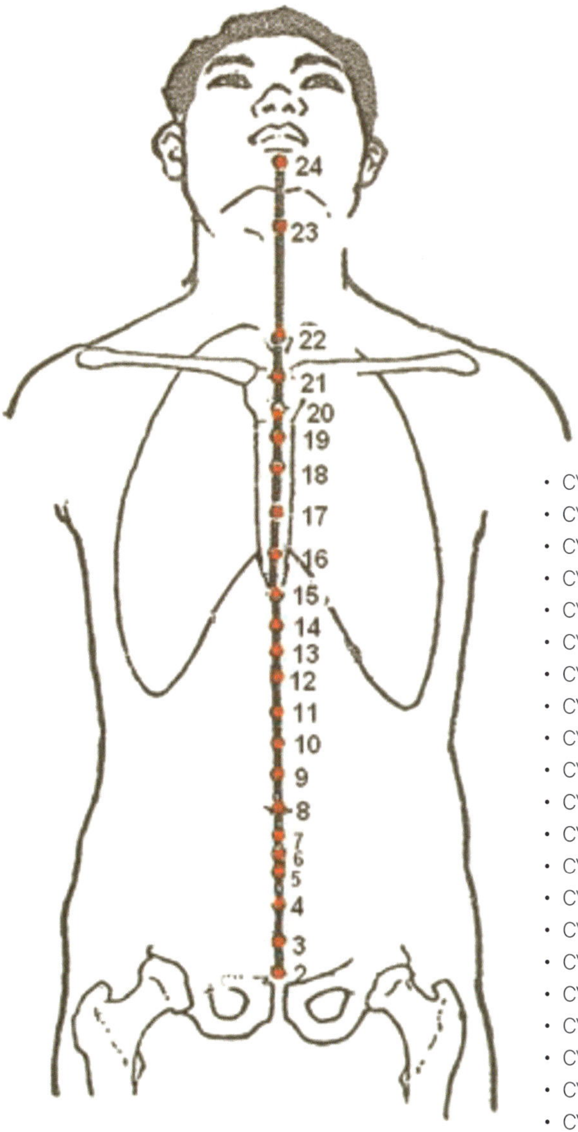

- CV1–회음(會陰)
- CV2–곡골(曲骨)
- CV3–중극(中極)
- CV4–관원(關元)
- CV5–석문(石門)
- CV6–기해(氣海)
- CV7–음교(陰交)
- CV8–신궐(神闕)
- CV9–수분(水分)
- CV10–하완(下脘)
- CV11–건리(建里)
- CV12–중완(中脘)
- CV13–상완(上脘)
- CV14–거궐(巨闕)
- CV15–구미(鳩尾)
- CV16–중정(中庭)
- CV17–단중(膻中)
- CV18–옥당(玉堂)
- CV19–자궁(紫宮)
- CV20–화개(華蓋)
- CV21–선기(璇璣)
- CV22–천돌(天突)
- CV23–염천(廉泉)
- CV24–승장(承漿)

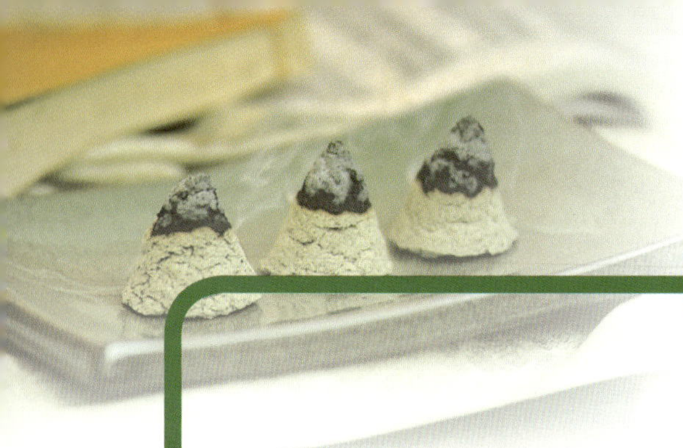

9장

사주팔자와 장부 질병과의 관계

사주에 의한 질병론은 陰陽五行의 不調和, 生克·制化로 인해 생기는 현상으로 개인의 四柱을 통해 추론할 수가 있다.

1. 천간(天干)

10 천간(天干)은 갑·을·병·정·무·기·경·신·임·계(甲乙丙丁戊己庚辛壬癸) 10자를 말한다. 해가 뜨고 지는 것이 하루이다. 하루가 간(干)이고, 하늘, 이를 천간(天干)이라고 하고, 공기 속에 있는 움직이는 오행(五行)의 기(氣)를 말하며, 움직이는 양기(陽氣)이다.

天干 (천간)	甲	乙	丙	丁	戊	己	庚	辛	壬	癸
음양 오행	양木	음木	양火	음火	양土	음土	양金	음金	양水	음水
뜻, 음	첫째천간 (갑)	둘째천간 새(을)	셋째천간 남녘(병)	넷째천간 장정(정)	다섯째 천간 (무)	여섯째 천간 몸(기)	일곱째 천간 (경)	여덟째 천간 (신)	아홉째 천간 (임)	열번째 천간 (계)

1) 십간(十干)과 인체상응

(1) 갑(甲)목(木) 이해

갑은 양목성이며 어질고, 청색이고, 동쪽과 신맛, 담낭, 머리뼈를 의미한다. 정이 많고, 온순하고, 자손심이 강하다. 갑목 일간에 인목이 많거나 없으면 담낭에 이상이 생기며, 담석증, 관절염, 빈혈, 골반통, 좌골신경통, 두통, 황달 등의 질병이 생길 수 있다.

(2) 을(乙)목(木) 이해

을은 음목성이며, 어질고, 청색이고, 동쪽과 신맛, 강잔, 목뼈, 사지의 말단을 의미한다. 사람을 잘 사귀고, 잘 헤어진다. 작은 일에 다툼이 많다. 차분한 기질, 깔끔하다. 을(乙)목에 일간에 묘(卯)목이 많거나 없으면 간장(肝臟)에 이상이 생기며, 간염, 간경화, 눈병, 백내장, 동맥경화, 신경성질환, 정신질환, 생리불순 등의 질병이 생길 수 있다.

(3) 병(丙)화(火) 이해

병(丙)은 양(陽)화성이며, 예절, 적색(赤色)이고, 남(南)쪽과 쓴맛, 소장(小腸), 눈, 어깨를 의미한다. 정열적이고 감정의 기복이 심하다. 말을 함부로 하며, 실수를 잘 한다. 병(丙)화(火) 일간(日干)에 오(午)화가 많거나 소장(小腸), 삼초에 이상이 생기며, 삼초는 6부(腑)에 해당하는 보이지 않는 장기(臟器)이다. 삼초에 이상이 생기면 신경쇠약, 생리불순, 생리통, 비만, 편도선, 인후염 등이 걸릴 수 있다.

(4) 정(丁)화(火) 이해

정(丁)은 음(陰)화성이며, 예절, 적색이고, 남쪽과 쓴맛, 심장(心臟), 가슴을 의미한다. 마음속에 은근한 불을 가지고 있으므로 야망이 있고, 차분하고 신중한 면이 있다. 정(丁)화 일간에 사(巳)화가 많거나 없으면, 심장, 심포(心包)에 이상이 생기며, 심포는 6장(臟)에 해당하는 장기이나 심장을 싸고 있으면서 보호하고 있는 보이지 않는 장기를 말한다. 심장에 이상이 생기며, 심장병, 부정맥, 협심증, 고혈압, 저혈압, 이유없는 두근거림 등의 질병이 생길 수 있다.

(5) 무(戊)토(土) 이해

무(戊)는 양(陽)토성이며 믿음, 황색(黃色)이고, 중앙과 단맛, 위장(胃臟), 피부, 겨드랑이를 의미한다. 완벽주의자이며 욕심이 많다. 무(戊)토 일(日)간에 진(辰) 토(土)가 많거나 없으면 위장에 문제가 발생하며, 위궤양, 당뇨병, 위염, 위산과다, 소화불량, 복통, 변비, 설사 등의 질병이 생길 수 있다.

(6) 기(己)토(土) 이해

기(己)는 음(陰) 토성이며, 믿음, 황색(黃色)이고 중앙과 단맛, 비장(脾臟－췌장), 근육과

살, 배를 의미한다. 의심증이 있으며, 성실하고 정직한 면이 있다. 감정기복이 심하다. 기(己)토(土) 일간에 축(丑)토(土)가 많거나 없으면 비장(脾臟)에 이상이 생기며 피부병, 위장병, 식욕부진, 신경과민, 불면증, 변비, 설사 등의 질병이 생길 수 있다.

(7) 경(庚)금(金) 이해

경(庚)은 양(陽)금(金)성이며 의리, 백색(白色)이고 서쪽과 매운맛, 대장(大腸), 배꼽, 손, 발톱, 치아를 의미한다. 혁명적인 기질이 강하다. 아니라고 생각되면 포기가 빠르다. 경(庚)금 일간에 신(辛)금이 많거나 없으면 대장(大腸)에 문제가 발생하며 축농증, 과민성 대장, 치질, 변비, 설사, 신경과민 등의 질병이 생길 수 있다.

(8) 신(辛)금(金)이해

신(辛)은 음(陰)금(金)성이며, 의리, 백색이고 서쪽과 매운맛, 폐장(肺臟), 다리, 골수를 의미한다. 매사에 신중하고 섬세하다. 신경이 예민하다. 신(辛)금(金) 일간에 유(酉)금이 많거나 없으면 폐장에 문제가 생기며, 기관지, 해소천식, 갑상선질환, 결핵, 축농증, 허리통증 등의 질병이 생길 수 있다.

(9) 임(壬)수(水) 이해

임(壬)은 양(陽)수(水)성이며 지혜로움, 검정(黑色)색이고 북쪽과 짠맛, 방광(膀胱), 종아리, 뇌수, 생식기를 의미한다. 새로운 구상과 계획을 세운다. 임(壬)수(水) 일간에 자(子)수(水)가 많거나 없으면 방광(膀胱)에 이상이 생기며 비뇨기질환, 고환 염증, 야뇨증, 방광염 등이 질병이 생길 수 있다.

(10) 계(癸)수(水)이해

계(癸)는 음(陰)수성이며 지혜로움, 검정색이고 북쪽과 짠맛, 신장(腎臟), 발, 생식기를 의미한다. 머리가 상당히 좋으며, 남을 이용하는 심리가 있다. 계(癸)수(水) 일간에 해(亥)수(水)가 많거나 없으면 신장(腎臟)에 문제가 생기며 신장염, 사구체신염, 정력감퇴, 생리불순, 자궁냉대하 등의 질병이 생길 수 있다.

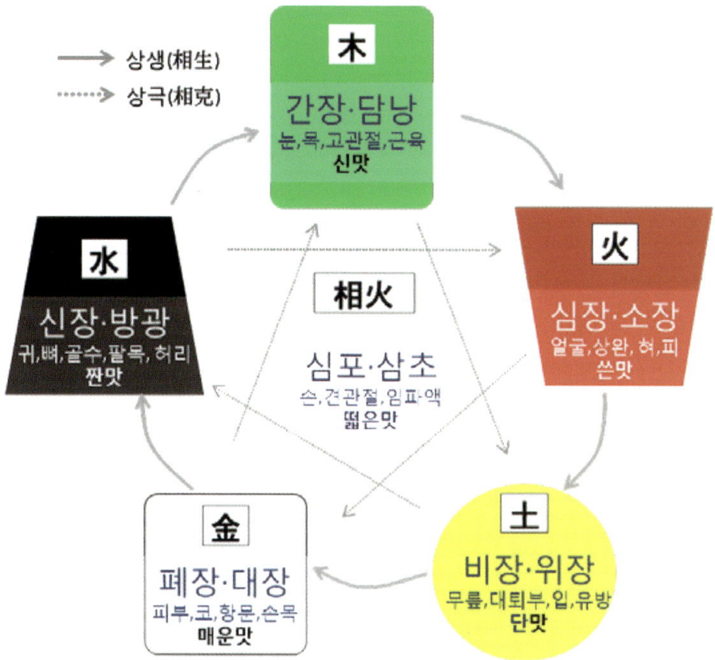

그림 9-1. 오행과 장부, 맛 배치도

	목(木)	화(火)	토(土)	금(金)	수(水)
성질	솟구쳐 자라다	퍼져 나가다	중재한다	모아 굳게함	저장하여 키움
계절	봄	여름	4계절	가을	겨울
오장(음)	간장(臟肝)	심장(心臟)	비장(脾臟)	폐(肺)	신장(腎腸)
육부(양)	담(膽)	소장(小腸)	위장(胃臟)	대장(大腸)	방광(膀胱)
색	푸른색(靑)	붉은색(赤)	노란색(黃)	흰색(白)	검은색(黑)
맛	신맛(酸) 산미	쓴맛(苦) 고미	단맛(甘) 감미	매운맛(辛) 신미	짠맛(鹹) 함미
형체	근(筋)	혈관(血管)	육(肉)	피모(皮毛)	골(骨)

2. 십이지지(十二 地支)

12 지지(地支)는 자·축·인·묘·진·사·오·미·신·유·술·해(子丑寅卯辰巳午未申酉戌亥) 12자를 말한다.

地支(지지)	子	丑	寅	卯	辰	巳	午	未	申	酉	戌	亥
음양 오행	양수	음토	양목	음목	양토	음화	양화	음토	양금	음금	양토	음수
뜻, 음	첫째 지지, 아들(자)	둘째 지지, 소(축)	셋째 지지 (인)	넷째 지지 (묘)	다섯째 지지 (진)	여섯째 지지 (사)	일곱째 지지, 낮(오)	여덟째 지지, 아닐(미)	아홉째 지지, 펼(신)	열번째 지지, 닭(유)	열한번 째지지, 개(술)	열두번 째지지, 돼지(해)
띠	쥐	소	범	토끼	용	뱀	말	양	원숭이	닭	개	돼지
시각	밤11시 ~ 새벽1시	새벽1시 ~ 새벽3시	새벽3시 ~ 새벽5시	새벽5시 ~ 아침7시	아침7시 ~ 아침9시	아침9시 ~ 오전11시	오전11시 ~ 낮1시	낮1시 ~ 낮3시	낮3시 ~ 낮5시	낮5시 ~ 저녁7시	저녁7시 ~ 밤9시	밤9시 ~ 밤11시

1) 십이지지(十二 地支)와 오행, 인체상응

(1) 자(子)수(水) 이해

11월 종자를 의미하며, 겨울 양(陽)수이고, 육십갑자(六十甲子) 음양(陰陽)은 양(陽)수이다. 자(子)수를 통변할 때는 음(陰)수를 사용한다. 겨울 물이라 음(陰)의 기운(氣運)이 강하기 때문이다.

북(北)쪽, 색은 검정색, 천간은 양(陽)수인 임(壬) 수(水)에 해당된다. 신체로는 방광(膀胱), 모공(땀구멍), 귀, 혈액(血), 양경, 요도 등과 관계가 있다.

(2) 축(丑)토(土) 이해

12월 겨울철, 땅 속은 축축하다. 그 곳에 종자(鍾子)를 보관하며, 봄의 기운을 기다리는 겨울 음(陰)토(土)이다. 중앙(中央)인 천간(天干)은 음(陰)토인 기(己) 토에 해당되며 색은 황색(黃色)이다. 신체로는 비장(脾臟=췌장), 소화기계통, 하복부(아랫배) 등과 관계가 있다.

(3) 인(寅)목(木)이해

1월 봄, 양(陽)목이고 싹이 튼다는 뜻이다. 동쪽, 녹색, 천간은 양(陽)목인 갑목에 해당되며, 신체로는 담낭, 두발, 척추, 뼈와 관계가 있다.

(4) 묘(卯)목(木)이해

2월 봄, 음(陰)목이고 자란다는 뜻이며, 동쪽, 녹색(綠色), 천간은 음(陰)목인 을(乙)목에 해당되며 신체로는 간장(肝臟), 손, 발의 말단 부위, 눈과 관계가 있다.

(5) 진(辰)토(土) 이해

3월 봄, 양(陽)토이고 축축한 흙으로 만물의 생장을 뜻하며 중앙(中央), 황색(黃色), 천간은 양(陽)토인 무(戊)토에 해당되며 신체로는 위장(胃臟), 피부 등과 관계가 있다.

(6) 사(巳)화(火) 이해

4월 여름, 음(陰)화(火)이고, 양기(陽氣)가 다하고 열매를 맺는 시기를 의미하며, 육십갑자(六十甲子) 음양(陰陽)은 음(陰)화(火)이다. 사(巳)화(火)를 통변(육신)할 때는 양(陽)화로 쓴다. 음기(陰氣)가 다하고 양(陽)화(火)의 기운이 강하기 때문이다. 남쪽, 붉은색, 천간(天干)은 양(陽)화(火)인 병(丙)화(火)에 해당하며, 신체로는 심장(心臟), 심포(心包), 치아 등과 관계가 있다.

(7) 오(午)화(火) 이해

5월 여름 양(陽)화(火)이고 양(陽)과 음(陰)이 교체되는 시기란 뜻이며, 육십갑자(六十甲子) 음양은 양(陽)화(火)이다. 오(午)화는 통변(육신)할 때는 음(陰)화(火)로 쓴다. 여름 양(陽)의 기운이 다하고 음(陰)기운이 강하기 때문이다. 천간(天干)은 음(陰)화인 정(丁)화에 해당하며 신체로는 소장(小腸), 삼포(三包), 척추신경, 얼굴 등에 관계가 있다.

(8) 미(未)토(土) 이해

6월 여름 음(陰)토이고, 만물이 성숙한 것을 의미하며, 중앙(中央), 황색(黃色), 천간(天干)은 음(陰)토인 기(己)토에 해당되며, 신체로는 비장(脾臟=췌장), 전신 소화기, 팔 부위 등에 관계가 있다.

(9) 신(申)금(金) 이해

7월, 가을, 양(陽)금이고, 음기(陰氣)를 빨아 들여 열매를 맺게 하는 뜻이며, 서쪽, 하얀색, 천간은 양(陽)금인 경(庚)금에 해당하며 신체로는 대장(大腸), 항문, 맹장, 허리부위에 관계가 있다.

(10) 유(酉)금(金) 이해

8월 가을 음(陰)금이고, 열매를 수확하는 뜻을 의미하며, 서쪽, 하얀색, 천간은 음(陰)금인 신(辛)금(金)에 해당하며, 신체로는 폐장(肺臟), 기관지, 입, 피부모공, 입술 부위 등과 관계가 있다.

(11) 술(戌)토(土) 이해

9월 가을, 양(陽)토이고, 열매를 땅 속에 저장(貯藏)하는 뜻을 의미하며, 중앙, 황색(黃色), 천간은 양(陽)토인 무(戊)토(土)에 해당하며 신체로는 위장(胃臟), 식도, 다리, 무릎 등과 관계가 있다.

(12) 해(亥)수(水) 이해

10월 겨울, 음(陰)수이고, 핵(核)의 뜻으로 다음에 태어날 종자를 뜻하며, 육십갑자 음양은 음(陰)수(水)이다. 해수를 통변(육신)할 때는 양(陽)수(水)로 쓴다. 가을 음(陰)수(水)에서 겨울철로 접어들 때 양(陽)수(水)의 기운이 강하기 때문이다. 북(北)쪽 검은색(黑色), 천간은 음(陰)수인 계(癸) 水에 해당되며, 신체로는 신장, 성기, 음경, 혈(血) 등에 관계가 있다.

십이지지	장부	인체 상응
자	신장	비뇨기, 자궁, 고환, 음부, 혈액
축	비장	췌장, 복부, 맹장
인	담낭	동맥, 근육, 관절, 무릎
묘	간장	손가락, 발가락, 말초신경, 근육
진	위장	소화기관, 등, 허리, 피부
사	소장	인후, 편도선
오	심장	심포, 눈빛, 시력
미	비장	복부, 맹장, 췌장
신	대장	근골, 관절, 골수
유	폐장	기관지, 폐, 뼈조각
술	위장	가슴, 위신경계, 갈비뼈
해	방광	생식기계통, 소변

3. 60갑자(六十甲子)

육십갑자는 열 개의 천간(갑·을·병·정·무·기·경·신·임·계)과 열두 개의 지지(자·축·인·묘·진·사·오·미·신·유·술·해)로 구성된다. 육십갑자는 그 열 개의 천간과 열 두개의 지지를 각각 순차적으로 만들어 낸다. 육십갑자는 천간의 첫 번째인 갑(甲)과 지지의 첫 번째인 자(子)를 짝지은 갑자(甲子)로부터 시작한다.

육갑의 기둥이 모두 60가지이지만 모두가 양(陽)간(干)은 양(陽)지(地)와 어울리고 음(陰)간(干)은 음(陰)지(支)하고만 어울리도록 되어 있다. 즉 양간(甲, 丙, 戊, 庚, 壬)은 양지(子, 寅, 辰, 午, 申, 戌)와 결합했을 때에만 기둥이 성립되고, 음간(乙, 丁, 己, 辛, 癸)은 음지(丑, 亥, 酉, 未, 巳, 卯)와 결합했을 때에만 기둥(柱)으로서 성립이 된다.

갑자순	甲 乙 丙 丁 戊 己 庚 辛 壬 癸
	子 丑 寅 卯 辰 巳 午 未 申 酉
갑술순	甲 乙 丙 丁 戊 己 庚 辛 壬 癸
	戌 亥 子 丑 寅 卯 辰 巳 午 未
갑신순	甲 乙 丙 丁 戊 己 庚 辛 壬 癸
	申 酉 戌 亥 子 丑 寅 卯 辰 巳
갑오순	甲 乙 丙 丁 戊 己 庚 辛 壬 癸
	午 未 申 酉 戌 亥 子 丑 寅 卯
갑진순	甲 乙 丙 丁 戊 己 庚 辛 壬 癸
	辰 巳 午 未 申 酉 戌 亥 子 丑
갑인순	甲 乙 丙 丁 戊 己 庚 辛 壬 癸
	寅 卯 辰 巳 午 未 申 酉 戌 亥

이렇게 순환을 해서 천간(天干)은 여섯 바퀴 돌고 지지(地支)는 다섯 바퀴를 도는 과정에서 갑자(甲子)에서 계해(癸亥)로 마무리가 되고 다시 갑자(甲子)가 시작된다. 즉, 60번 돌고 돌아 다시 원래의 첫 출발점인 갑자(甲子)로 되돌아온다.

갑자, 을축, 병인 ....으로 흐르는 것을 순행(巡行)이라 하고, 계해, 임술, 신유... 으로 흐르는 것을 역행(逆行)이라 한다.

4. 사주팔자와 건강 체질뜸 알기

사람이 태어나면 년(年), 월(月), 일(日), 시(時)가 주어지게 된다. 연월일시에 보통 태어났다는 의미의 날생(生)자를 붙여서 우리는 생년, 생월, 생일, 생시라고 부른다. 또 각각의 연월일시는 평생을 그 속에서 살아야 하는 집의 기둥이라 하여 기둥 주(柱)자를 붙여서 년주(年柱), 월주(月柱), 일주(日柱), 시주(時柱)라고 한다. 그래서 태어나면 네 개의 기둥이 주어진다고 해서 사주(四柱)라고 한다.

그리고 각 기둥을 보면 두 자씩 되어 있다. 천간과 십이지지를 적용하여 사주의 글자를 세어보면 4기둥에 2자씩이니 "4×2=8" 字가 된다. 그래서 팔자(八字)라고도 한다. 즉 태어나면 주어지는 여덟 자를 사주팔자라는 대명사로 부르고 있다.

1960년 6월 22일(평달), 오전 8시 남자의 사주팔자는 다음과 같다.

시	일	월	년
술(戌)	갑(甲)	계(癸)	경
진(辰)	진(辰)	미(未)	자

건강체질뜸은 일주(日柱)의 정보를 이용하여 적용한다.

5. 사주와 현대질병

종류	목(木)		화(火)		토(土)		금(金)		수(水)	
천간 (天干)	갑(甲)	을(乙)	병(丙)	정(丁)	무(戊)	기(己)	경(庚)	신(辛)	임(壬)	계(癸)
지지 (地支)	인(寅)	묘(卯)	사(巳)	오(午)	진(辰), 술(戌)	축(丑), 미(未)	신(申)	유(酉)	해(亥)	자(子)
음양 (陰陽)	陽	陰	陽	陰	陽	陰	陽	陰	陽	陰
오장 육부	쓸개	간	소장	심장	위	비장	대장	폐	방광	신장
천위 (天違)	쓸개 머리	간 목	소장 어깨	심장 가슴	위 옆구리	비장 배	대장 배꼽	폐 대퇴부	방광 자궁 수정관 정강이	신장 난소 다리

지반 (地反)	혈맥 손	손가락 혈관	얼굴 목구멍 대뇌 치아	소뇌 눈 심장 혀	피부 가슴 명치 등 다리	위 가슴 입술 발 손목	폐 대뇌 치질 늑막	코 소뇌 머리 정혈	신장 치질 대변	요도 음부 방광 자궁 귀
병근 (病根)	위장, 간장		심장, 뇌, 눈		늑골, 하복부, 자궁		호흡기, 눈, 성병		신장, 하복부, 태병	
증세 (症勢)	간과 쓸개에 이상이 온다. 쉽게 화를 내고 불면증과 우울증, 신경과민, 식욕부진 피로감, 시력과 성욕의 감퇴 어지럼증이 우려된다. 혈압에 문제가 있을 경우 안색이 누렇다.		심장질환이나 가슴이 두근거리거나 호흡곤란이 온다. 입이 마르고 안색이 붉다, 말이 명확하지 않고 이명이 있다. 배변에 이상이 있고 심신이 불안하다 사지에 무력감이 느껴지고 땀이 난다. 심장부위에 통증이 있다.		비장과 위장에 질환이 우려된다. 복부팽만, 반대로 식욕부진, 구토증, 권태감, 팔다리가 무겁다. 단 것이 좋아지고 졸립고 배변에 이상이 있다. 하품이 잦고 배에서 소리가 나며 관절에 이상이 있다. 안색부종		폐와 대장에 이상이 있다. 우울과 번뇌, 환상, 잡념이 많아 진다. 호흡이 곤란해지고 피부에 이상이 온다. 인후종통, 두근거리는 증세, 견비통, 기침, 설사, 변비, 사지에 권태감이 느껴진다.		신장과 방광에 이상이 온다. 추위를 타고 발 신경에 이상이 있다. 등이 뻣뻣하게 긴장되고 피로감, 성욕감퇴, 기억력 감퇴, 이명 증세가 있다. 심신이 불안하고 피부는 검어지고 겁이 많아진다. 코피를 많이 흘린다.	

6. 오행(五行) 생극(生克)과 질병(疾病)

1) 오행 생(生)·극(克)의 의미

오행의 생극은 일반적으로 정상적인 생극 관계를 의미하는데, 生하는 것은 母라 하고, 생해지는 것은 子라 한다. 즉, 木生火의 경우에 있어서 목은 화의 모가 되고, 화는 목의 자가 되는 것이다. 그리고, 극하는 것은 내가 극하는 것이고, 극하여지는 것은 나를 극하는 것이다. 즉, 木克土의 경우에 있어서 목은 내가 극하는 것이고, 토는 나를 극하는 것이다. 이때에 목은 토가 이길 수 없는 것이 되고, 토는 목이 이기는 것이 된다고 표현할 수 있다.

이러한 관계는 자연계뿐만 아니라 인체에서도 동일하게 적용될 수 있다. 그 예를 들어보면 다음과 같다.

(1) 木生火

봄은 목, 여름은 화이다. 봄에는 陽氣가 처음 만들어지므로 少陽이 되고 기후는 따뜻하다. 여름은 양기가 활발하므로 太陽이 되고 기후는 덥다. 더운 것은 화가 된다. 즉, 봄에서 여름으로 계절이 바뀌게 되면 양기는 점점 활발하게 되어 소양에서 태양으로 변하므로 목생화가 된다.

肝은 목의 장[木臟]이고 心은 화의 장[火臟]인데, 목의 성질은 升發하고 화의 성질은 炎上하므로, 승발은 염상을 돕는다. 이와 같이 肝藏血과 心主血에 있어서 心血의 운행은 간의 조절에 의하여 이루어지므로 肝生心이 되는 것이다.

(2) 火生土

여름은 화, 長夏는 토이다. 여름의 기후는 덥고 장하의 기후는 습한데, 토의 습한 기는 화의 陽熱한 기에 의하여 만물을 성장시키게 되므로 화생토가 되는 것이다.

心은 화의 장이고 脾는 토의 장[土臟]인데, 비의 運化작용은 心火가 데워줌으로써 가능하다. 心主血과 脾統血에 있어서, 비의 통혈작용은 심의 주혈작용에 의하여 이루어지므로 心生脾가 되는 것이다.

(3) 土生金

장하(長夏)는 토, 가을은 금이다. 토의 성질은 땅과 같이 부드럽고 금의 성질은 하늘과 같이 강인한데, 땅의 기운이 상승하면 구름이 되고 하늘의 기운이 하강하면 비가 되니, 구름으로부터 땅의 기가 나오게 되므로 토생금이 되는 것이다.

비가 토의 장이고 肺는 금의 장[金臟]인데, 폐는 전신의 기를 주관하고 비는 氣血을 生化케 하는 근원이 되므로 脾生肺가 되는 것이다.

(4) 金生水

가을은 금, 겨울은 수이다. 가을은 기후가 서늘하고 겨울은 찬데, 서늘한 기후는 찬 기운이 조금 있는 것이고, 서늘한 기운이 변하여 찬 기운인 수가 되므로 금생수가 되는 것이다.

폐는 금의 장으로 上焦에 위치하며 腎은 수의 장[水臟]으로 下焦에 위치하는데, 상초는 안개나 이슬처럼 수분을 확산시킨다. 신은 水液을 주관하는데, 肺氣가 하강함으로써 신의 수액이 작용할 수 있으므로 肺生腎이 되는 것이다.

(5) 水生木

겨울은 수, 봄은 목이다. 목은 少陽의 기이며 소양의 기는 매우 미약한 양기로 생성되는데, 물속에 있는 미약한 양기가 움직이기 시작하여 수분이 위로 올라가 나무를 적시게 되므로 수생목이 되는 것이다.

신은 수의 장이고 간은 목의 장으로, 목의 生發하는 기운은 수의 滋養하는 기운에 의하여 이루어진다. 腎藏精과 肝藏血에 있어서 精은 血로 변하고 간은 혈을 저장하는데, 간의 陰血이 충족하게 되면 肝陽이 과도하지 않게 되므로 腎生肝이 된다.

(6) 金克木

가을은 금으로 그 기후는 맑고 서늘하며 하강하는 성질이 있고, 봄은 목으로 그 기후는 따뜻하며 상승하는 특징이 있는데, 하강하는 성질은 상승하는 성질이 지나치게 되는 것을 억제할 수 있으므로 금극목이 되는 것이다.

폐는 금의 장으로 肅降하고 간은 목의 장으로 승발하는데, 폐의 숙강이 肝陽의 上亢을 억제할 수 있으므로 肺克肝이 되는 것이다.

(7) 木克土

봄은 風木이며 바람은 발산하는 성질이 있고, 장하는 습토이며 습기는 뭉쳐지는 성질이 있다. 土濕의 기후가 만물을 생장 시킴에 있어서, 지나치게 뭉쳐지지 않는 것은 풍목의 발산작용이 있기 때문이다. 그러므로 목극토가 되는 것이다.

간은 목의 장으로 그 성질이 소통되어야 하고, 비는 토의 장으로 그 성질이 습윤하여야 한다. 습은 항상 쌓여 정체하기 쉬운데, 간의 소통작용에 의하여 脾濕이 지나치지 않게 조절되므로 肝克脾가 된다.

(8) 土克水

토는 땅 즉 대지와 같이 敦厚하고 수는 땅속에 스며들어 흘러 다니는 물인데, 물이 땅위로 지나치게 넘치지 않는 이유는 땅이 밖에서 에워싸고 있기 때문이다. 그러므로 토극수가 되는 것이다.

비는 토의 장으로 水穀을 運化해서 기혈을 생성하고, 신은 수액을 주관한다. 기에 의해 수액이 순환하는데, 기는 비에서 생성되므로 비가 정상적이면 수액의 순환도 정상적으로 이루어질 수 있기에 脾克腎이 되는 것이다.

(9) 水克火

겨울은 수로서 그 기후는 싸늘하고, 여름은 화로서 그 기후는 덥다. 그러나 시원한 기운은 더위를 이길 수 있으므로 수극화가 되는 것이다.

신은 수의 장으로 아래로 내려가는 성질이 있고, 심은 화의 장으로 불꽃과 같이 위로 올라가는 성질이 있다. 신에 잠재되어 있는 眞陽은 腎水를 움직여서 심으로 보내어, 심화가 지나치게 죄는 것을 억제할 수 있으므로 腎克心이 되는 것이다.

(10) 火克金

여름은 화로서 상승하는 성질이 있고, 가을은 금으로서 하강하는 성질이 있다. 상승하는 기운은 하강이 지나치게 되는 것을 억제할 수 있으므로 화극금이 되는 것이다.

심은 화의 장으로 불꽃과 같이 위로 타오르는 기운이 있고, 폐는 금의 장으로 숙강하는데, 심의 타오르는 기운은 肺金의 숙강이 지나치게 되는 것을 억제할 수 있으므로 心克肺가 되는 것이다.

질병의 원인은 사주팔자 음양오행(陰陽五行) 중에 양(陽)이 지나치게 많거나, 적거나, 없는 경우 또는 사주팔자(四柱八字) 중 오행이 한쪽으로 치우치는 경우, 천간충(天干沖)이나 지지충(地支沖) 에 의해 그 오행 일부가 약해지거나 천간합(天干合), 지지합(地支合)에 의해 어느 한 쪽으로 치우쳐 지나치게 강해질 때 질병에 걸린다고 추론한다.

음양오행을 골고루 적당히 가지고 태어나면 비교적 건강하다고 볼 수 있다. 어느 한가지 내지 두 가지의 오행이 전혀 없는 경우는 대운(大運)이나 세운(世運)에서 오행(五行)이 왔을 때 질병이 오지 않지만 치우친 오행을 극(克)하거나 충(沖)할 때는 질병이 발생하게 된다. 그 이유는 나를 도와주는 오행을 충(沖)하거나 극(克)을 한다면, 운이 나쁘게 작용하여 그 사람은 하는 일마다 실패를 했을 것이고 스트레스를 많이 받았을 것이다. 운이 나쁘다는 말은 돈과 명예를 말하는 것으로 돈을 벌려고 사업을 시작했는데 실패하고 신경을 쓰다 보니 과음, 과식을 하게 되고, 담배 등을 피우게 되어 각종 스트레스로 인해 몸 속에 어혈이 증가하게 되면 모세혈관이 막히게 되고 각종 세포는 혈액 순환이 안되어 영양을 공급받지 못하면 질병이 발생하게 되는 것이다.

2) 生·克 原理의 특징

첫째는, 相生과 相克은 결코 어느 하나가 독립적으로 작용하는 것이 아니고 동시에 발생한다는 사실이다.

둘째는 生속에 克이 있고(生中有克) 克中에 生이 있다는 사실이다(克中有生). 이를 다시 순환하는 五行相生과 相克의 원리 속에서 살펴보면 生中有克은 木을 예로 하여 살펴보면 木을 生하는 것은 水이고 木이 生하는 것은 火인데 水와 火사이에는 相克의 관계가 성립하니 生속에 克이 있는 것이 된다. 克中有生은 역시 木을 예로 하여 살펴보면 木을 克하는 것은 金이고 木이 克하는 것은 土인데 土와 金사이에는 相生의 관계가 성립하니 克 중에 生이 있는 것이 된다.

표. **사물의 오행속성 귀류표**

		木	火	土	金	水
自然界	五季	春	夏	長夏	秋	冬
	五化	生	長	化	收	藏
	五氣	風	暑	濕	燥	寒
	五方	冬	南	中	西	北
	時間	平旦	日中	日西	日入	夜半
	五音	角	徵	宮	商	羽
	天干	甲乙	丙丁	戊己	庚辛	壬癸
	地支	寅卯	巳午	辰戌丑未	申酉	亥子
	五色	靑	赤	黃	白	黑
	五味	酸	苦	甘	辛	鹹
	五穀	麥	禾	稷	稻	豆
	五果	李	杏	棗	桃	栗
	五菜	韮	薤	葵	葱	藿
	五畜	鷄	羊	牛	馬	彘
	五臭	臊	焦	香	腥	腐
	五役	色	臭	味	聲	液
人體	五臟	肝	心	脾	肺	腎
	六腑	膽	小腸	胃	大腸	膀胱
	官竅	目	舌	口	鼻	耳
	形體	筋	脈	肌肉	皮毛	骨
	情志	怒	喜	思	悲	恐
	五聲	呼	笑	歌	哭	呻
	五變	握	憂	噦	咳	慄
	五支	爪	毛	乳	息	髮
	五精	魂	神	意	魄	志
	五液	淚	汗	涎	涕	唾

7. 지지와 인체기관의 대응

子	陰水	신장, 귀, 방광, 요도, 생식기, 허리	午	陰火	심장, 혀, 눈, 정기신(精氣神)
丑	陰土	비장, 발, 흉부, 복부	未	陰土	위장, 입, 비장, 복부
寅	陽木	쓸개, 혈관, 관절, 두발(頭髮), 손	申	陽金	대장(大腸), 근골(筋骨), 폐(肺), 치아
卯	陰木	간장, 손, 신경, 두발, 눈, 관절	酉	陰金	폐, 치아, 기관, 후두
辰	陽土	피부, 위장, 비장, 근육, 소화기관	戌	陽土	흉부, 명문
巳	陽火	치아(齒牙), 인후(咽喉), 소장(小腸)	亥	陽水	방광, 항문, 생식기

8. 십간과 오장육부 상응

사주팔자의 음양오행이 균형을 이루지 못하고 조후가 불순하면 정신적, 육체적으로 건강하지 못하고 허약 할 수 있다. 더구나 충극(沖克)이 심하고, 오행(五行)이 편중되고 조화를 이루지 못한 경우는 오장육부가 부실하여 제 기능을 다하지 못하므로 허약체질로 태어났다고 볼 수 있다.

五臟	간장	심장	비장	폐장	신장	심포락
陰干	乙	丁	己	辛	癸	-
六腑	쓸개	소장	위장	대장	방광	삼초
陽干	甲	丙	戊	庚	壬	-

1) 오장의 기능과 증상

(1) 간장: 음목(陰木)(을(乙), 묘(卯))

- 양분을 저장하고 해독작용 등을 담당하는 기관이다.
- 증상은 "침묵의 장기"라 불린 만큼 통증이 없으며, 눈 관련 질환(시력저하, 충혈, 눈부시거나 눈물이 나고, 눈 떨림, 백내장)이 발생하고 피곤하고 짜증이 나며 부종이 생기기도 하다.

(2) 심장: 음화(陰火)(丁, 午)

- 온몸에서 이산화탄소를 가지고 있는 정맥혈을 폐로 보내 산소를 공급 받은 다음 동맥혈을 다시 받아들여 온몸으로 산소와 영양분을 순환시키는 펌프 역할을 하는 기관이다.
- 대부분 잘못된 습관과 음주, 심한 스트레스와 과로 등이 원인이며, 혀 이상(미각이나 언어장애)이나 얼굴과 귀 등이 충혈되며 어깨가 묵직하거나 통증이 나타난다.
- 겨드랑이의 액취가 심하고 팔이나 새끼손가락이 이상 증세가 나타나기도 하다.

(3) 비장: 음토(陰土)(己, 未, 丑)

- 위의 왼쪽 뒤에 있는 림프계 기관으로 림프구를 만들고 노쇠한 적혈구를 파괴하는 역할을 하는 기관이다.
- 증상은 입술이 마르고 갈라지며 파랗게 되기도 한다. 비만증세가 나타나고 갑상선이 생기며 복부나 수족냉증, 하체에 이상이 올 수 있다.

(4) 폐: 음금(陰金)(辛, 酉)

- 호흡기의 주요 기관으로 폐포를 통해 혈액 중의 이산화탄소와 들이 마신 산소를 교환하여 혈액으로 공급하는 구실을 하는 기관이다.
- 폐 이상증상은 코 관련 질환(비염, 축농증, 코골이 등)이나 기관지, 기침, 가래, 천식, 호흡곤란 등의 증세가 나타난다.

(5) 신장: 음수(陰水)(癸, 子)

- 신장 속에 있는 피질의 신소체라는 곳에서 오줌을 걸러낸다. 이 오줌은 몸 속에 생긴 노폐물이나 독이 있는 물질과 남아도는 물을 신장에서 걸러낸 것들이다.
- 신장에 이상이 생기면 온 몸이 붓는 증세와 오줌으로 반응이 나타나며 염기와 산도가 지나치게 쌓이게 되어 혈압이 올라가기도 한다.
- 그리고 귀 관련 질환(중이염, 이명증 등)이나 생식기 관련 질환(허리근육, 전립선, 생리불순 등)이 발생하고 水의 역할 미비로 인한 木의 장부에 이상증세가 나타나기도 한다.

2) 육부의 기능과 증상

(1) 담: 陽木(甲, 寅)

- 간 옆에 붙어 있는 주머니 모양의 기관으로 간에서 만들어진 담즙을 저장하고 농축하는 일을 담당한다.
- 간이나 담낭에 병이 발생하면, 담즙이 피 속으로 거꾸로 흘러 들어 황달이 생기며 십이지장궤양, 편두통, 고관절 등의 이상이 오게 된다.

(2) 소장: 陽火(丙, 巳)

- 위와 대장 사이에 있는 대롱 모양의 긴 소화관으로 위에서 내려 온 음식물을 연동운동을 해서 영양분을 흡수하여 배설물을 배출하기 위해 항문 쪽으로 이동시키는 역할을 담당한다.
- 물은 주로 소장에서 흡수한다. 소화불량으로 인한 만성피로 증세나 어깻죽지나 내측 팔에 이상이 생기고 안면에 통증이 나타나기도 한다.

(3) 위장: 陽土(戊, 辰, 戌)

- 섭취한 음식물을 모아서 소화시키는 기관이다. 위는 영양분을 거의 흡수하지 않으며 알코올이나 약간의 당분을 흡수한다.
- 위산과다로 인한 속 쓰림, 신물, 위염, 위궤양, 위암 등이 발생하고 부종, 안면마비, 편두통, 위하수증이 나타나기도 하다.

(4) 대장: 陽金(庚, 申)

- 소장에서 영양분을 흡수하고 남은 음식물 찌꺼기에서 약간의 수분과 염류 등을 흡수하고 대변 덩어리를 만들어 항문으로 밀어내는 작용을 담당한다.
- 설사, 변비가 잦고 가스가 심하게 생기며 장에서 소리가 나기도 한다. 피부관련 질환이나 치질, 어깨근육통이 발생한다.

(5) 방광: 陽水(壬, 亥)

- 신장에서 수뇨관을 통해 내려 보내진 오줌을 저장했다가 일정량이 되면 주기적으로

요도를 통해 몸 밖으로 배설하는 일을 담당한다.

- 방광이 이상이 생기면 부종이나 요실금, 방광염이나 요도염으로 인한 오줌소태, 그리고 신체의 뒤쪽 편에 이상증세가 나타난다.

(6) 삼초

기능은 있으나 실체가 없는 상초, 중초, 하초를 삼초라고 한다.

- 상초: 혈액순환과 호흡기능을 맡은 부위로 심장과 폐장이 이에 해당하며, 이상이 발생하면 목구멍이 붓고 입안이 헐며 두통이나 눈의 충혈이 나타난다.
- 중초: 심장과 배꼽의 중간 부분에 위치하여 음식의 소화 작용을 담당하며 이상이 발생하면 식욕부진이나 변비가 발생한다.
- 하초: 배꼽 아래 방광의 윗부분으로 노폐물의 배설작용을 담당하고 대장, 소장, 방광 등이 이에 속한다.

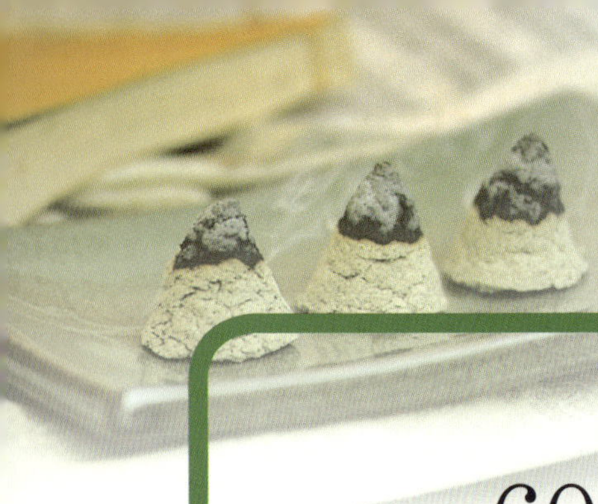

10장

60갑자(甲子) 풀이

- 질병과 건강 체질뜸의 위치 -

1. 갑자(甲子)일생

갑(甲)목은 양(陽)목이며 고집이 세고 우두머리가 되려는 기질이 있다. 자(子)는 양(陽)수이고 흐르는 물로 자기 일보다 남의 일에 신경을 많이 쓴다. 수생목(水生木)하여 자신을 버리고 갑(甲) 목을 도와준다. 갑자(甲子) 일생은 이해타산이 빠르며 재주가 많고 자신감이 넘친다. 성격은 원만하고 대인관계가 좋으며 항상 우두머리가 되어야 하고 고집이 세다.

자(子)는 방광(膀胱)에 해당하고, 갑(甲)목은 담낭(膽囊)에 해당한다. 水生木 이므로 신장(腎臟)기능이 나빠져도 담낭(간장)기능을 살리려 한다. 소변에 이상이 생기며 담낭의 이상으로 소화기능의 문제가 많다고 볼 수 있다.

그러므로, 뜸의 위치는 신수(腎兪), 삼음교(三陰交), 방광수(膀胱兪), 담수(膽兪), 간수(肝兪)로 하면 된다.

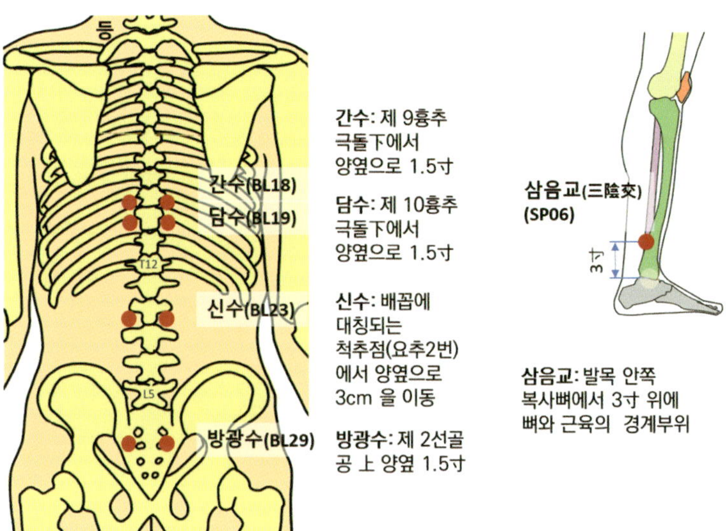

2. 을축(乙丑)일생

을(乙)목은 음(陰)목이며 약하고 부드럽다. 새싹이 땅에서 솟아 나오는 형상이다. 목(木)극(克)토(土)라서 을(乙)목이 축(丑) 토를 극(克)한다고 생각하겠지만 축(丑)토는 지장간(癸, 辛, 己)에 계수(癸水)가 물을 품고 있는 토(土)로써 을(乙)목의 새싹의 성장을 도와준다.

을(乙)목은 간장(肝臟)에 해당하고 축(丑)토는 비장(脾臟)에 해당한다. 전체 사주에서 목의 기운이 너무 강하고 축(丑)토(土)의 기운이 약하면 木기운이 土를 눌러 당뇨(糖尿), 고혈압(高血壓)으로 고생한다.

그리하여, 뜸의 위치는 간수(肝俞), 담수(膽俞), 비수(脾俞), 위수(胃俞), 족삼리(足三里)이다.

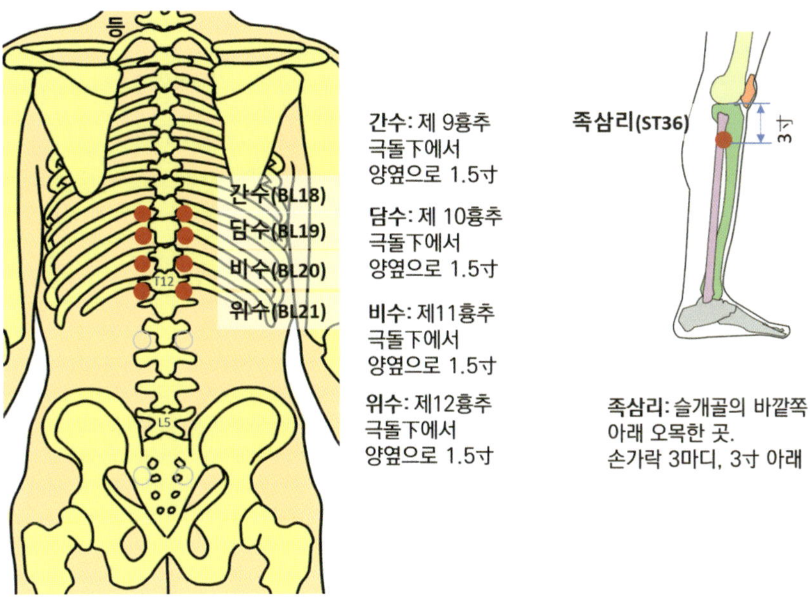

3. 병인(丙寅)일생

병(丙)화는 양(陽)화로써 만물을 비추며 태양과 같다. 인(寅) 목은 성격이 매우 불같고 솔직하다. 불같은 성격을 자제해야 성공할 수 있으니 항상 외롭고 쓸쓸하고 고독하다. 어떤 일을 기획하고 강하게 밀고 나가는 추진력은 있지만, 목(木) 기(氣)가 강할 때는 용두사미가 되어 자기 자신을 챙기지 못하는 경우가 많다. 병(丙)화는 소장(小腸)이고 인(寅)목(木)은 담낭(膽囊)에 해당하므로 木生火(목생화) 되어 담낭(膽囊)은 희생해서라도 소장(小腸)은 생(生)하게 한다. 비만체질이 되기 쉽고 허리통증으로 고생한다. 만성피로에 시달리면 간장(肝臟)을 활성화해야 한다.

그리하여, 뜸의 위치는 담수(膽兪), 간수(肝兪), 기해(氣海), 관원(關元)이다.

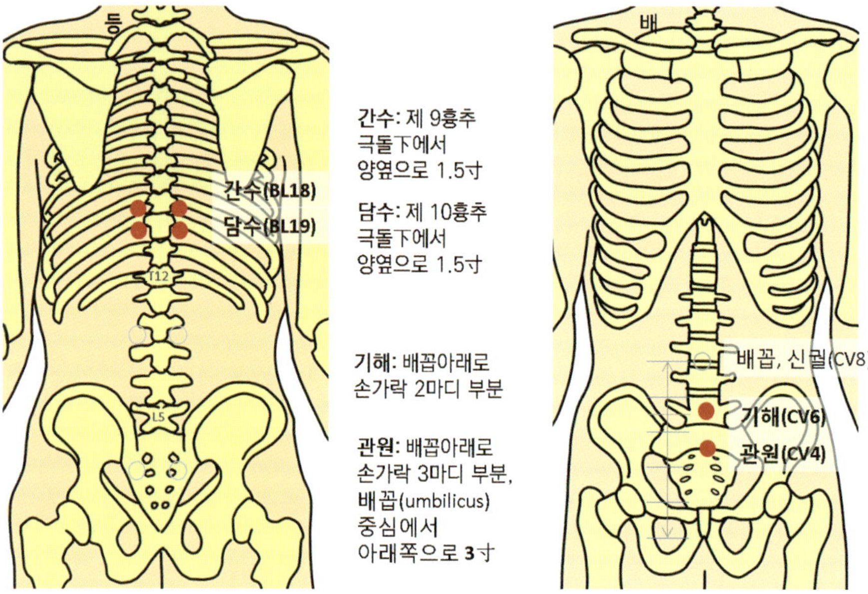

4. 정묘(丁卯)일생

정(丁)화는 촛불과 같은 은은한 불이다. 정묘(丁卯)의 기운은 약한 듯 보이지만 은은하며 부드럽고 강하다. 외우내강의 저돌적인 힘을 지니고 있다. 정도 많고 눈치도 빨라 윗사람으로부터 인정을 받는다. 정(丁)화는 심장(心臟)에 해당하며, 묘(卯)목은 간장(肝臟)에 해당한다. 간장(肝臟)의 다음 장기가 심장(心臟)이며, 간장에 문제가 생겨 요산(尿酸)을 심장(心臟)으로 보내면 전신으로 퍼질 수 있으므로, 간(肝)을 활성화해야 한다.

그리하여, 뜸의 위치는 심수(心兪), 간수(肝兪), 담수(膽兪), 신수(腎兪)이다.

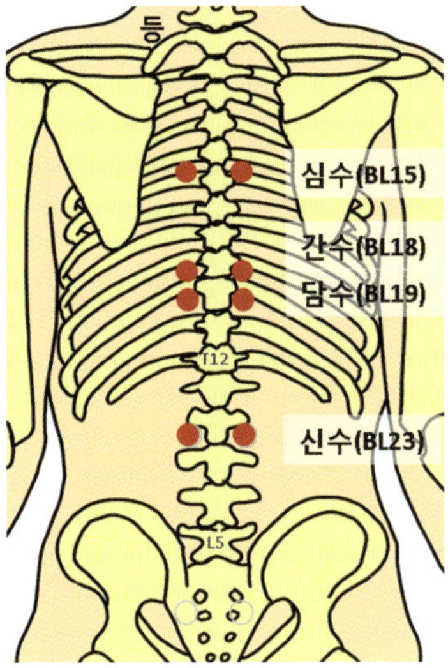

심수: 제 5흉추
극돌下에서
양옆으로 1.5寸

간수: 제 9흉추
극돌下에서
양옆으로 1.5寸

담수: 제 10흉추
극돌下에서
양옆으로 1.5寸

신수: 제 2요추
극돌下 에서
양옆으로 1.5寸(3cm)

5. 무진(戊辰)일생

무(戊)토(土)는 양(陽)토이며, 메마른 토양과 같다. 무(戊)토는 믿음이 있고, 성실하며 듬직한 기질이 있다. 진(辰)토는 양(陽)토의 무(戊)토에 해당하나 실은 수(水) 기운을 많이 품고 있다. 무(戊)토는 위(胃)에 해당하고, 진(辰)토도 위(胃)에 해당한다. 위장(胃臟)의 기능을 튼튼하게 타고나지만, 망가질 때는 감당을 못하므로 위장(胃臟)을 혹사시키지 말아야 하고, 위염(胃炎), 소화불량(消化不良) 등으로 고생하고 당뇨의 위험이 있다.

그리하여, 뜸의 위치는 중완(中脘), 간수(肝兪), 담수(膽兪), 족삼리(足三里)이다.

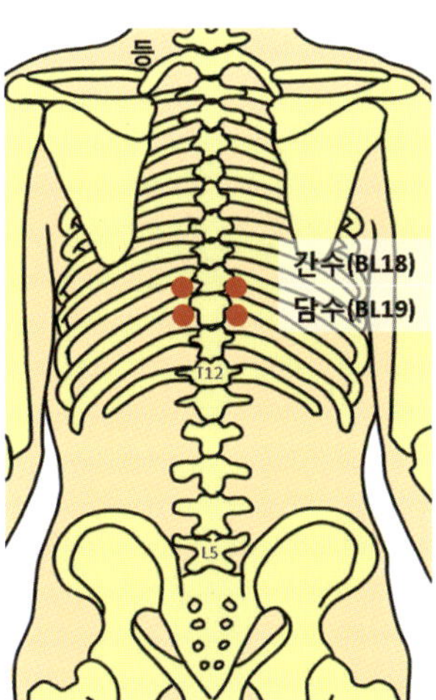

간수: 제 9흉추
극돌下에서
양옆으로 1.5寸

담수: 제 10흉추
극돌下에서
양옆으로 1.5寸

중완:
배꼽(umbilicus)
중심에서
위쪽으로 4寸.

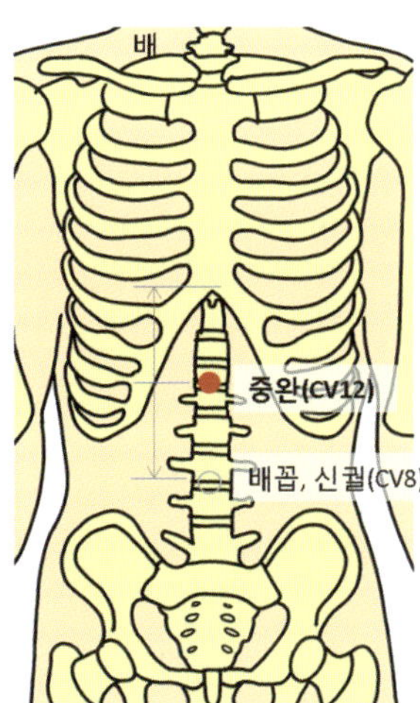

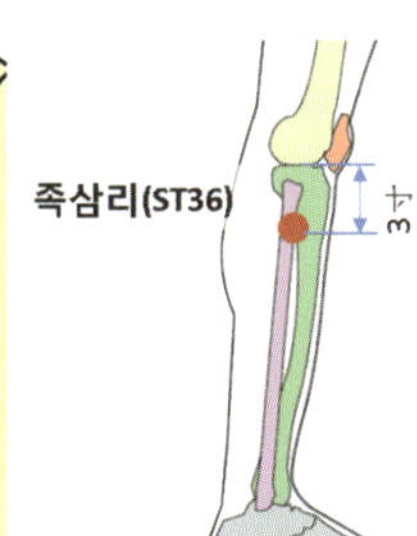

족삼리: 슬개골의 바깥쪽
아래 오목한 곳.
손가락 3마디, 3寸 아래

6. 기사(己巳)일생

기(己)토(土)는 음(陰)토이고 습토(濕土)이다. 만물을 성숙하게 하고 모든 것을 조화롭고 슬기롭게 작용한다. 사(巳)화는 음(陰)화이지만 음기가 다하고 양기의 기운으로 가득 차 있다. 기(己)토(土)는 비장(脾臟)을 의미하며, 사(巳)화(火)는 심장(心臟)에 해당한다. 화(火) 생(生) 토(土)이므로 심장(心臟)의 도움을 받아 비장(脾臟)의 기능은 좋으나 심장(心臟)기능의 저하로 인해 협심증 심근경색의 위험이 있고 풍치(風齒)로 고생한다.

그리하여, 뜸의 위치는 심수(心俞), 비수(脾俞), 족삼리(足三里)이다.

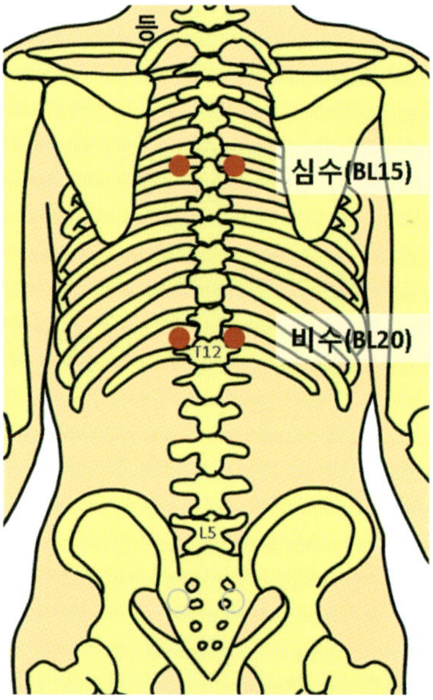

심수: 제 5흉추
극돌下에서
양옆으로 1.5寸

비수: 제 11흉추
극돌下에서
양옆으로 1.5寸

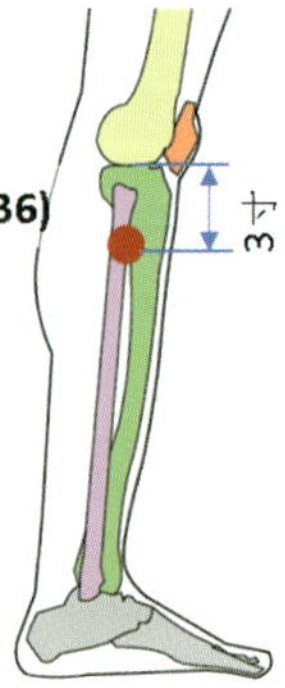

족삼리: 슬개골의 바깥쪽
아래 오목한 곳.
손가락 3마디, 3寸 아래

7. 경오(庚午)일생

경(庚)금(金)은 양(陽)금이며 차가운 기운이다. 오(午)화는 양기(陽氣)가 다하고 음기(陰氣)로 변하고 있다. 경(庚) 금의 강한 것은 오(午)화로 제련을 하려니 힘이 부족하다. 경(庚) 금은 대장(大腸)을 의미하며, 오(午)화(火)는 소장(小腸)에 해당한다. 너무 마른 체질이라면 소장(小腸)기능에 문제가 있고 살이 찐 비만체질이라면 대장(大腸)기능에 문제가 있다.

그리하여, 뜸의 위치는 폐수(肺俞), 대장수(大腸俞), 소장수(小腸俞), 관원(關元)이다.

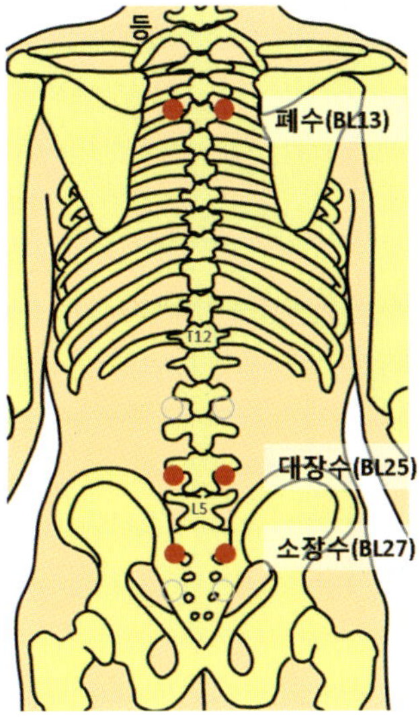

폐수: 제 3흉추 극돌下에서 양옆으로 1.5寸

대장수: 제 4요추 극돌下에서 양옆으로 1.5寸

소장수: 제 1선골공 상편 선상으로 독맥 양옆으로 1.5寸

관원: 배꼽아래로 손가락 3마디 부분. 배꼽(umbilicus) 중심에서 아래쪽으로 3寸

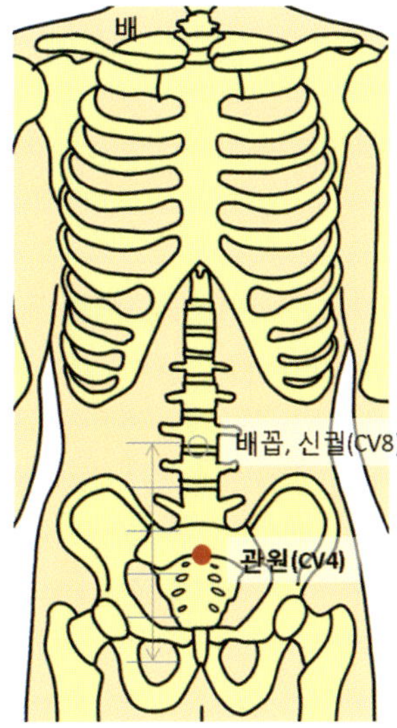

8. 신미(辛未)일생

신(辛)은 음(陰)금(金)이며 겉으로 나타나지 않지만 속으론 차갑고 냉철하다. 미(未)토는 양의 기운(氣運)을 열매를 맺기 위해 다 주고 음(陰)의 기운(氣運)으로 전환할 시기이다. 신(辛)금(金)은 폐장(肺臟)에 해당하며, 미(未)토(土)는 비장(脾臟)에 해당한다. 토(土) 생(生) 금(金)이므로 비장(脾臟)을 버려서라도 폐(肺)를 도우므로 폐의 기능은 좋지만 췌장(膵臟)의 이상으로 당뇨병의 위험이 있다. 그리하여, 뜸의 위치는 폐수(肺兪), 비수(脾兪), 족삼리(足三里)이다.

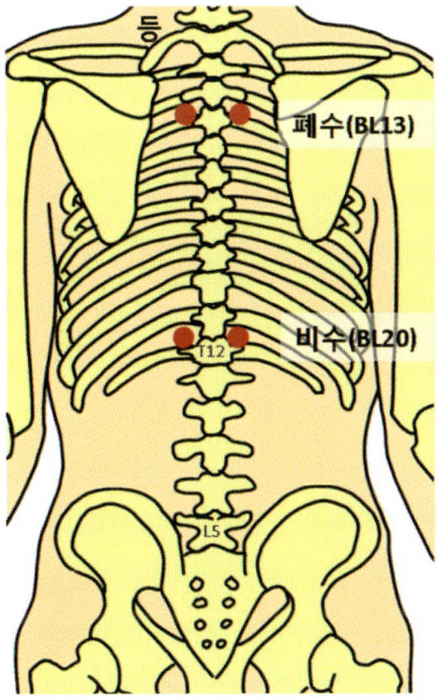

폐수: 제 3흉추 극돌下에서 양옆으로 1.5寸

비수: 제 11흉추 극돌下에서 양옆으로 1.5寸

족삼리: 슬개골의 바깥쪽 아래 오목한 곳. 손가락 3마디, 3寸 아래

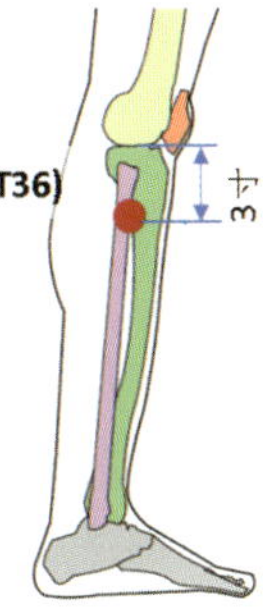

9. 임신(壬申)일생

임(壬)수(水)는 양(陽)수(水)이며 지혜로움을 뜻하며, 높은 곳에서 낮은 곳으로 흐른다. 새로운 기획과 예술성이 뛰어나다. 신(申) 금은 성장을 마무리하고 결실을 맺는 기운을 갖고 있다. 임(壬)수는 방광(膀胱)을 의미하며, 신(申)금은 대장(大腸)을 의미한다. 신(申)금이 임(壬)수를 생(生)하므로 대장(大腸)에 문제가 있어 허리통증으로 고생한다.

그리하여, 뜸의 위치는 요수(腰兪), 대장수(大腸兪), 신수(腎兪)이다.

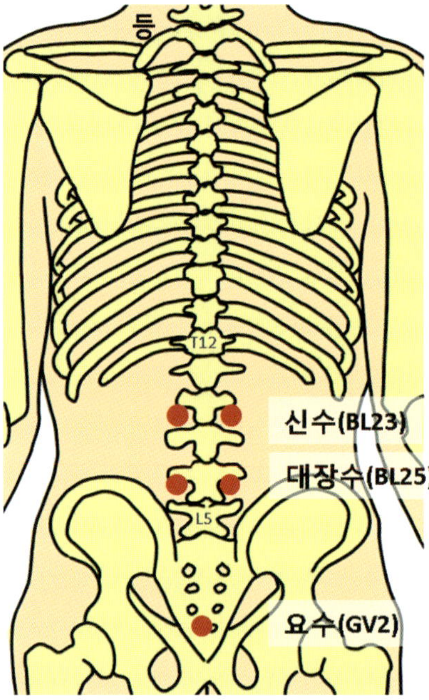

신수: 제 2요추 극돌下 에서 양옆으로 1.5寸(3cm)

대장수: 제 4요추 극돌下에서 양옆으로 1.5寸

요수: 제 4 선골공 사이. 엉치뼈틈새(sacral hiatus).

10. 계유(癸酉)일생

계(癸)수(水)는 음(陰)수(水)이며 임(壬)수가 강물이라면 계(癸)수는 비에 해당하며 지혜로움이 있다. 유(酉)금은 열매를 맺는다. 계(癸)수는 신장(腎臟)에 해당하며, 유(酉)금은 폐장(肺臟)에 해당한다. 유(酉)금이 계(癸)수를 생(生) 해주므로 폐장(肺臟)의 기운을 빼앗겨서 기관지염이나 천식 등의 질병이 올 수 있다.

그리하여, 뜸의 위치는 신수(腎兪), 폐수(肺兪), 대장수(大腸兪)이다.

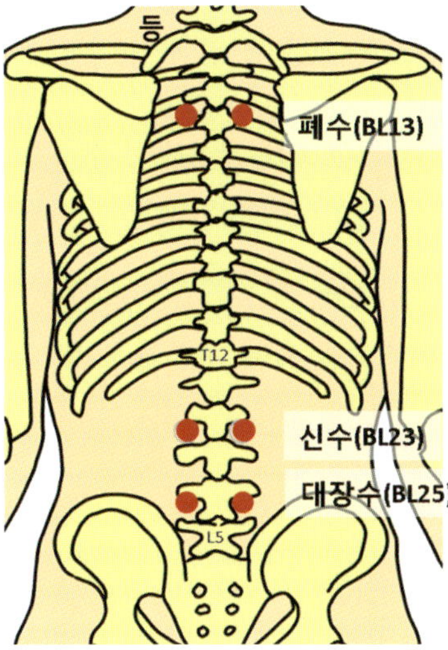

폐수: 제 3흉추 극돌下에서 양옆으로 1.5寸

신수: 제 2요추 극돌下 에서 양옆으로 1.5寸(3cm)

대장수: 제 4요추 극돌下에서 양옆으로 1.5寸

11. 갑술(甲戌)일생

갑(甲)목은 양목이며, 정이 많다. 술(戌)토는 신(辛)·정(丁)·무(戊)의 지장간(支臟干)을 내포하고 있어 정(丁)화의 창고이다. 가을 토(土)인 술(戌)토 안에 정(丁)화가 내재 한다는 것은 겨울을 준비하기 위함이다. 갑(甲)목은 담낭(膽囊)을 의미하고, 술(戌)은 위장(胃臟)을 의미한다. 갑(甲)목이 술(戌)토를 극(克)하므로 위장(胃臟)에 문제가 발생하기 쉬우므로 위궤양의 위험이 있다.

그리하여, 뜸의 위치는 담수(膽兪), 중완(中脘), 족삼리(足三里), 상완(上脘)이다.

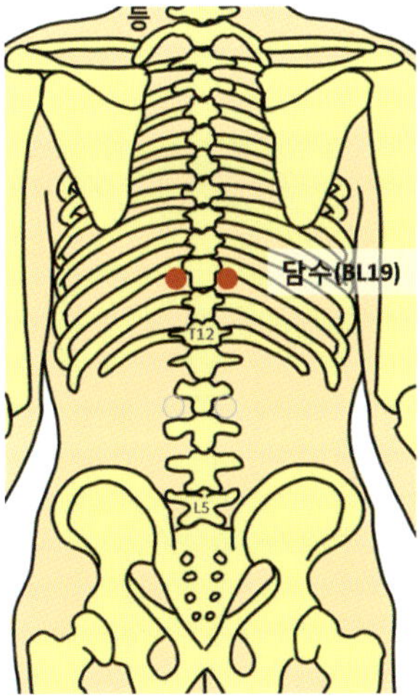

담수: 제 10흉추 극돌下에서 양옆으로 1.5寸

중완: 배꼽(umbilicus) 중심에서 위쪽으로 4寸. (1/2)

상완: 배꼽(umbilicus) 중심에서 위쪽으로 5寸. (5/8)

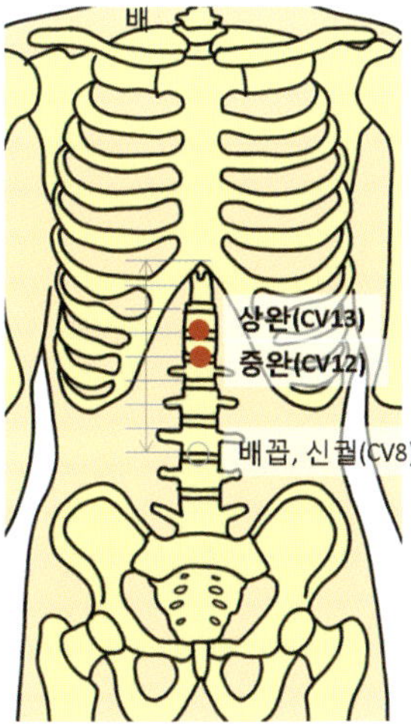

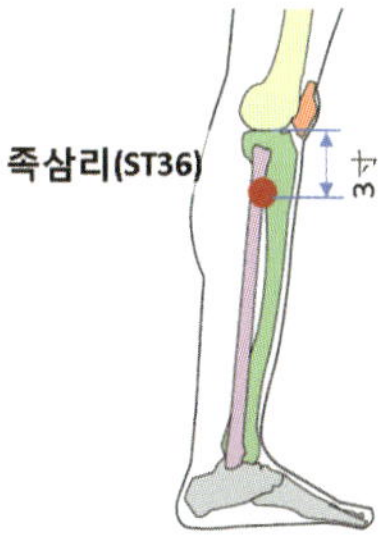

족삼리: 슬개골의 바깥쪽 아래 오목한 곳. 손가락 3마디, 3寸 아래

12. 을해(乙亥)일생

을(乙)목은 음목(木)이며 새싹과 같다. 해(亥)수는 씨앗을 만드는 형상을 말한다. 해(亥)수는 무(戊)·갑(甲)·인(寅)의 지장간(支臟干)을 내포하면서 갑(甲)목의 봄을 그리워한다. 을(乙)목은 간장(肝臟)에 해당하며, 해(亥)수는 신장(腎臟)을 의미한다. 수생목(水生木)을 하므로 신장(腎臟)의 문제가 발생하므로 비뇨기계 질환에 조심해야 한다.

그리하여, 뜸의 위치는 간수(肝俞), 신수(腎俞), 방광수(膀胱俞)이다.

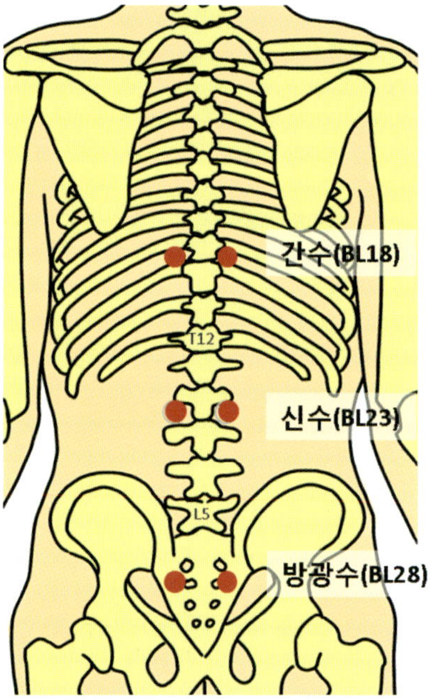

13. 병자(丙子)일생

병(丙)화는 태양과 같은 화려함을 뜻한다. 정열적이고 감정의 기복이 심하며, 사치를 좋아하고 낭비가 심하다. 자(子)수는 봄을 그리워하는 겨울 수(水)이므로 미래에 대한 집착이 있다. 병(丙)화는 소장(小腸)을 의미하며, 자(子)수는 방광(膀胱)을 의미한다. 화(火)가 너무 강하면 목(木)을 말리게 되므로 신장(腎臟)을 비롯한 비뇨기계 문제가 발생하기 쉬우므로 신장(腎臟)을 활성화해야 한다.

그리하여, 뜸의 위치는 신수(腎俞), 방광수(膀胱俞), 기해(氣海), 관원(關元)이다.

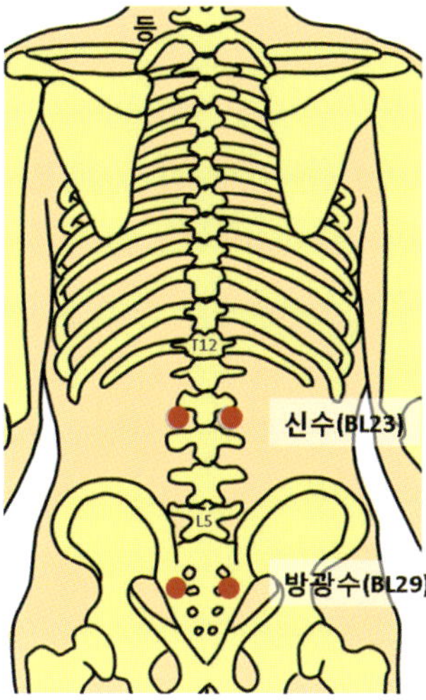

신수: 제 2요추 극돌下 에서 양옆으로 1.5寸(3cm)

방광수: 제 2선골 공 上 양옆 1.5寸

기해: 배꼽아래로 손가락 2마디 부분

관원: 배꼽아래로 손가락 3마디 부분, 배꼽(umbilicus) 중심에서 아래쪽으로 3寸

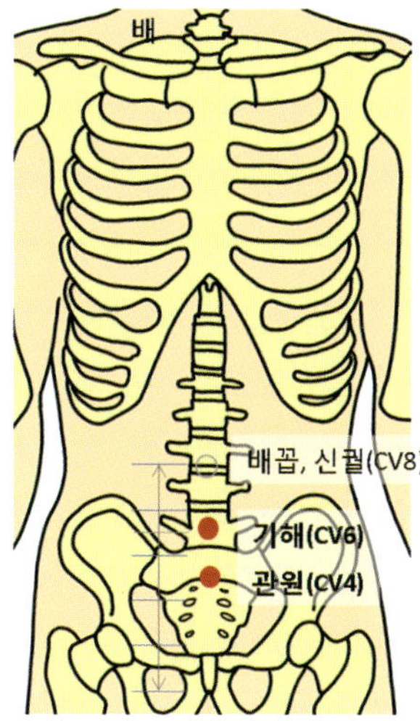

14. 정축(丁丑)일생

정(丁)화는 은은하지만 강한 불이며, 야망이 있고 차분하다. 축(丑)토는 겨울 흙이고 봄을 기다리며 땅 속에는 종자를 보관한다. 화(火) 생(生) 토(土)이므로 나를 버리고 토(土)를 도와주므로 남에게 베풀어 주고도 배신을 당하는 경우가 많다. 정(丁)화는 심장(心臟)을 의미하며, 축(丑)토는 비장(脾臟)을 의미한다. 화(火) 생(生) 토(土)이므로 심장(心臟)에 문제가 발생하므로 부정맥, 협심증의 심하면 심근경색 등에 조심하여야 한다.

그리하여, 뜸의 위치는 심수(心俞), 비수(脾俞), 족삼리(足三里)이다.

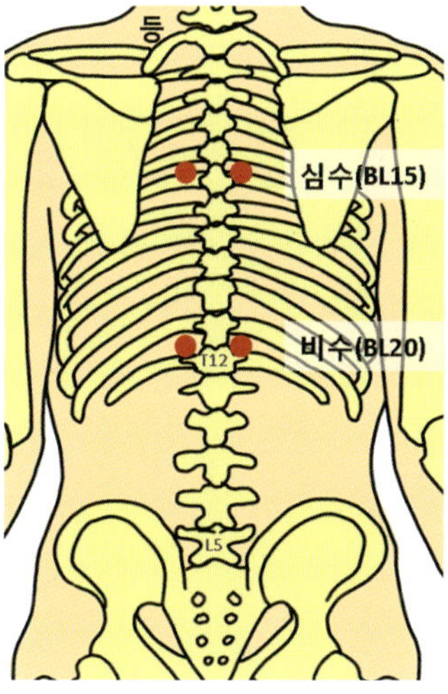

심수: 제 5흉추 극돌下에서 양옆으로 1.5寸

비수: 제 11흉추 극돌下에서 양옆으로 1.5寸

족삼리: 슬개골의 바깥쪽 아래 오목한 곳. 손가락 3마디, 3寸 아래

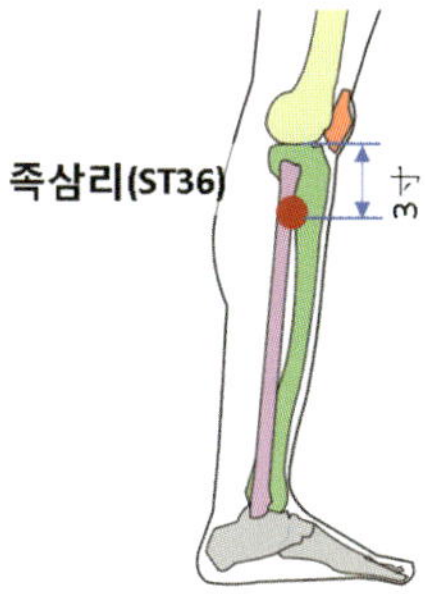

15. 무인(戊寅)일생

무(戊)토는 양(陽)토(土)이며, 만물을 무성하게 함을 의미한다. 인(寅)목은 양(陽)목(木)이고 갑(甲)목에 해당하므로 뻗어나가는 기질 때문에 자존심이 강하고 고집이 세다.

무(戊)토는 위장(胃臟)에 해당하며, 인(寅)목은 담낭(膽囊)에 해당한다. 목(木)극(克)토(土)이므로 위장(胃臟)에 문제가 발생하며 소화장애로 고생한다.

그리하여, 뜸의 위치는 담수(膽兪), 족삼리(足三里), 간수(肝兪), 상완(上脘), 중완(中脘)이다.

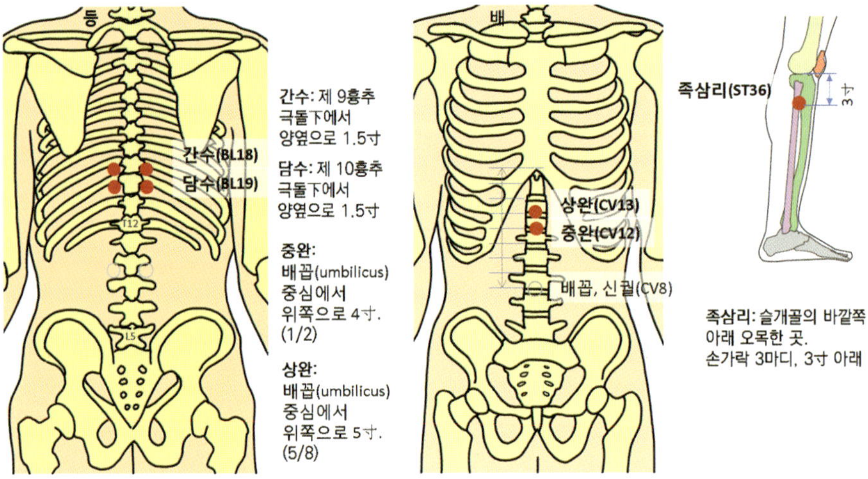

16. 기묘(己卯)일생

기(己)토는 음(陰)토(土)이며 완성을 의미하므로 자만심이 충만하다. 묘(卯)목(木)은 여린 싹이 솟아오름을 의미하므로 감정이 예민하고 정이 많다. 기(己)토는 비장(脾臟)에 해당하고 묘(卯)목은 간장(肝臟)에 해당한다. 마른 사람은 위장(胃臟)에 문제가 있게 되고 비만인 사람은 당뇨, 동맥경화, 고혈압 등의 위험이 있다.

그리하여, 뜸의 위치는 중완(中脘), 상완(上脘), 비수(脾兪), 간수(肝兪)이다.

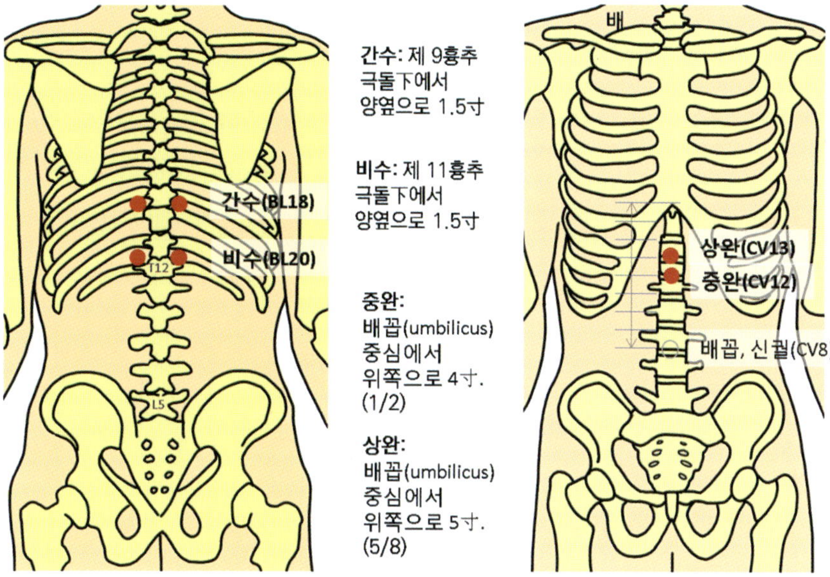

17. 경진(庚辰)일생

경(庚)금(金)은 양(陽)금(金)이며 냉기가 강하며 굳건하다. 진(辰)토(土)는 봄토(土)에 수(水)기운이 강하고 토(土) 생(生) 금(金)이므로 경(庚)금을 돕는다. 경(庚)금은 대장(大腸)을 의미하며 진(辰)토는 위장(胃臟)을 의미한다.

그리하여, 뜸의 위치는 대장수(大腸俞), 중완(中脘), 상완(上脘), 족삼리(足三里), 천추(天樞)이다.

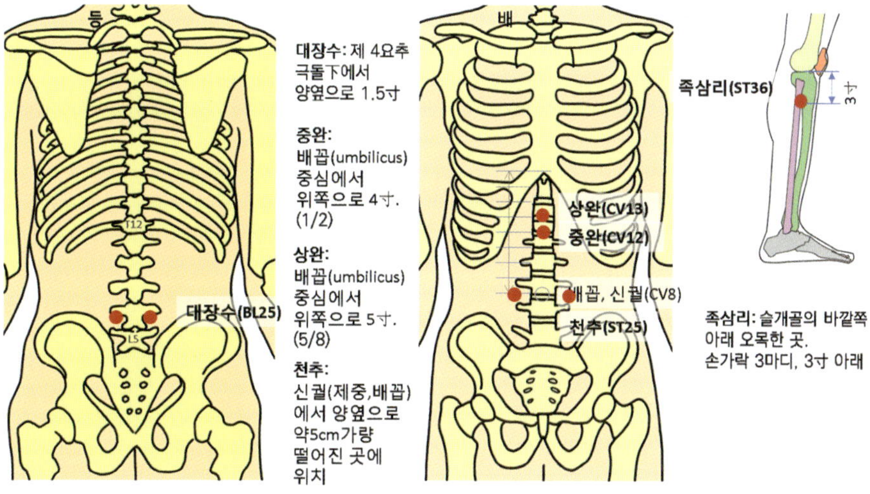

18. 신사(辛巳)일생

신(辛)금(金)은 음(陰)금(金)이며 차분하고 한가하다. 사(巳)화는 정열적이고 부지런하다. 머리가 좋고 두뇌회전이 빠르지만 고집이 세고 자존심이 강하다. 신(辛)금은 폐장(肺臟)을 의미하며, 사(巳)화는 심장(心臟)을 의미한다. 사(巳)화가 강하여 신(辛)금을 극(克)하므로 폐(肺)가 나빠지기 쉬우므로 담배는 반드시 끊어야 한다. 폐결핵, 폐암(肺癌)의 위험이 있다.

그리하여, 뜸의 위치는 폐수(肺俞), 대장수(大腸俞), 심수(心俞)이다.

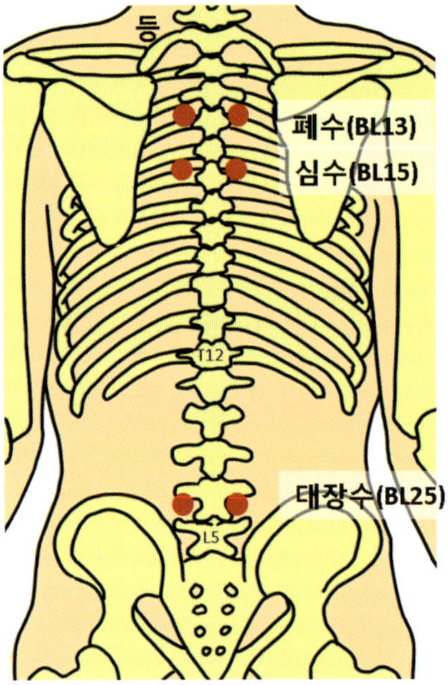

폐수: 제 3흉추 극돌下에서 양옆으로 1.5寸

심수: 제 5흉추 극돌下에서 양옆으로 1.5寸

대장수: 제 4요추 극돌下에서 양옆으로 1.5寸

19. 임오(壬午)일생

임(壬)수는 양수를 의미하므로 머리가 좋고 창조적이며 추진력이 있다. 오(午)화는 음양(陰陽)이 바뀌면서 매사에 심기가 불편하고 불안정하다. 이는 임(壬)수와 오(午)수가 극(克)을 하기 때문이며 신경이 극도로 예민하다. 임(壬)수는 방광(膀胱)을 의미하며, 오(午)화는 소장(小腸)을 의미한다. 임(壬)수(水)가 오(午)화(火)를 극(克)하므로 소장(小腸)의 문제가 발생하여 얼굴에 여드름, 피부병, 기미 등 알레르기 체질로 변한다.

그리하여, 뜸의 위치는 기해(氣海), 요수(腰俞), 관원(關元), 방광수(膀胱俞)이다.

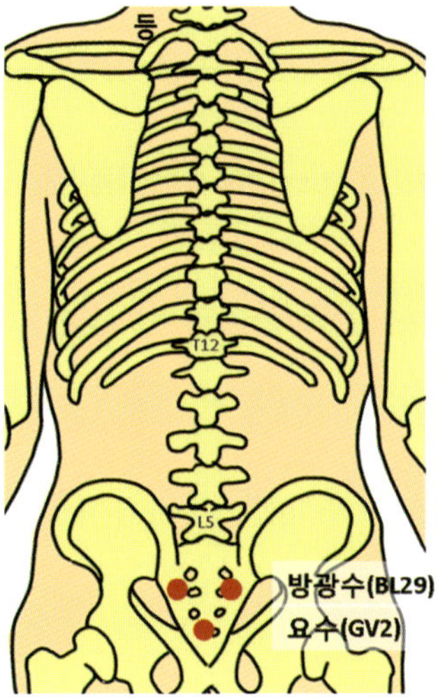

방광수: 제 2선골공 上 양옆 1.5寸

요수: 제 4 선골공 사이. 엉치뼈틈새(sacral hiatus).

기해: 배꼽아래로 손가락 2마디 부분

관원: 배꼽아래로 손가락 3마디 부분, 배꼽(umbilicus) 중심에서 아래쪽으로 3寸

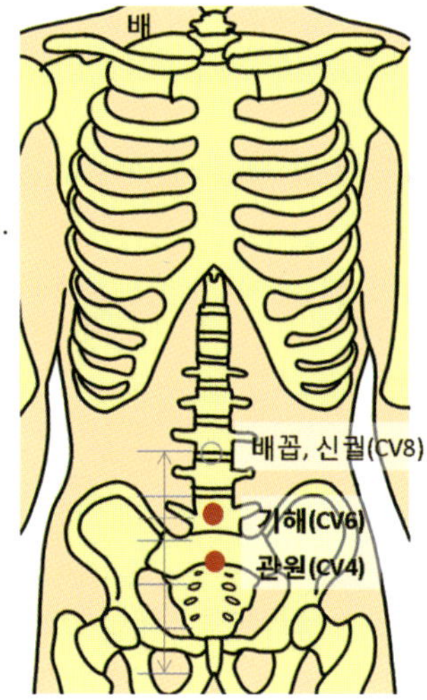

20. 계미(癸未)일생

계(癸)수는 음수이며 지혜로움을 뜻한다. 미(未)토는 여름 토이나 양의 기운이 다하고 땅속에서는 음기가 발동한다. 어떤 어려운 상황이 벌어져도 의연함과 지혜로움으로 능히 대처할 능력이 있다. 계(癸)수는 신장(腎臟)을 의미하며 미(未)토는 비장(脾臟)에 해당한다. 계(癸)수가 약하면 신장(腎臟)의 문제가 발생되고 그 다음 장기인 간장(肝臟)이 나빠지게 되면 비장(脾臟)이 극(克)을 받아 당뇨가 발병한다.

그리하여, 뜸의 위치는 신수(腎俞), 비수(脾俞), 간수(肝俞)이다.

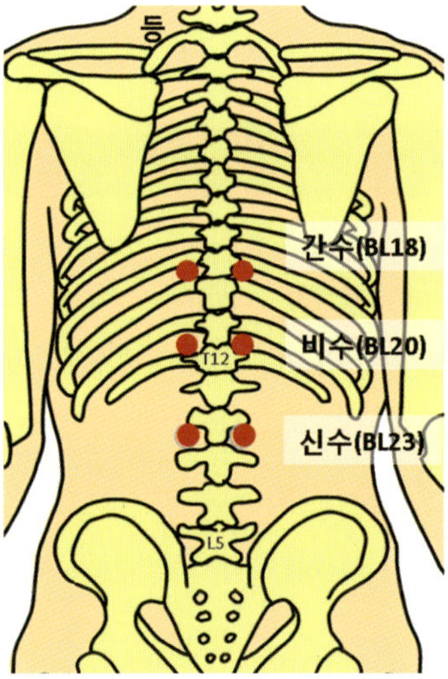

간수: 제 9흉추 극돌下에서 양옆으로 1.5寸

비수: 제 11흉추 극돌下에서 양옆으로 1.5寸

신수: 제 2요추 극돌下 에서 양옆으로 1.5寸(3cm)

21. 갑신(甲申)일생

갑(甲)목은 어질고 진리를 추구하고, 신(申)금은 음기를 빨아들여 만물의 열매를 맺게 한다. 재능이 많고 능력이 있는 사람이나 항상 개혁과 변화를 좋아한다. 갑(甲)목은 담낭(膽囊)을 의미하고, 신(申)금은 대장(大腸)을 의미한다. 갑(甲)목이 약하면 만성피로 무기력감에 빠지게 된다. 그리하여, 뜸의 위치는 간수(肝俞), 담수(膽俞), 대장수(大腸俞)이다.

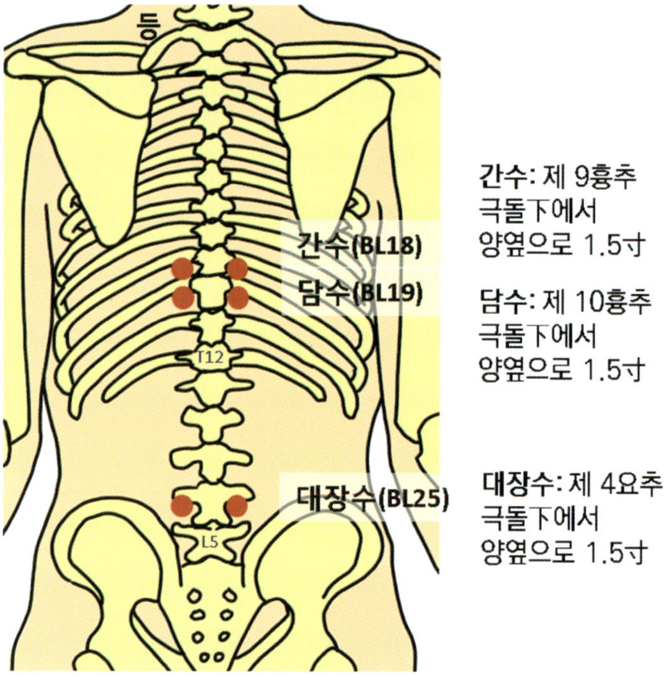

22. 을유(乙酉)일생

을(乙)목은 어질고 여린 싹을 뜻하며 유(酉)금은 열매를 수확하는 계절이므로 신념이 강하고 완고하다. 유(酉)금은 폐장(肺臟)을 의미한다. 유(酉)금이 을(乙)목을 극(克)하므로 간장(肝臟)에 문제가 발생한다. 간장(肝臟)이 나빠지면 신경이 예민해지고 술, 담배로 몸을 혹사시키면 비장(脾臟)이 나빠져 인슐린 분비에 이상이 오게 된다. 따라서 당뇨병이 올 수 있으므로 간수(肝俞)를 뜸하여 간장을 보호해야 한다.

그리하여, 뜸의 위치는 간수(肝俞), 폐수(肺俞), 비수(脾俞)이다.

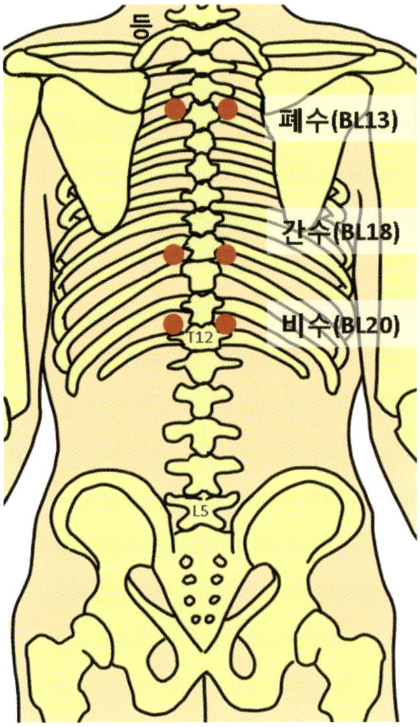

폐수: 제 3흉추 극돌下에서 양옆으로 1.5寸

간수: 제 9흉추 극돌下에서 양옆으로 1.5寸

비수: 제 11흉추 극돌下에서 양옆으로 1.5寸

23. 병술(丙戌)일생

병(丙)화의 강력한 불길과 술(戌)토의 지장간[신(辛), 정(丁), 무(戊)] 중에 정(丁)화가 내장되어 있어 성질이 불같고 고집이 세며 무슨 일이든 즉석에서 해결하고자 하며 뒤끝이 깨끗하다. 병(丙)화 일간이 너무 약하거나 너무 강하면 가볍게 행동하며 화를 잘 내고 신경질적인 사람이 된다. 병(丙)화는 소장(小腸)을 의미하며, 술(戌)토는 위장(胃臟)을 의미한다. 화(火) 생(生) 토(土)를 하므로 병이 약하면 소장(小腸)에 영양흡수력이 떨어져 마른 체질이 되며 술(戌) 토가 너무 강하면 성격이 불같아서 음식을 먹을 때는 많이 먹고 먹기 싫으면 먹지 않는다. 위장(胃臟) 기능이 갑자기 나빠질 수 있으므로 중완(中脘)을 지속적으로 뜸한다.

그리하여, 뜸의 위치는 소장수(小腸俞), 위수(胃俞), 중완(中脘), 비수(脾俞)이다.

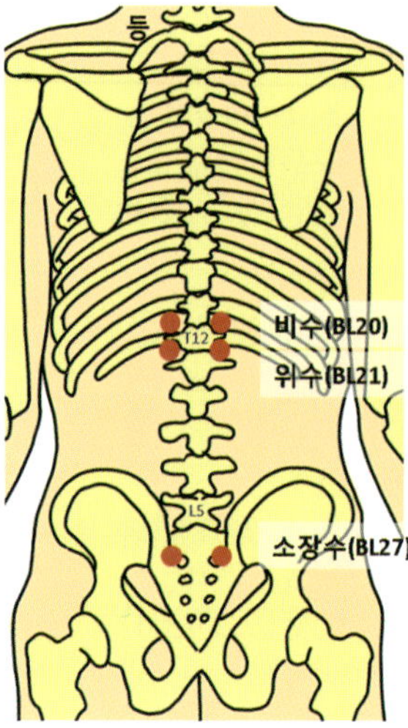

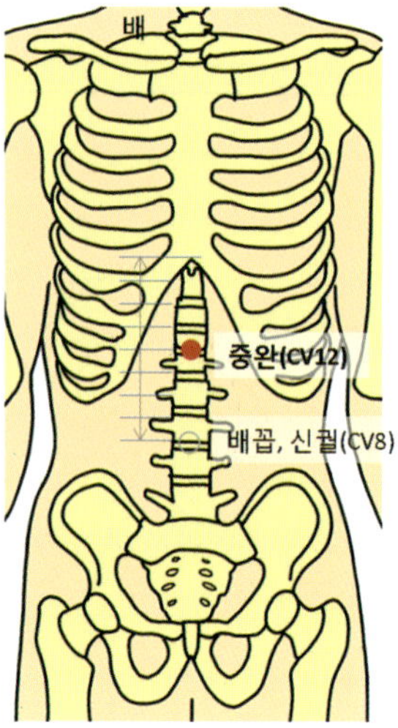

24. 정해(丁亥)일생

정(丁)화는 은은한 빛을 상징하므로 예술적 감각이 뛰어나며 예의가 바르다. 해(亥)수는 양수이므로 물의 흐름처럼 여행을 좋아하고, 고향을 떠나 자수성가 한다. 정(丁)화는 심장(心臟)을 의미하며, 해(亥)수는 신장(腎臟)을 의미한다. 정(丁)화는 해(亥)수의 극(克)을 받으므로 심장(心臟)이 나빠질 수 있으므로 단중(膻中)을 먼저 사혈 또는 뜸하여 심장기능을 활성화해야 한다.

그리하여, 뜸의 위치는 심수(心俞), 신수(腎俞), 방광수(膀胱俞)이다.

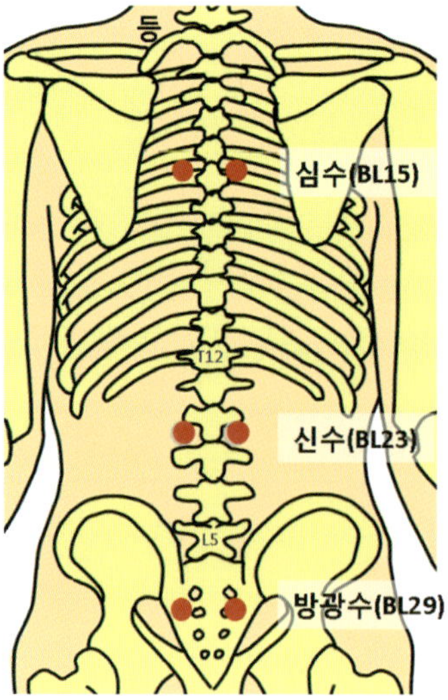

25. 무자(戊子)일생

무(戊)토는 넓은 땅을 의미하므로 욕심이 많고 허영심이 많다. 자(子)수는 깨끗한 물을 의미하므로 마음이 착하다. 무(戊)토는 위장(胃臟)을 의미하며 자(子)수는 방광(膀胱)을 의미한다. 토(土) 극(克) 수(水)를 하여 신장(腎臟) 방광(膀胱)에 문제가 발생한다.

그리하여, 뜸의 위치는 방광수(膀胱俞), 신수(腎俞), 요수(腰俞)이다.

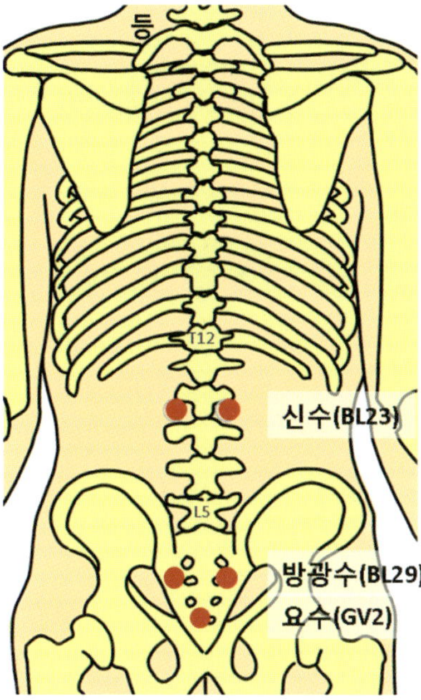

신수: 제 2요추 극돌下 에서 양옆으로 1.5寸(3cm)

방광수: 제 2선골공 上 양옆 1.5寸

요수: 제 4 선골공 사이. 엉치뼈틈새(sacral hiatus).

26. 기축(己丑)일생

기(己)토는 믿음이 있고 정이 많고 부드럽다. 축(丑)토는 지장간[계(癸), 신(辛), 기(己)] 중에 기(己)토의 습토와, 계(癸)수의 찬물과 신(辛)금의 창고이므로 여성은 냉증으로 고생하기 쉽다. 기축(己丑)은 둘 다 비장(脾臟)을 의미한다. 사주 구성에 습한 기운으로 몰려있으면 비장(脾臟)에서의 인슐린 분비의 장애를 받게 되니 당뇨병이 올 수 있다. 신장(腎臟), 간장(肝臟)을 활성화해야 한다.

그리하여, 뜸의 위치는 신수(腎俞), 간수(肝俞), 비수(脾俞), 위수(胃俞)이다.

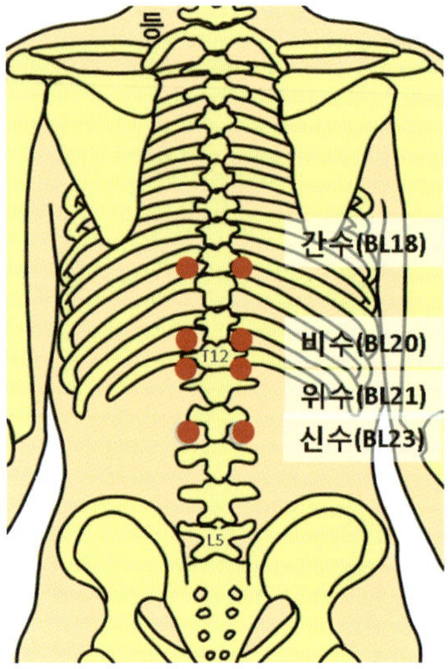

간수: 제 9흉추 극돌下에서 양옆으로 1.5寸

비수: 제 11흉추 극돌下에서 양옆으로 1.5寸

위수: 제12흉추 극돌下에서 양옆으로 1.5寸

신수: 제 2요추 극돌下 에서 양옆으로 1.5寸(3cm)

27. 경인(庚寅)일생

경(庚)금은 의리를 중시하고, 인(寅)목은 지장간[무(戊), 병(丙), 갑(甲)] 중에 병(丙) 화를 내포하므로 이상이 크고 용기가 있으며 매사에 당당하다. 포부가 크므로 성급한 마음이 앞서게 되어 일을 벌여 놓고 흐지부지하는 경향이 있다. 경(庚)금은 대장(大腸)을 의미하고 인(寅) 목은 담낭(膽囊)을 의미한다. 금극목(金克木)이므로 담낭(膽囊)에 이상이 생기게 되며 소화 장애를 일으킬 수 있으므로 만성설사 변비로 고생한다.

그리하여, 뜸의 위치는 간수(肝俞), 담수(膽俞), 위수(胃俞), 대장수(大腸俞)이다.

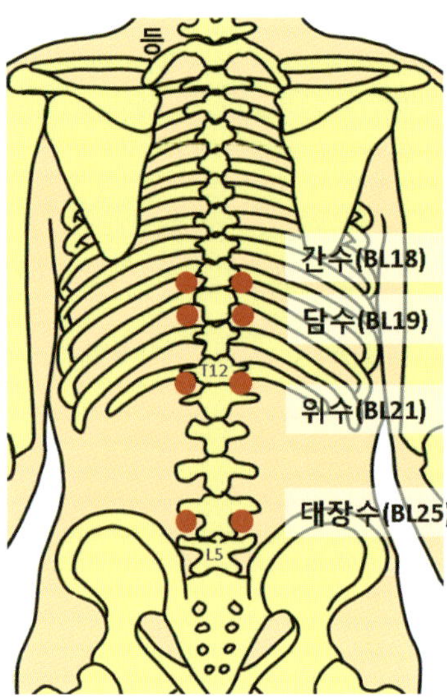

간수: 제 9흉추 극돌下에서 양옆으로 1.5寸

담수: 제 10흉추 극돌下에서 양옆으로 1.5寸

위수: 제12흉추 극돌下에서 양옆으로 1.5寸

대장수: 제 4요추 극돌下에서 양옆으로 1.5寸

28. 신묘(辛卯)일생

신(辛)금은 밖으로 내보이는 의리가 아니고 속으로 의리를 중시하며, 묘(卯)목은 땅 속에서 막 나온 새싹이므로 차분하지 못하고 융통성이 없다. 신(辛)금은 폐장(肺臟)을 의미하며 묘(卯)목은 간장(肝臟)을 의미한다. 신(辛)금이 묘(卯)목을 극(克)하므로 간장(肝臟)에 문제가 발생한다.

그리하여, 뜸의 위치는 폐수(肺俞), 간수(肝俞)이다.

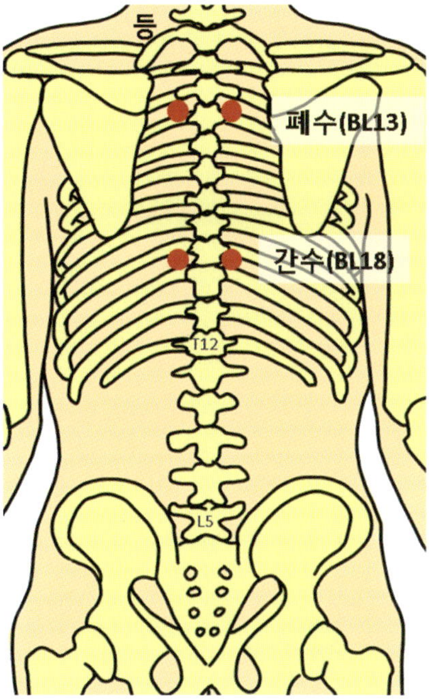

폐수: 제 3흉추 극돌下에서 양옆으로 1.5寸

간수: 제 9흉추 극돌下에서 양옆으로 1.5寸

29. 임진(壬辰)일생

임(壬)수(水)는 지혜로움과 재치가 있고 유머감각이 뛰어나며 진(辰) 토(土)는 봄의 토(土)이므로 만물을 싹트게 하는 기운이 있다. 임(壬)수는 방광(膀胱)을 의미하며, 진(辰)토는 위장(胃臟)을 의미한다. 토극수(土克水)를 하나 진(辰) 토는 수(水)기운이 많으므로 크게 작용을 하지 않으므로 술, 담배, 과식으로 인해 위궤양, 그리고 방광염 등으로 고생할 수 있다.

그리하여, 뜸의 위치는 요수(腰俞), 비수(脾俞), 방광수(膀胱俞), 중완(中脘), 위수(胃俞), 신수(腎俞)이다.

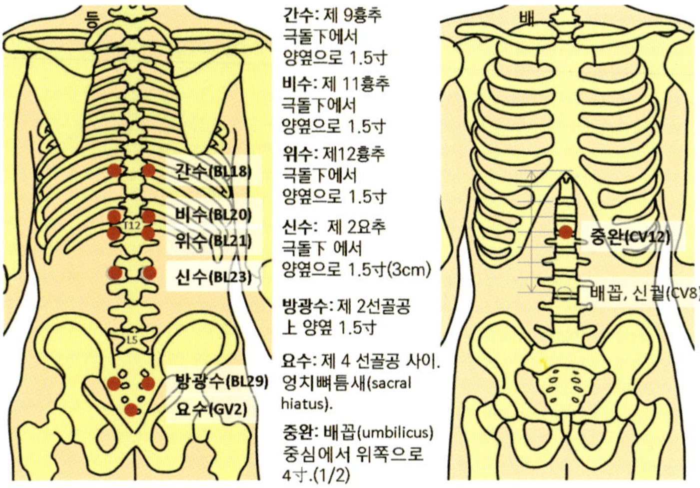

30. 계사(癸巳)일생

계(癸)수(水)는 물의 부드러움과 지혜로움을 뜻하고 사(巳)화(火)는 양기의 뜨거운 열기를 뜻한다. 계(癸)수(水)는 신장(腎臟)을 의미하며 사(巳)화(火)는 심장(心臟)을 의미한다. 계(癸)수(水)는 강한 음기이므로 강한 양기를 그리워하며 사(巳)화(火) 역시 뜨거운 열기 때문에 차가운 수(水)의 기운을 그리워한다.

그리하여, 뜸의 위치는 신수(腎俞), 심수(心俞)이다.

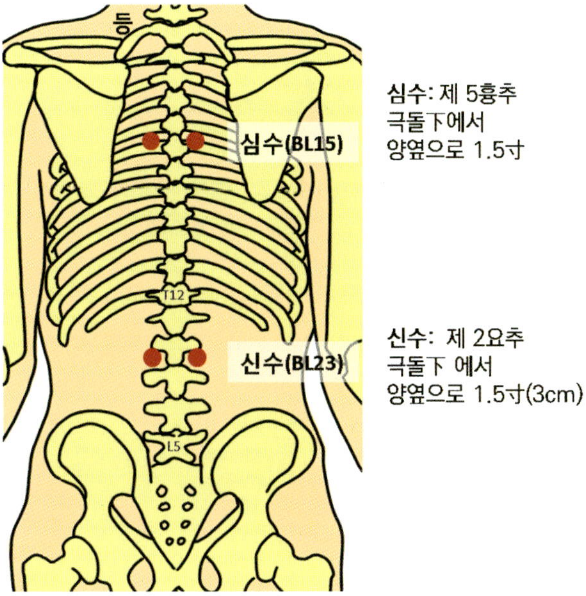

31. 갑오(甲午)일생

갑(甲)목은 열매 껍질을 벗기고 곧게 뻗으려는 기질과 오(午)화는 능히 목(木)을 생(生)해주는 화(火)의 기운이 조화를 이룬다. 갑(甲)목은 담낭(膽囊)을 의미하며, 오(午)화는 소장(小腸)을 의미한다. 급한 성격으로 인해 심장(心臟)이 나빠지면 소장(小腸)기능이 저하되고 신경을 많이 쓰므로, 간장(肝臟), 담낭(膽囊)이 나빠진다.

그리하여, 뜸의 위치는 소장수(小腸兪), 담수(膽兪), 간수(肝兪)이다.

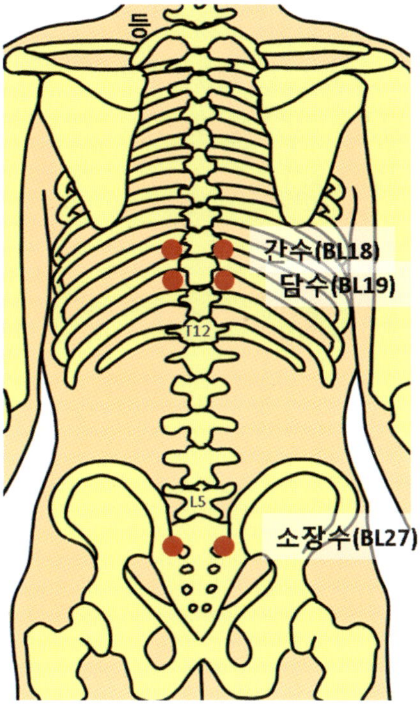

간수: 제 9흉추 극돌下에서 양옆으로 1.5寸

담수: 제 10흉추 극돌下에서 양옆으로 1.5寸

소장수: 제 1선골공 상편 선상으로 독맥 양옆으로 1.5寸

32. 을미(乙未)일생

을(乙)목의 솟는 기질과 미(未)토의 따뜻한 기운은 싹을 자라게 하는데 그 때가 있다. 느긋한 마음으로 때를 기다려야 한다. 만약 당뇨병으로 약을 먹기 전이라면 또는 당뇨발병 후 1~2년 전이라면 신수(腎兪)혈과 간수(肝兪)혈에 뜸을 뜨면 당이 조절되는 효과에 놀라게 될 것이다.

그리하여, 뜸의 위치는 대장수(大腸兪), 심수(心兪), 비수(脾兪), 신수(腎兪)이다.

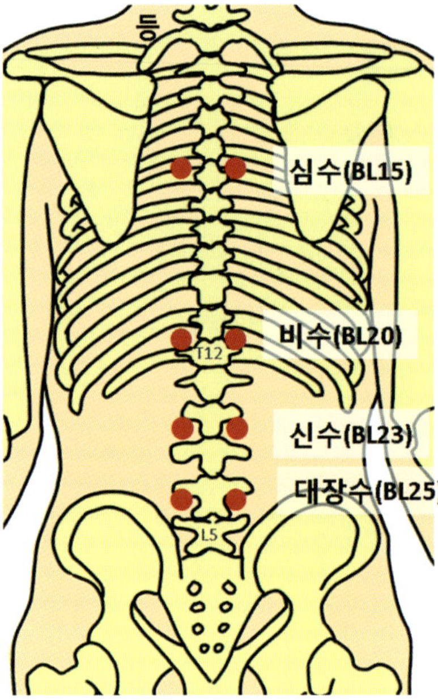

심수: 제 5흉추
극돌下에서
양옆으로 1.5寸

비수: 제 11흉추
극돌下에서
양옆으로 1.5寸

신수: 제 2요추
극돌下 에서
양옆으로 1.5寸(3cm)

대장수: 제 4요추
극돌下에서
양옆으로 1.5寸

33. 병신(丙申)일생

병(丙)화는 머리 회전이 빠르고 창조성과 새로움을 추구하며, 성격이 급하여 심신이 늘 불안정하다. 신(申)금(金)은 병(丙)화의 극(克)을 받으니 신경질적이며 때론 집중력이 부족하여 가볍게 행동하기도 한다. 병(丙)화는 소장(小腸)에 해당하며, 신(申)금은 대장(大腸)에 해당한다. 병(丙)화가 신(申)을 극(克)하지만 소장에서 영양을 흡수하고 찌꺼기는 대장으로 보내므로 임무는 다르다. 대장(大腸) 기능이 떨어질 수 있고 병(丙)화(火)를 돕는 오행이 부족하거나 너무 많으면 화(火)기로 인해 심장(心臟)에 문제가 발생되면 소장(小腸) 기능도 저하된다.

그리하여, 뜸의 위치는 심수(心兪), 소장수(小腸兪), 대장수(大腸兪)이다.

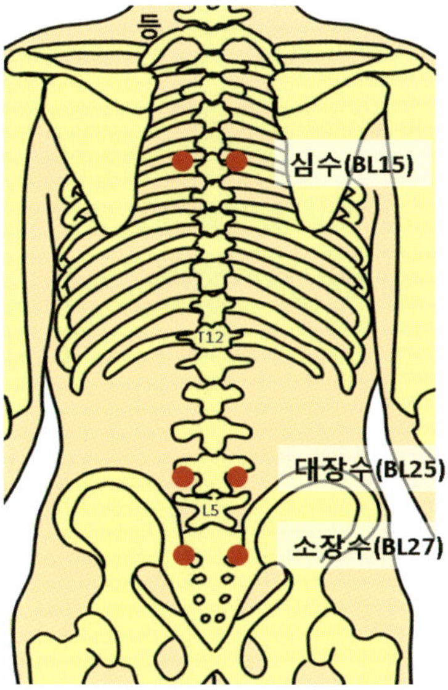

심수: 제 5흉추
극돌下에서
양옆으로 1.5寸

대장수: 제 4요추
극돌下에서
양옆으로 1.5寸

소장수: 제 1선골공
상편 선상으로 독맥
양옆으로 1.5寸

34. 정유(丁酉)일생

정(丁)화의 야망이 있는 신중함과 유(酉)금의 결실을 맺어야 하는 기질이므로 대부의 작용이 크다. 정(丁)화는 심장(心臟)을 의미하고 유(酉)는 폐장(肺臟)을 의미한다. 심장(心臟)과 폐장(肺臟)에 문제가 발생하므로 마음을 편하게 갖는 자세가 필요하다.

그리하여, 뜸의 위치는 심수(心兪), 폐수(肺兪)이다.

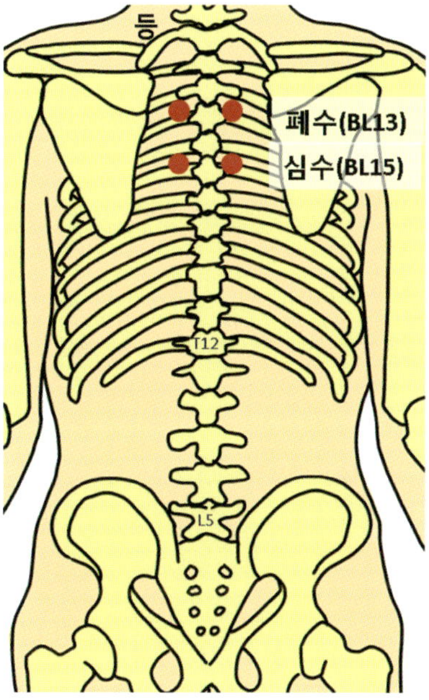

폐수: 제 3흉추
극돌下에서
양옆으로 1.5寸

심수: 제 5흉추
극돌下에서
양옆으로 1.5寸

35. 무술(戊戌)일생

무(戊)토는 만물을 풍성하게 하고, 술(戌)토는 저장하려 한다. 무(戊)토와 술(戌)토 두 오행(五行)이 위장(胃臟)을 의미하므로 오행상 토(土)가 강하게 구성되면 위장병(胃臟病)으로 고생할 것이고, 위장이 나빠지면 비장(脾臟), 간장(肝臟)기능이 떨어져 만성피로에 시달리게 된다.

그리하여, 뜸의 위치는 간수(肝兪), 비수(脾兪), 위수(胃兪), 중완(中脘), 상완(上脘)이다.

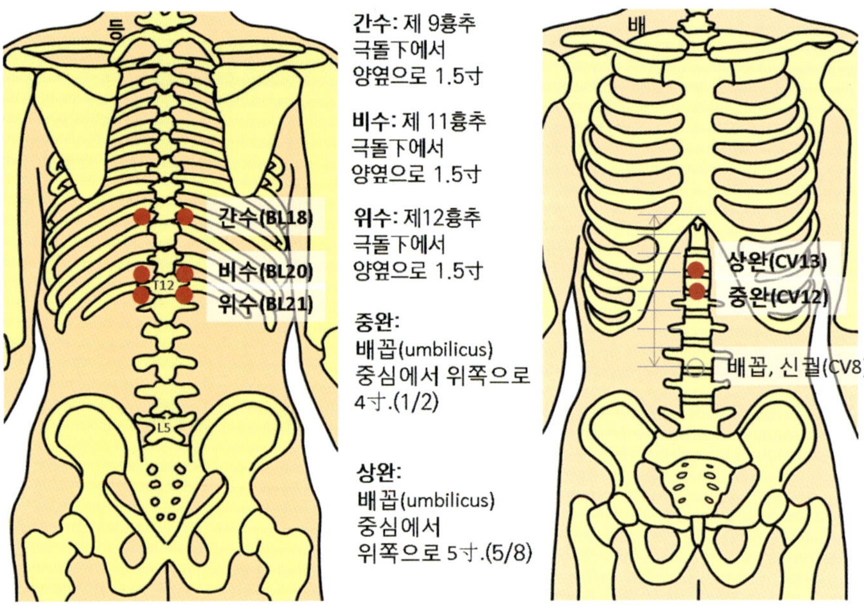

36. 기해(己亥)일생

기(己)토는 믿음을 의미하고 해(亥)수는 물속의 어둠 속에서 밝음으로 나오는 기질이 있어 무언가 호기심이 발동하고 이상세계를 그리워한다. 기(己)토는 비장(脾臟)을 의미하며 해(亥)수는 신장(腎臟)을 의미한다. 사주 구성에 화기(火氣)가 없으면 비장(脾臟), 위장(胃臟)에 문제가 발생되고 해(亥)수가 많으면 신장병(腎臟病)으로 고생한다.

그리하여, 뜸의 위치는 신수(腎兪), 비수(脾兪), 방광수(膀胱兪)이다.

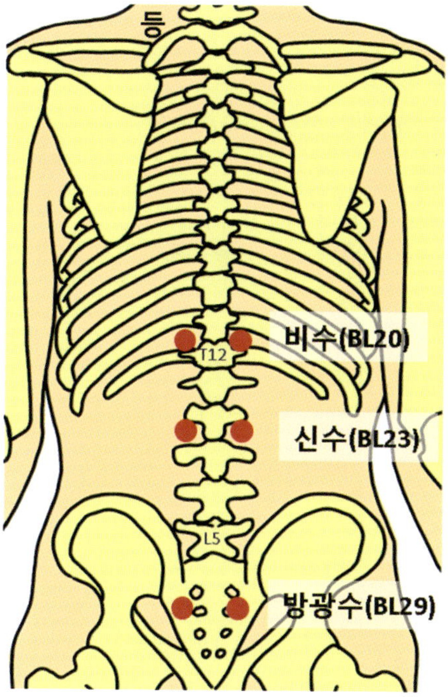

비수: 제 11흉추
극돌下에서
양옆으로 1.5寸

신수: 제 2요추
극돌下 에서
양옆으로 1.5寸(3cm)

방광수: 제 2선골 공
上 양옆 1.5寸

37. 경자(庚子)일생

경(庚)금은 의리와 명예를 중시하고 자(子)수는 총명하고 지혜로움을 의미한다. 경자(庚子)일생은 금(金) 생(生) 수(水)에 맑음의 특성이 있다. 경(庚)금은 대장(大腸)을 의미하고 자(子)수는 방광(膀胱)을 의미한다. 金生水(금생수)의 원리로 금(金)의 기운이 부족하면 대장(大腸)의 문제가 생기게 되어 변비설사로 고생하게 되고 수(水)의 기운이 너무 강하면 비뇨기계 질환으로 고생한다.

그리하여, 뜸의 위치는 대장수(大腸兪), 폐수(肺兪), 방광수(膀胱兪), 비수(脾兪), 신수(腎兪)이다.

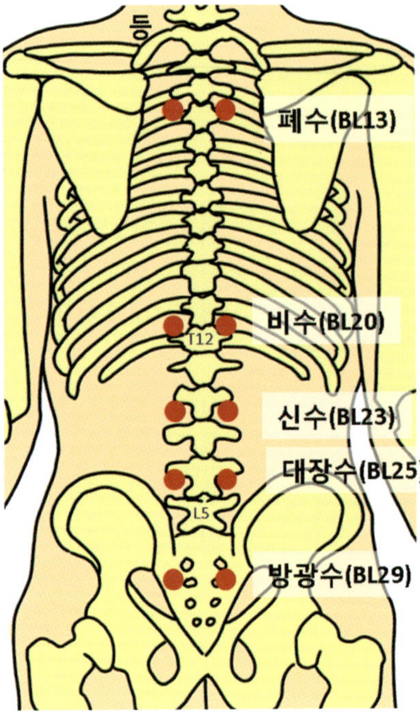

폐수: 제 3흉추 극돌下에서 양옆으로 1.5寸

비수: 제 11흉추 극돌下에서 양옆으로 1.5寸

신수: 제 2요추 극돌下 에서 양옆으로 1.5寸(3cm)

대장수: 제 4요추 극돌下에서 양옆으로 1.5寸

방광수: 제 2선골 공 上 양옆 1.5寸

38. 신축(辛丑)일생

신(辛)금의 예민함과 축(丑)토(土)의 차갑고 추운 겨울 흙은 봄을 기다리는 마음이 간절하다. 몸의 내장도 차가움으로 따뜻함을 그리워하며, 쓸쓸하고 외로움을 느낀다. 걱정도 많고 상대를 의심하게 되고 배신감을 잘 느끼므로 대인관계에 문제가 생긴다. 신(辛)금은 폐장(肺臟)을 의미하며 축(丑)토는 비장(脾臟)을 의미한다. 축(丑)토가 신(辛)을 생(生)하게 하므로 사주구성에 토(土)가 약하면 비장(脾臟)의 문제가 발생하므로 만성피로 당뇨 등으로 간장(肝臟) 기능도 저하된다.

그리하여, 뜸의 위치는 간수(肝俞), 폐수(肺俞), 비수(脾俞), 위수(胃俞)이다.

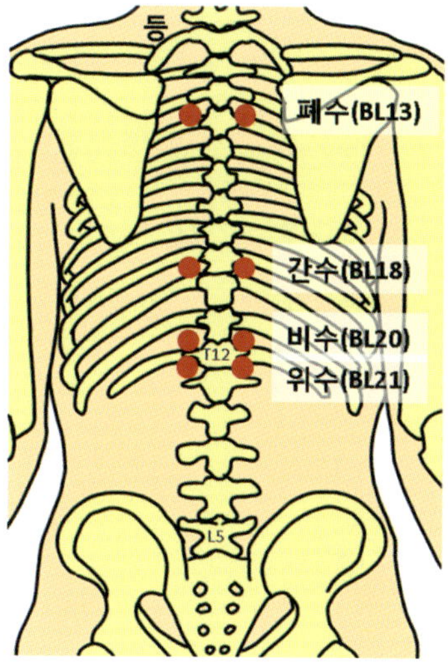

폐수: 제 3흉추 극돌下에서 양옆으로 1.5寸

간수: 제 9흉추 극돌下에서 양옆으로 1.5寸

비수: 제 11흉추 극돌下에서 양옆으로 1.5寸

위수: 제12흉추 극돌下에서 양옆으로 1.5寸

39. 임인(壬寅)일생

임(壬)수(水)는 지혜로움을 의미하고 인(寅)목(木)은 거대한 나무를 의미한다. 아무리 힘든 일이 있어도 능히 헤쳐 나가는 능력이 있다. 임(任)수는 방광(膀胱)을 의미하며 인(寅)목은 담낭(膽囊)을 의미하므로 큰 뜻을 품고 뜻대로 안 되면 헛된 공상과 신경이 예민해져 간장(肝臟), 담낭(膽囊)의 장기가 나빠질 수 있다.

그리하여, 뜸의 위치는 방광수(膀胱俞), 담수(膽俞), 간수(肝俞), 요수(腰俞)이다.

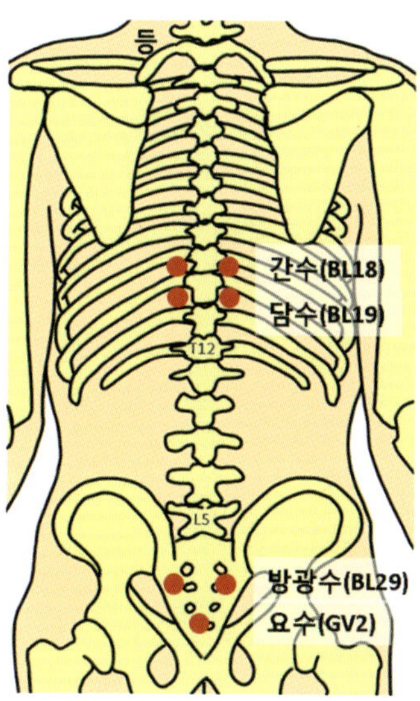

간수: 제 9흉추 극돌下에서 양옆으로 1.5寸

담수: 제 10흉추 극돌下에서 양옆으로 1.5寸

방광수: 제 2선골공 上 양옆 1.5寸

요수: 제 4 선골공 사이. 엉치뼈틈새(sacral hiatus).

40. 계묘(癸卯)일생

계(癸)수(水)는 지혜로움을 의미하며, 묘(卯)목(木)은 자란다는 뜻의 지혜의 발상지를 의미한다. 계(癸)수(水)는 신장(腎臟)에 해당하고 묘(卯)목(木)은 간장(肝臟)에 해당한다. 계(癸)수(水)는 자기를 버리고라도 묘(卯) 목을 도와주므로 신장(腎臟)의 문제가 발생한다.

그리하여, 뜸의 위치는 신수(腎俞), 간수(肝俞)이다.

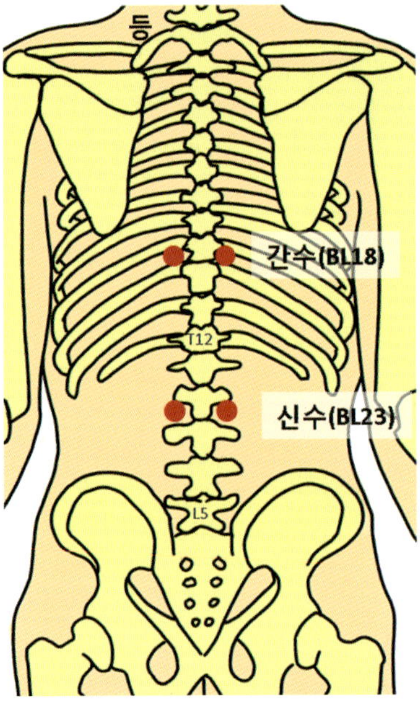

간수: 제 9흉추
극돌下에서
양옆으로 1.5寸

신수: 제 2요추
극돌下 에서
양옆으로 1.5寸(3cm)

41. 갑진(甲辰)일생

갑(甲)목(木)은 어질고 착함을 의미하지만 곧게 뻗어나가는 기상을 의미하기도 하며, 진(辰)토(土)는 만물의 생장(生長)을 의미한다. 갑(甲)목은 담낭(膽囊)에 해당하고, 진(辰)토는 위장(胃臟)에 해당한다. 사주(四柱) 구성에 목(木)의 기운이 강하면 토(土)를 극(克)하므로 비장(脾臟)과 위장(胃臟)에 문제가 발생되며 목(木)의 기운이 강하면 간장(肝臟), 담낭(膽囊)의 기능이 나빠지게 된다.

그리하여, 뜸의 위치는 담수(膽俞), 간수(肝俞), 중완(中脘), 상완(上脘)이다.

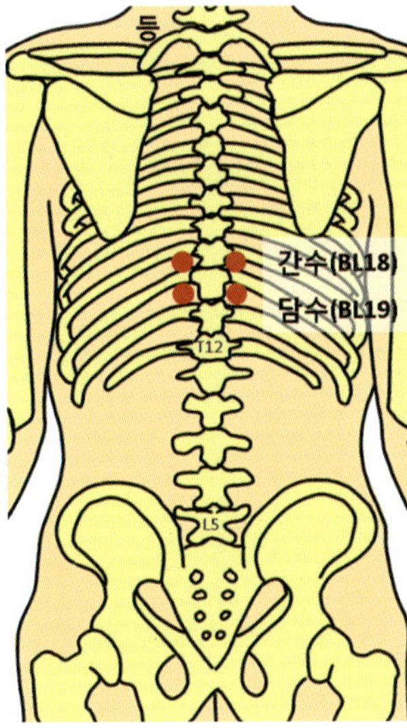

간수: 제 9흉추 극돌下에서 양옆으로 1.5寸

담수: 제 10흉추 극돌下에서 양옆으로 1.5寸

중완: 배꼽(umbilicus) 중심에서 위쪽으로 4寸.(1/2)

상완: 배꼽(umbilicus) 중심에서 위쪽으로 5寸.(5/8)

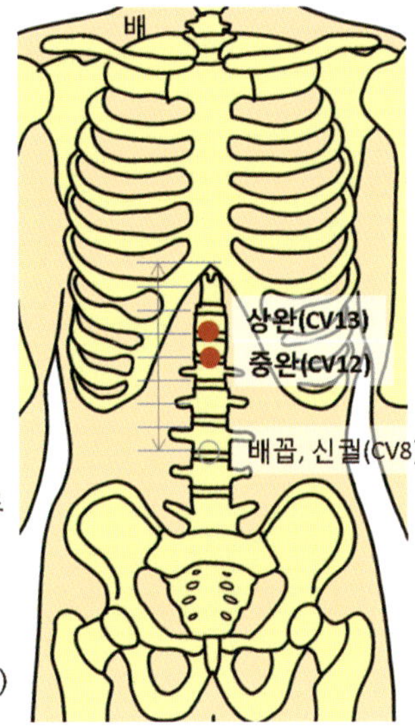

42. 을사(乙巳)일생

을(乙)목(木)은 새싹이 땅에서 치고 올라오는 형상이며, 어질고 온순하며 차분한 성품이다. 사(巳)화(火)는 화려한 양(陽)의 기운을 의미한다. 을(乙)목(木)은 간장(肝臟)에 해당하며, 사(巳)화(火)는 심장(心臟)에 해당한다.

그리하여, 뜸의 위치는 간수(肝兪), 심수(心兪)이다.

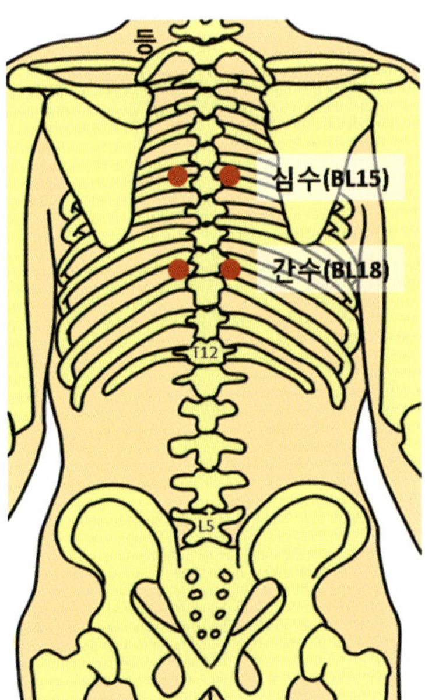

심수: 제 5흉추 극돌下에서 양옆으로 1.5寸

간수: 제 9흉추 극돌下에서 양옆으로 1.5寸

43. 병오(丙午)일생

병(丙)화(火)의 태양과 같은 화기(火氣)와 오(午)화(火)의 기를 만났으니 이 불길이 너무도 맹렬하다. 병오(丙午)는 두 오행이 소장(小腸)에 해당한다. 화(火)가 너무 강하면 심장(心臟)과 소장(小腸)에 문제가 생기며 동맥경화, 고혈압, 심근경색 등의 위험이 있다.

그리하여, 뜸의 위치는 소장수(小腸俞), 기해(氣海), 심수(心俞), 관원(關元)이다.

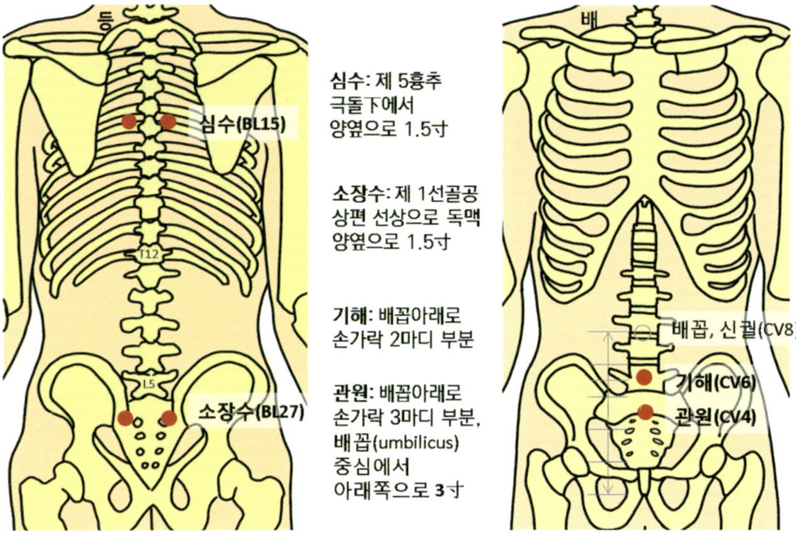

44. 정미(丁未)일생

정(丁)화는 따뜻한 화로불과 같고 미(未)토는 태양의 빛을 받아 결실을 맺는 기질의 여름 음(陰)토이다. 정(丁)화는 심장(心臟)을 의미하며, 미(未)토는 비장(脾臟)을 의미한다. 정(丁)화가 미(未)토를 생(生)해주므로 사주(四柱) 구성에 화(火)기운이 부족하면 심장(心臟)에 문제가 발생하여 저혈압, 협심증, 심근경색 등의 문제가 발생하고 토(土)가 너무 강하면 비장(脾臟)의 문제가 발생되어 우울증, 당뇨 등의 위험이 있다.

그리하여, 뜸의 위치는 심수(心俞), 비수(脾俞), 간수(肝俞)이다.

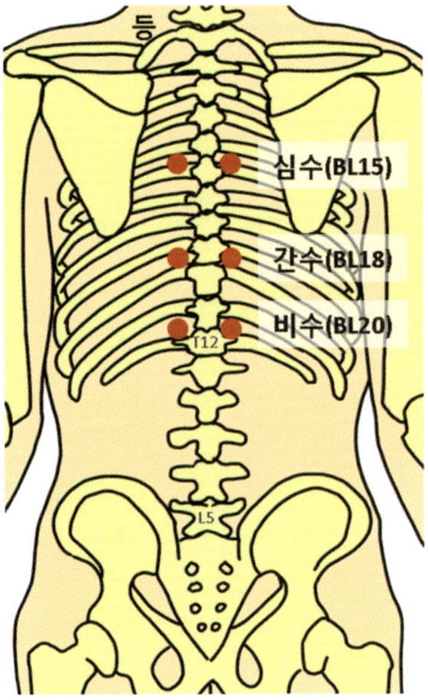

심수: 제 5흉추 극돌下에서 양옆으로 1.5寸

간수: 제 9흉추 극돌下에서 양옆으로 1.5寸

비수: 제 11흉추 극돌下에서 양옆으로 1.5寸

45. 무신(戊申)일생

무(武)토(土)는 무성함, 믿음직한 기질을 의미하고, 신(申)금(金)의 열매를 맺게하는 기질이 있다. 무(武)토(土)는 위장(胃臟)을 의미하며, 신(申)금(金)은 대장(大腸)을 의미한다. 무(武)토(土)가 신(申)을 생(生)해주므로 사주 구성에 토(土)가 부족하면 위장(胃臟)과 비장(脾臟)에 문제가 발생하고 신(申)이 너무 강하면 폐장(肺臟)과 대장(大腸)에 문제가 발생한다.

그리하여, 뜸의 위치는 대장수(大腸兪), 위수(胃兪), 중완(中脘), 상완(上脘)이다.

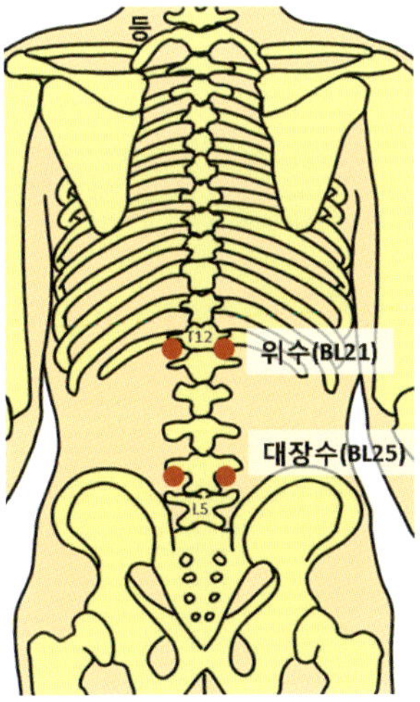

위수: 제12흉추 극돌下에서 양옆으로 1.5寸

대장수: 제 4요추 극돌下에서 양옆으로 1.5寸

중완: 배꼽(umbilicus) 중심에서 위쪽으로 4寸.(1/2)

상완: 배꼽(umbilicus) 중심에서 위쪽으로 5寸.(5/8)

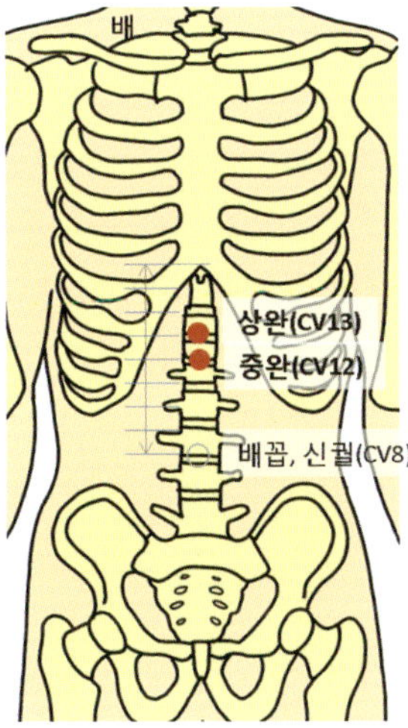

46. 기유(己酉)일생

기(己)토(土)는 만물을 완전하게 만드는 기질이 있고, 유(酉)금(金)은 열매를 맺게 하는 특성이 있다. 기(己)토(土)는 비장(脾臟)을 의미하고, 유(酉)금(金)은 폐장(閉藏)을 의미한다. 기(己)토(土)가 유(酉)금(金)을 생(生)하므로 기(己)토가 약하면 위장(胃臟), 비장(脾臟)에 문제가 발생되어 비만 당뇨의 위험이 있고 유(酉) 금이 너무 강하면 폐장(肺臟), 대장(大腸)에 문제가 발생하여 설사, 변비로 고생한다.

그리하여, 뜸의 위치는 대장수(大腸俞), 비수(脾俞), 폐수(肺俞)이다.

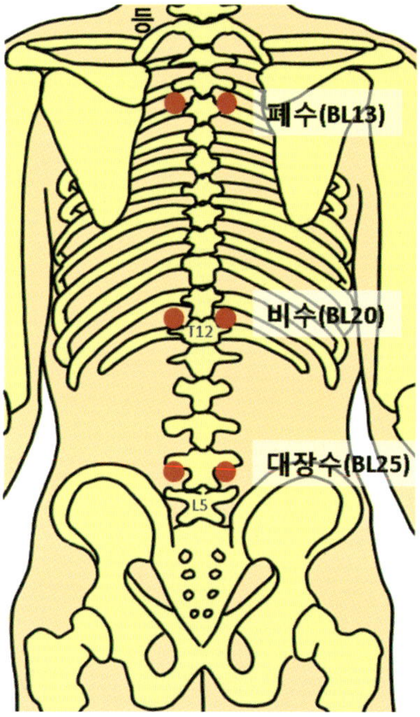

폐수: 제 3흉추
극돌下에서
양옆으로 1.5寸

대장수: 제 4요추
극돌下에서
양옆으로 1.5寸

비수: 제 11흉추
극돌下에서
양옆으로 1.5寸

47. 경술(庚戌)일생

경(庚)금은 만물을 성숙하게 하고 술(戌)토는 그 열매를 저장한다. 경(庚)금은 대장(大腸)을 의미하며 술(戌)토는 위장(胃臟)을 의미한다. 경(庚)금을 술(戌)토가 도와주므로 경(庚)금이 너무 강하면 폐장(肺臟), 대장(大腸)의 문제가 있고 술(戌)토가 너무 약하면 비장(脾臟)과 위장(胃臟)에 문제가 발생한다.

그리하여, 뜸의 위치는 폐수(肺俞), 대장수(大腸俞), 위수(胃俞), 중완(中脘), 천추(天樞)이다.

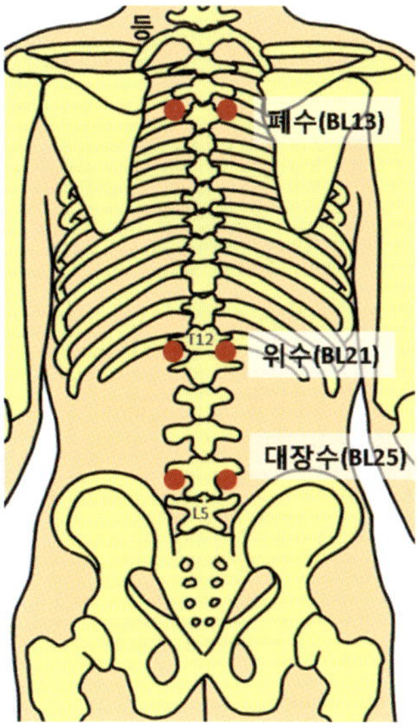

폐수: 제 3흉추 극돌下에서 양옆으로 1.5寸

위수: 제12흉추 극돌下에서 양옆으로 1.5寸

대장수: 제 4요추 극돌下에서 양옆으로 1.5寸

중완: 배꼽(umbilicus) 중심에서 위쪽으로 4寸.(1/2)

천추: 신궐(제중,배꼽)에서 양옆으로 약5cm가량 떨어진 곳에 위치

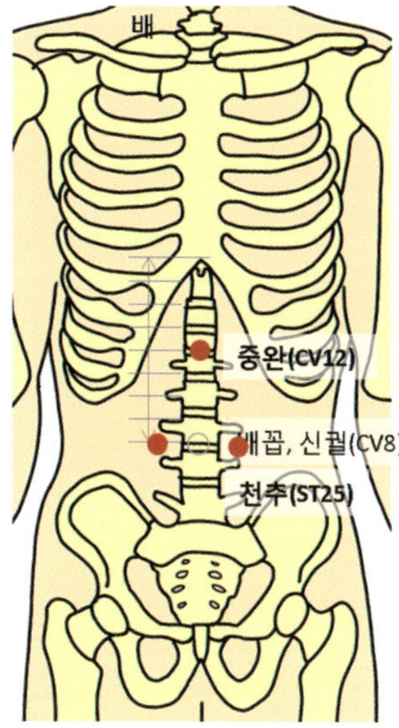

48. 신해(辛亥)일생

신(辛)금(金)은 냉철하고 칼날과 같이 날카로움을 의미하며 해(亥)수(水)는 차고 냉함과 이별의 기운을 품고 있다. 신(辛)금은 폐장(肺臟)을 의미하며, 해(亥)수는 신장(腎臟)을 의미한다. 신(辛)금이 해(亥)수를 생(生)하므로 수(水)기운이 너무 강하면 신장(腎臟) 방광(膀胱)에 문제가 생기고 금(金) 기운이 약하면 폐(肺), 대장(大腸)에 문제가 발생한다.

그리하여, 뜸의 위치는 폐수(肺兪), 신수(腎兪), 방광수(膀胱兪)이다.

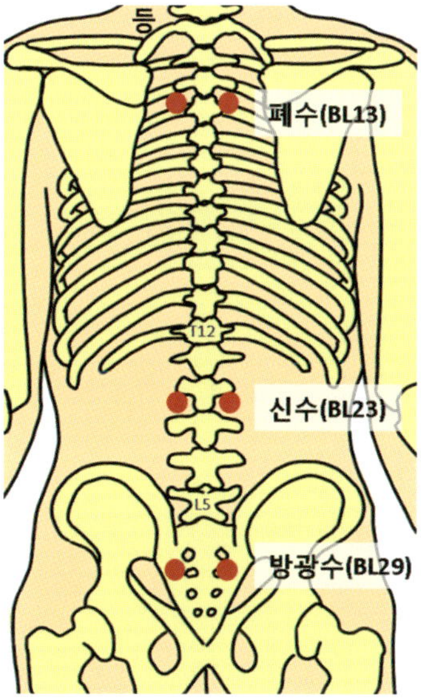

폐수: 제 3흉추 극돌下에서 양옆으로 1.5寸

신수: 제 2요추 극돌下 에서 양옆으로 1.5寸(3cm)

방광수: 제 2선골 공上 양옆 1.5寸

49. 임자(壬子)일생

임(壬)수는 흐르는 강물을 의미하며, 자(子)수는 시냇물과 같다. 물은 높은 곳에서 낮은 곳으로 끊임없이 흐르는 기질이 있어 지혜가 있고 산전수전을 다 겪어야 하는 수난의 세월도 있다. 임(壬)수와 자(子)수는 두 오행이 방광(膀胱)을 의미한다. 수(水) 기운이 너무 강하므로 신장(腎臟), 방광(膀胱)에 문제가 발생한다.

그리하여, 뜸의 위치는 신수(腎俞), 방광수(膀胱俞), 요수(腰俞)이다.

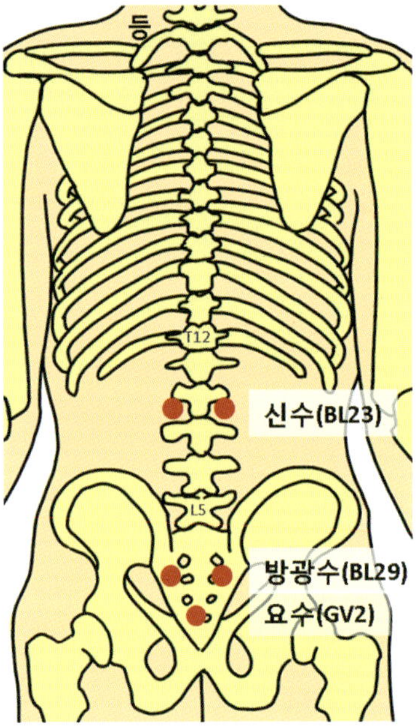

신수: 제 2요추 극돌下 에서 양옆으로 1.5寸(3cm)

방광수: 제 2선골 공 上 양옆 1.5寸

요수: 제 4 선골공 사이. 엉치뼈틈새(sacral hiatus).

50. 계축(癸丑)일생

계(癸)수는 지혜로움을 의미하며, 축(丑)토는 봄을 기다리는 지루함으로 폭력적인 기질이 있다. 계(癸)수는 신장(腎臟)을 의미하며, 축(丑)토는 비장(脾臟)을 의미한다. 토극수(土克水)이나 축(丑)토는 수분을 많이 품고 있으므로 계(癸)수를 극하지 않는다. 신장(腎臟)은 축(丑)토의 작용으로 크게 문제가 되지는 않지만 토(土)가 너무 많거나 적으면 비장(脾臟)과 위장(胃臟)에 문제가 발생한다.

그리하여, 뜸의 위치는 비수(脾俞), 신수(腎俞), 중완(中脘), 상완(上脘), 족삼리(足三里)이다.

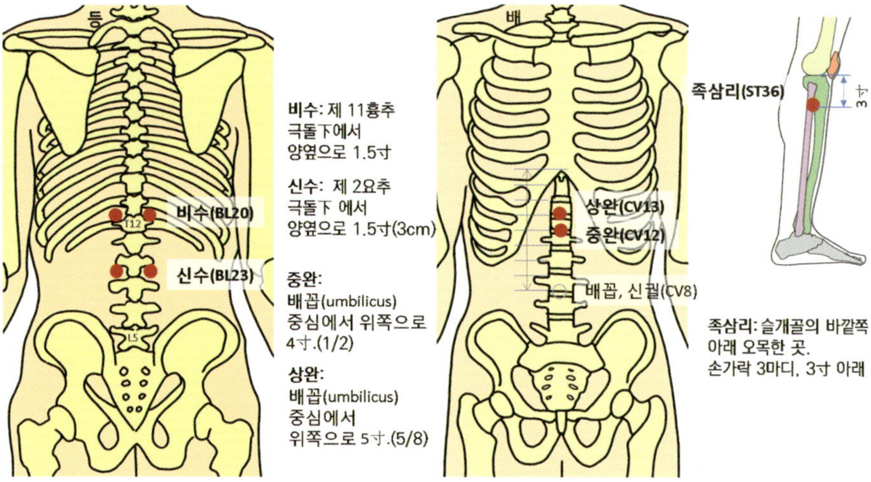

51. 갑인(甲寅)일생

갑(甲)목(木)의 치고 오르려는 기질과 인(寅)목(木)의 우뚝 솟으려는 기질이 도와주고 있다. 기풍이 있고 매사에 당당하며 남의 간섭을 받지 않으려는 고집도 있다. 갑(甲)목과 인(寅)목은 담낭(膽囊, gallbladder)을 의미한다.

그리하여, 뜸의 위치는 간수(肝兪), 담수(膽兪)이다.

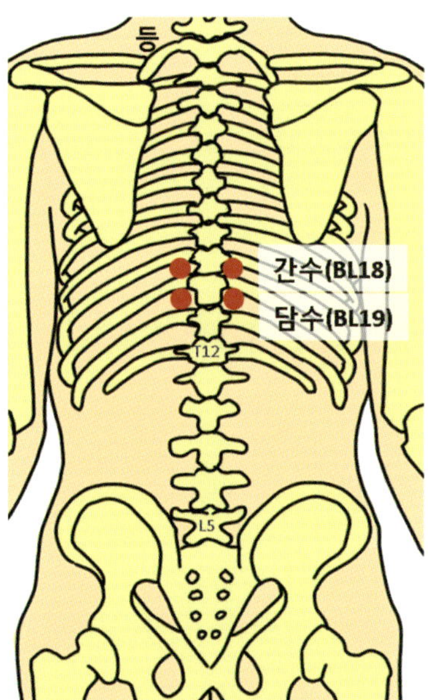

52. 을묘(乙卯)일생

을(乙)목과 묘(卯)목은 솟아오르는 새싹과도 같다. 약해 보이지만 2월의 비바람도 이겨낸 여린 싹이기에 늘 이상 세계를 동경한다. 천간(天干) 지지(地支)가 같은 목(木)이기 때문에 고집이 세고 주관도 강하다. 을(乙)목과 묘(卯)목은 간장(肝臟)을 의미한다.

그리하여, 뜸의 위치는 간수(肝兪), 담수(膽兪)이다.

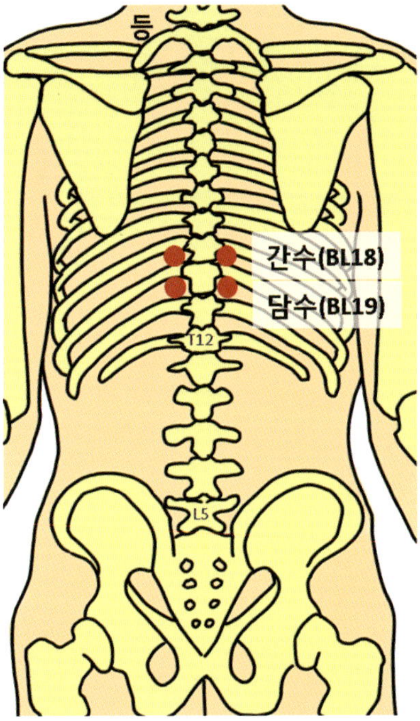

간수: 제 9흉추
극돌下에서
양옆으로 1.5寸

담수: 제 10흉추
극돌下에서
양옆으로 1.5寸

53. 병진(丙辰)일생

병(丙)화는 이글거리는 태양 불을 의미하고, 진(辰)토는 만물의 생장을 돕는 보물 창고이고 위풍당당하며 무궁한 지혜를 지니고 있다. 병(丙)화는 소장(小腸)을 의미하고, 진(辰)토는 위장(胃臟)을 의미한다. 병(丙)화가 너무 약하면 심장(心臟, Heart), 소장(小腸, small intestine)의 문제가 발생하고 진(辰)토가 너무 강하면 비장(脾臟), 위장(胃臟)에 문제가 발생한다.

그리하여, 뜸의 위치는 기해(氣海), 관원(關元), 상완(上脘), 중완(中脘), 족삼리(足三里)이다.

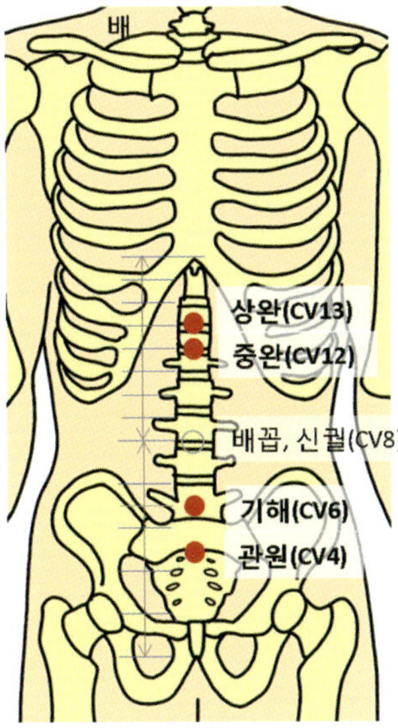

상완:
배꼽(umbilicus)
중심에서
위쪽으로 5寸.(5/8)

중완:
배꼽(umbilicus)
중심에서 위쪽으로
4寸.(1/2)

기해: 배꼽아래로
손가락 2마디 부분

관원: 배꼽아래로
손가락 3마디 부분,
배꼽(umbilicus)
중심에서
아래쪽으로 **3**寸

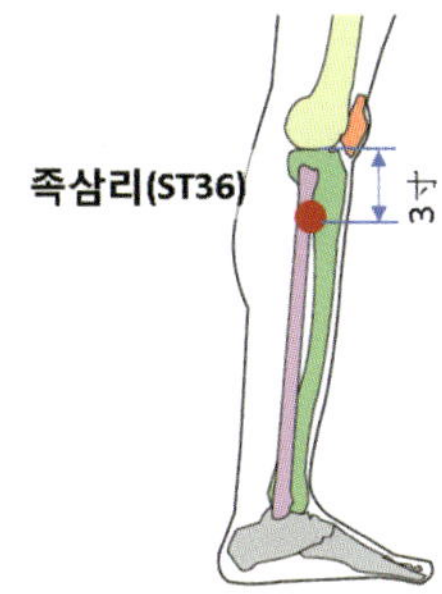

족삼리: 슬개골의 바깥쪽
아래 오목한 곳.
손가락 3마디, 3寸 아래

54. 정사(丁巳)일생

정(丁)화는 차분하고 은은한 불빛을 의미하고, 사(巳)화는 정열적인 불꽃을 의미한다. 매사에 불 같은 추진력과 화려하고 순수하며 깨끗한 마음도 지니고 있다. 정(丁)화와 사(巳)화는 심장(心臟)을 의미한다.

그리하여, 뜸의 위치는 심수(心兪), 기해(氣海), 관원(關元)이다.

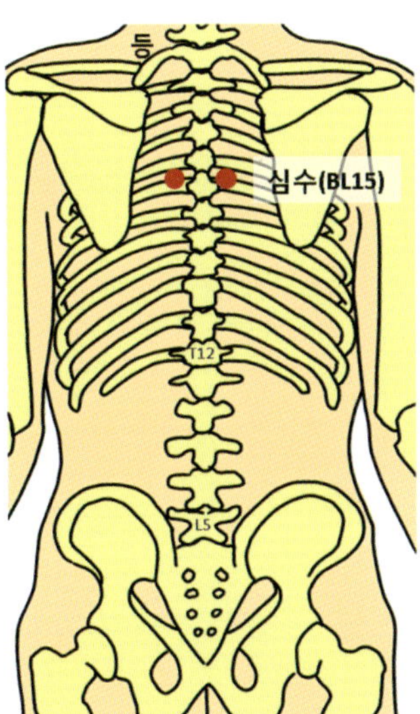

심수: 제 5흉추
극돌下에서
양옆으로 1.5寸

기해: 배꼽아래로
손가락 2마디 부분

관원: 배꼽아래로
손가락 3마디 부분,
배꼽(umbilicus)
중심에서
아래쪽으로 **3**寸

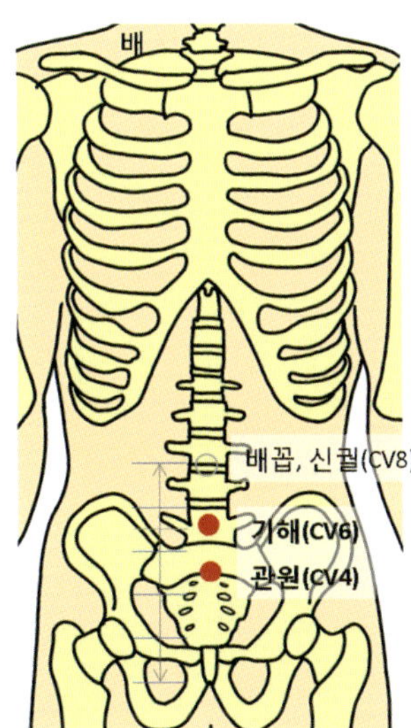

55. 무오(戊午)일생

무(戊)토는 넓은 들판을 상징하며, 오(午)화는 뜨거운 양기가 소멸되고 음기를 받아들이는 화기(火氣)이다. 무(戊)토는 위장(胃臟)을 의미하며, 오(午)화는 소장(小將)을 의미한다. 화(火) 기운이 약하면 심장(心臟), 소장(小腸)에 문제가 발생한다.

그리하여, 뜸의 위치는 심수(心俞), 소장수(小腸俞), 기해(氣海), 관원(關元), 중완(中脘), 상완(上脘)이다.

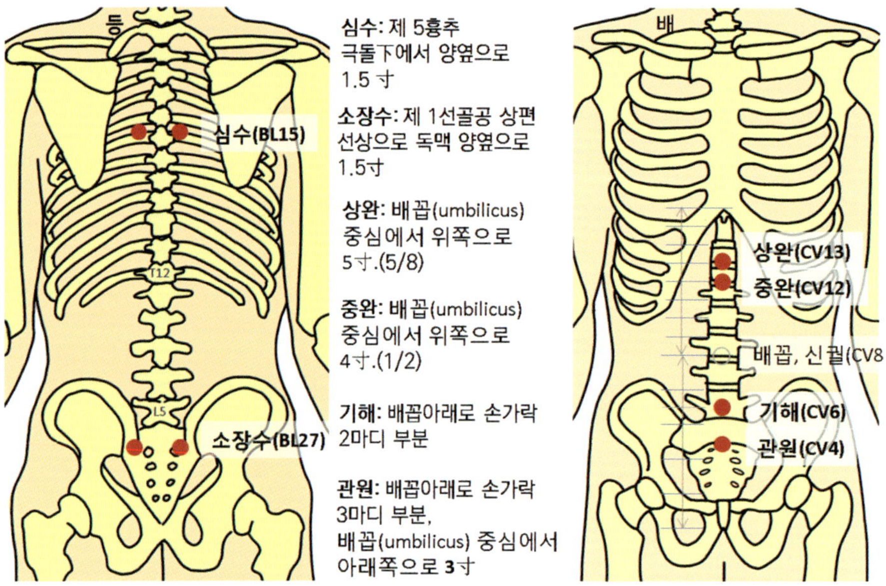

56. 기미(己未)일생

기(己)토는 만물의 완성을 의미하며 습토(濕土)이고, 미(未)토는 여름이며 만물의 결실을 맺게 하는 바탕을 마련해 주는 역할을 한다. 기(己)토와 미(未)토는 비장(脾臟)을 의미하므로 비장(脾臟, spleen)과 위장(胃臟, stomach)에 문제가 발생한다.

그리하여, 뜸의 위치는 비수(脾俞), 위수(胃俞), 중완(中脘), 상완(上脘), 족삼리(足三里)이다.

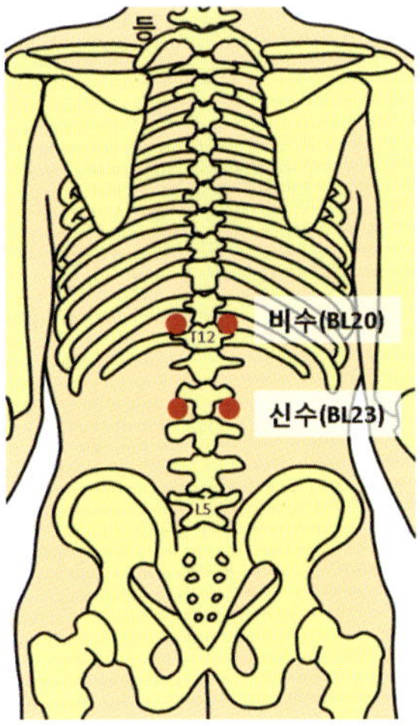

비수: 제 11흉추
극돌下에서
양옆으로 1.5寸

신수: 제 2요추
극돌下 에서
양옆으로 1.5寸(3cm)

상완:
배꼽(umbilicus)
중심에서
위쪽으로 5寸.(5/8)

중완:
배꼽(umbilicus)
중심에서 위쪽으로
4寸.(1/2)

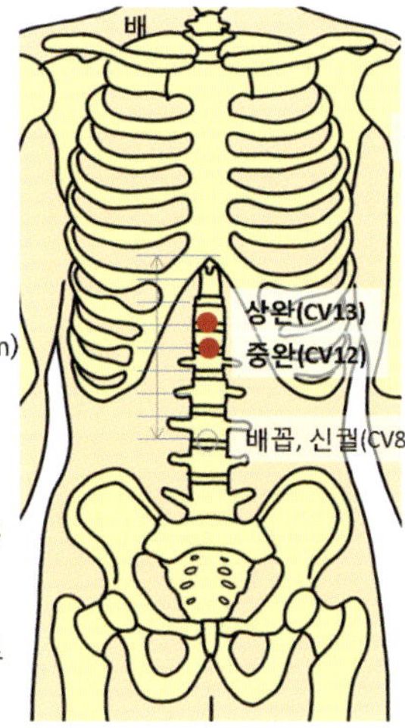

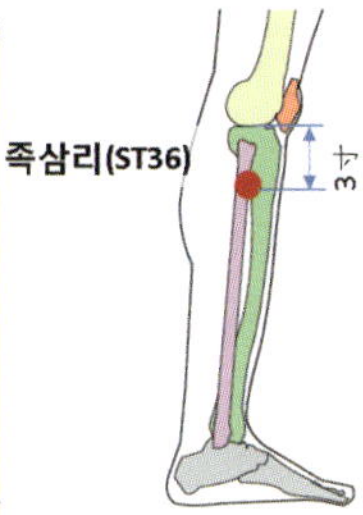

족삼리: 슬개골의 바깥쪽
아래 오목한 곳.
손가락 3마디, 3寸 아래

57. 경신(庚申)일생

경(庚)금은 냉철함을 의미하고, 신(申)금은 음기를 받아들이고 결실을 맺게 하는 기운이다. 경(庚)금과 신(申)금은 대장(大腸)을 의미하므로 폐장(肺臟)·대장(大腸)에 문제가 발생한다.

그리하여, 뜸의 위치는 대장수(大腸俞), 폐수(肺俞)이다.

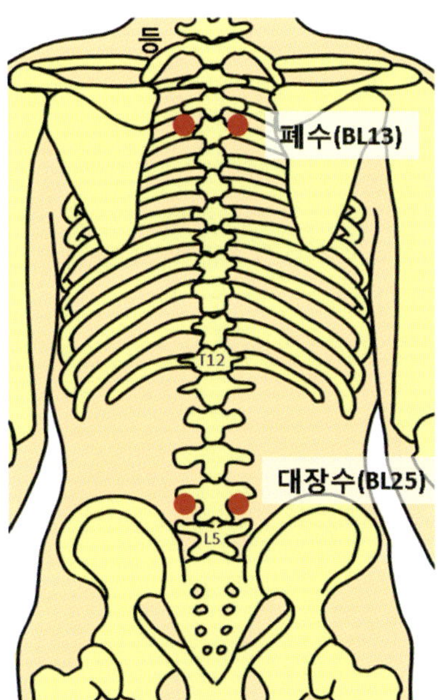

폐수: 제 3흉추
극돌下에서
양옆으로 1.5寸

대장수: 제 4요추
극돌下에서
양옆으로 1.5寸

58. 신유(辛酉)일생

신(辛)금은 날카로운 가을의 찬 기운을 의미하고, 유(酉)금은 열매를 맺는 기운이다. 신(辛)금과 유(酉)금은 폐장(肺臟)을 의미하므로 폐(肺), 대장(大腸)에 문제가 발생한다.

그리하여, 뜸의 위치는 폐수(肺兪), 대장수(大腸兪)이다.

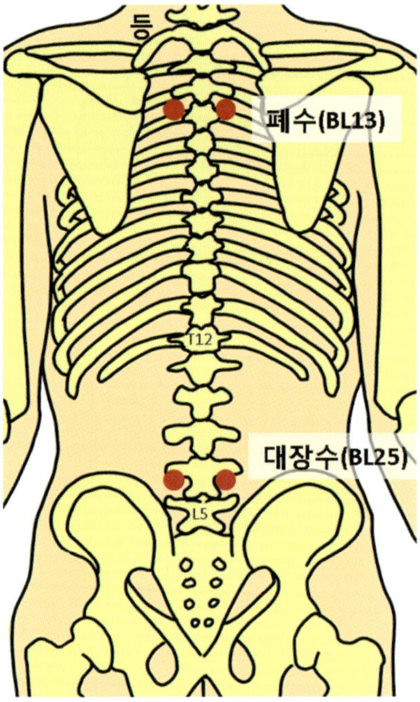

폐수: 제 3흉추 극돌下에서 양옆으로 1.5寸

대장수: 제 4요추 극돌下에서 양옆으로 1.5寸

59. 임술(壬戌)일생

임(壬)수는 지혜로움을 의미하고, 술(戌)토는 열매를 저장함을 의미한다. 임(壬)수는 방광(膀胱)을 의미하며, 술(戌)토는 위장(胃臟)을 의미한다.

그리하여, 뜸의 위치는 요수(腰兪), 방광수(膀胱兪), 중완(中脘), 상완(上脘), 족삼리(足三里)이다.

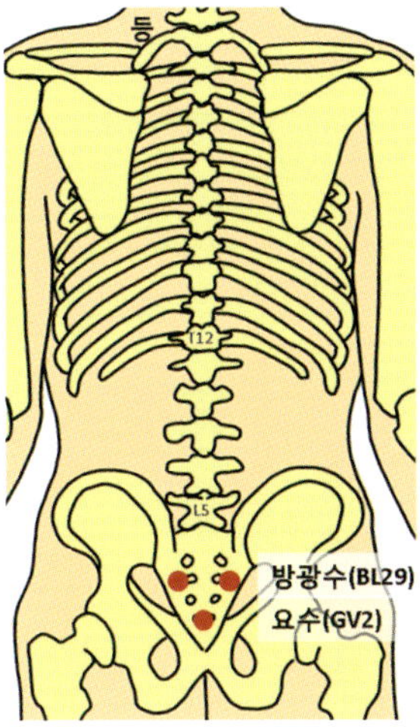

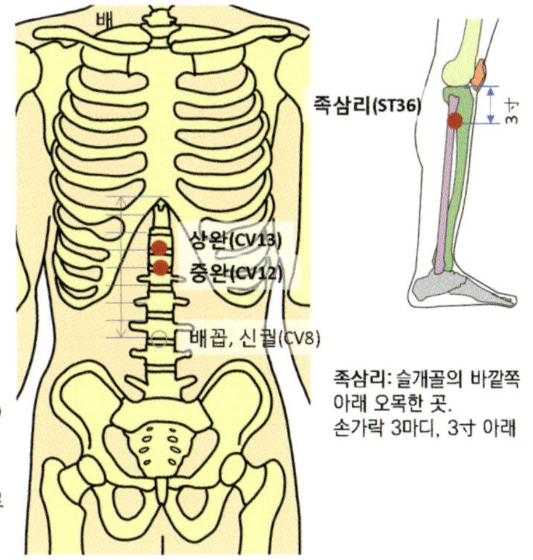

60. 계해(癸亥)일생

계(癸)수(水)의 가랑비와 같은 꾸준함과 해(亥)수는 강한 음(陰)의 기운이다. 간지가 강한 수(水) 기운이므로 고집이 세고 자존심이 강하며, 흐르는 물과 같이 유한 듯 보이지만 속으로는 누구도 감당할 수 없는 강한 기질을 품고 있으므로 미래에 큰 이상을 동경한다. 계(癸)수와 해(亥)수는 신장(腎臟)을 의미한다.

그리하여, 뜸의 위치는 신수(腎俞), 방광수(膀胱俞)이다.

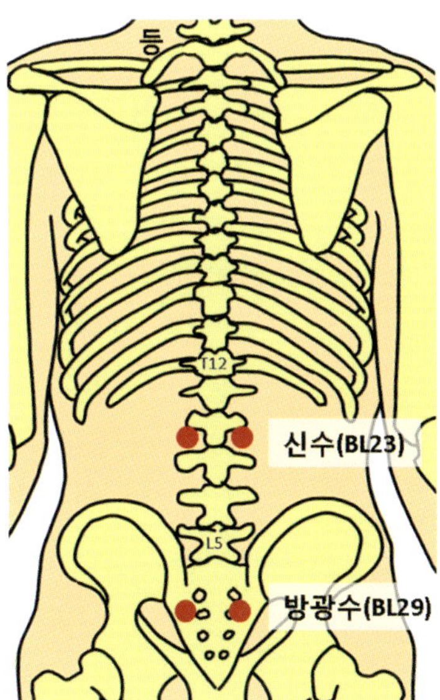

11장

오운육기론(五運六氣論)

1. 오운(五運)

五運이란, 木運, 火運, 土運, 金運, 水運의 총칭이다. 運이란, 윤전운동(輪轉運動)하여 往來不止한다는 뜻이며, 오행을 천간에 배합시켜 운용하여, 歲年과 각 계절의 기후변화의 正常과 異常을 분석 설명하는 것이다. 또한 오운을 大運, 主運, 客運 등의 3종으로 구분한다.

지구의 자전과 공전이란 운동(運動)에 의한 4시(時)의 변화를 갑(甲), 을(乙), 병(丙), 정(丁), 무(戊), 기(己), 경(庚), 신(辛), 임(壬), 계(癸)의 10개 천간(天干)에 오행(木, 火, 土, 金, 水)의 음양으로 나타낸 것이다.

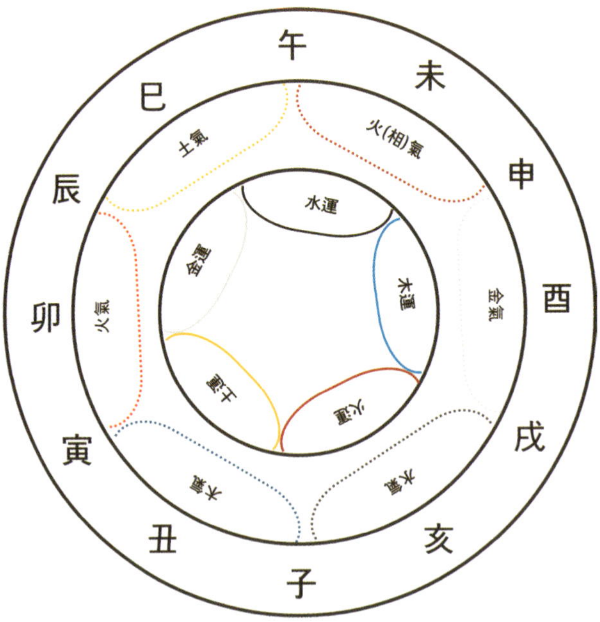

그림11-1. 오운육기도(五運六氣圖)

1) 대운(大運)

대운(大運)을 中運이라고도 칭하며, 이는 주로 각 年의 세운(歲運-연간 운)을 총괄한다. 이로써 일년 중의 기후변화를 설명하며, 동시에 객운(客運)을 추측하는 근간이 된다.

대운(大運)의 추산방법은 [素問·天元紀大論]에 '甲己의 歲는 土運이 이를 지배하고, 乙庚의 歲는 金運이 이를 지배하고, 丙辛의 歲는 水運이 이를 지배하고, 丁壬의 歲는 木運이 이를 지배하고, 戊癸의 歲는 火運이 이를 지배한다'고 하였다. 즉, 천간의 甲과 己에 해당되는 年은 土運에 속하고, 乙과 庚의 年, 丙과 辛의 年 등도 같은 방식으로 유추하면 된다. 이 추산방식대로 하면 5년만에 一循環을 하게 된다. 五年 중에서 客運은 一年에 해당하므로 五行상생의 순서에 따라서 土→金→水→木→火→土로 배열한다. 또한 대운에는 太過와 不及의 구별이 있다. 예컨대 甲己年는 土運에 속하는 해인데, 甲年은 土運이 太過하는 해이고, 己年은 土運이 不及하는 해이다. 年運의 太過, 不及은 천간의 음양에 의거하여 구별되며, 陽干은 太過, 陰干은 不及이다.

2) 주운(主運)

주운(主運)은 일년 중의 오운계(五運季)의 기후변화의 상규(常規-늘 변하지 아니하는 규칙)를 설명하는 것이다. 각 운계(運季)의 시간은 매년 고정되어 변하지 않고, 각 運季 중에 있어서의 기후변화는 기본적으로 매년 같으므로 主運이라고 한다. 主運의 推算은 大寒日에서 起算하여, 七十三日五刻(百刻이 一晝夜이다.)을 一運으로 해서, 五行相生의 순서에 따라 추산한다. 즉 木은 初運, 火는 二運, 土은 三運, 金은 四運, 水는 五運(즉, 終運)이 된다. 이는 매년 고정되어 변하지 않는다.

3) 객운(客運)

객운(客運)은 일년 중의 오운계(五運季)의 이상(異常) 기후변화를 설명하는 것이다. 이는 매년 변경되며, 각 계에서 같지 않아서, 마치 객(客)의 왕래(往來)와 같으므로 이를 객운(客運)이라 한다.

客運은 大運의 年에 의해 추산된다. 즉, 大運의 年干을 客運의 初運으로 삼고, 일년 五運季에 의해서 五步로써 추산한다. 2000년 庚辰年을 예를 들면 庚辰의 大運이 金이며, 客運 역시 金運에서 起算하여, 이것도 역시 오행 상생의 순서에 따라 진행하면, 二運은 水이고, 三運은 木이고, 四運은 火, 終運은 土로 정해지게 된다. 그러므로 客運은 일년 중의 각 運季

의 기후의 이상 변화에 불과한 것이다. 그 추산방법은 아래 표와 같다.

표 11-1. 年에 따른 客運 추산

	初	二	三	四	終
甲 己	土	金	水	木	火
乙 庚	金	水	木	火	土
丙 申	水	木	火	土	金
丁 壬	木	火	土	金	水
戊 癸	火	土	金	水	木

2. 육기(六氣)

육기(六氣)는 지축(地軸)의 구배(句配; 23.5도)에 의한 기류 변화인 육기 (六氣; 風-木, 寒-水, 濕-土, 燥-金, 暑-君火, 和-相火)를 자(子), 축(丑), 인(寅), 묘(卯), 진(辰), 사(巳), 오(午), 미(未), 신(申), 유(酉), 술(戌), 해(亥)의 12개(地支)에 오행의 음양으로 나타낸 것이다. 풍·한·서·습·조·화(風寒暑濕燥火)의 총칭이다. 육기는 또한 항상 삼음삼양(三陰三陽)으로 대표되며, 지지(地支)를 결합해서 일년 중의 정상기후 변화와 각 년(年) 의 기후의 이상변화를 설명하는 데 쓰인다.

육기(六氣)란 십이지지(十二地支)에서 상충(相沖-사물이 어울리지 않고 서로 마주침)의 기운이 대대작용(對待作用-마주하여 기다려 움직이게 되는 힘)으로 충기(沖氣)가 화(和)를 이루어 변화된 기운을 말한다.

매년 육기(六氣)는 주기(主氣)·객기(客氣)의 2종으로 나누어진다. 주기(主氣)는 정상 상태를 설명하는데 쓰이고, 객기(客氣)는 변화를 측정하는데 쓰인다. 또한 객기(客氣)를 주기(主氣)에 가(加)하여 이를 객주가임(客主加臨-매년 일정하지 않은 객기가 주기 위에 더하여 기후의 변화를 발생시킨다)이라 칭하는 데, 이는 기후의 복잡한 변화를 진일보하여 분석하는 데 쓰인다.

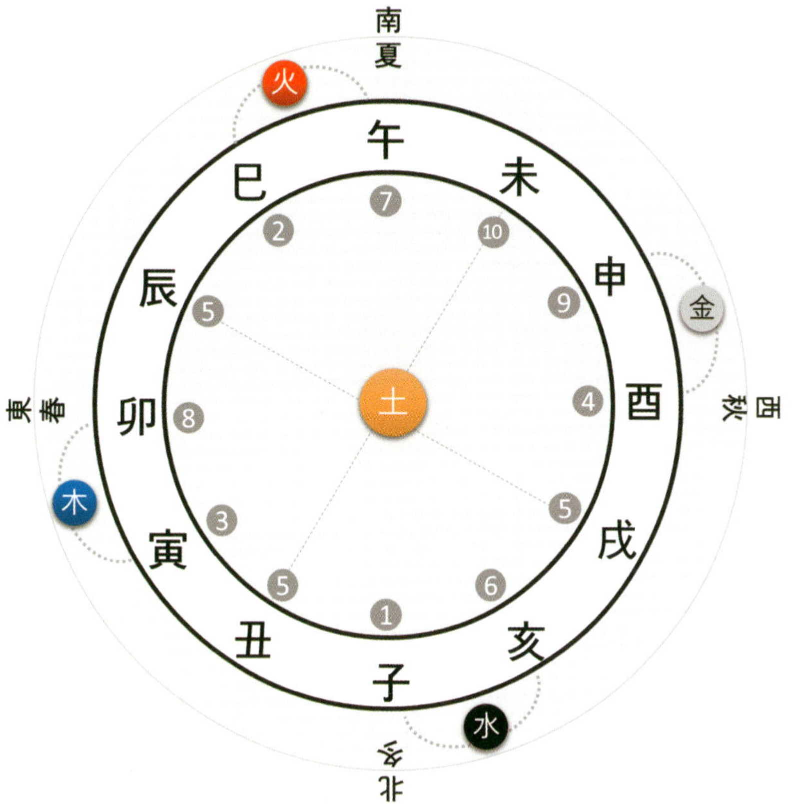

그림 11-2. 육기방위도(六氣方位圖)

1) 주기(主氣)

主氣 즉, 時를 관장하는 氣는 일년 중 기후의 정상적인 규율을 설명하는데 쓰이며, 四時·主運의 의미와 동일하다. 六氣가 時를 관장하는 것은 고정불변하므로 主氣라 칭한다.

主氣가 관장하는 것을 六步로 나누어 二十四節氣를 六步 중에 分屬시킨다. 大寒日에서 추산을 시작하면, 4개의 절기로써 一步를 순행한다. 그 순서는 初氣는 厥陰風木이며, 第二氣는 少陰君火, 第三氣는 少陽相火, 第四氣는 太陰濕土, 第五氣는 陽明燥金, 終氣는 太陽寒水이다.

이를 요약하면, 每年 六節(六氣)이 時를 治하는 추산 방법을 설명하는 것이다.

표 11-2. 六氣와 二十四節候와의 관계

六步	初	二	三	四	五	終
六氣	厥陰風木 (궐음풍목)	少陰君火 (소음군화)	少陽相火 (소양상화)	太陰濕土 (태음습토)	陽明燥金 (양명조금)	太陽寒水 (태양한수)
오행	목	군화	상화	토	금	수
節候	大寒 立春 雨水 驚蟄	春分 淸明 穀雨 立夏	小滿 芒種 夏至 小暑	大暑 立秋 處暑 白露	秋分 寒露 霜降 立冬	小雪 大雪 冬至 小寒

主氣로써 일년 중 기후의 정상적인 변화를 설명하면 一氣는 六十日과 八十七刻半을 관장하므로 이는 四時·主運의 의의와 같지만, 관장하는 시간은 같지 않다. 六氣를 步(헤아려서)로써 추산하면 더욱 상세해 진다.

세(歲) 년(年)의 객기(客氣)가 생명체 주기에 미치는 영향은 다음과 같다.

2) 객기(客氣)

객기(客氣)는 기후의 이상 변화를 설명하는 데 쓰인다. 이는 매년이 移轉되어, 主氣가 고정된 것과는 달리, 客의 내왕(來往)이 일정하니 않는 것과 흡사하므로 객기(客氣)라 한다.

(1) 객기추산법(客氣推算法)

- 客氣의 推移는 음양의 氣의 다소로써 先後의 순서를 정한다.

즉, 厥陰(一陰)→少陰(二陰)→太陰(三陰)→少陽(一陽)→陽明(二陽)→太陽(三陽)이다.

- 매년 하나의 時가 時令을 관장하여, 일 년씩 이전해서 순행을 그치지 않는데 이것이 일년을 주관하는 客氣이다. 客年의 時令을 관장하는 객기를 추산하는 데는 年의 地支를 기초로 한다.

(2) 사천(司天), 재천(在泉), 좌우간기(左右間氣)

司天과 在泉은 客氣의 변화 상의 다른 명칭이다. 司天, 在泉의 추산 방법은 每年의 地支에 의거하여, 地支에 三陰三陽의 규율을 적용해서 결정된다. 年支에서 司天의 氣를 산출한 다음에야 在泉의 氣도 알 수 있는 것은, 매년의 사천의 氣는 主氣의 세 氣로 고정된 것이며, 재천의 기는 상대되는 終氣에 있기 때문이다.

일년 중의 司天在泉은 음양의 속성에 차이가 있는 바, 예컨대 양이 사천이면 음은 재천이고, 음이 사천이면 양이 재천이다. 그 중 少陰과 陽明, 太陰과 太陽, 厥陰과 少陽은 相合하여 輪轉하는 것이다. 예컨대 辰戌年에는 太陽寒水가 사천하고, 太陰濕土가 재천하므로 하반년은 양이 재천이다. 또한 巳亥年에는 厥陰이 司天하고, 少陽이 在泉하므로 上半年은 음이 사천하고, 하반년 양이 재천한다.

표 11-3. **年支와 司天 在泉의 규율**

年支	司天	在泉
子/午 (자/오)	少陰君火 (소음군화)	陽明燥金 (양명조금)
丑/未 (축/미)	太陰濕土 (태음습토)	太陽寒水 (태양한수)
寅/申 (인/신)	少陽相火 (소양상화)	厥陰風木 (궐음풍목)
卯/酉 (묘/유)	陽明燥金 (양명조금)	少陰君火 (소음군화)
辰/戌 (진/술)	太陽寒水 (태양한수)	太陰濕土 (태음습토)
巳/亥 (사/해)	厥陰風木 (궐음풍목)	少陽相火 (소양상화)

左右間氣는 司天의 양측에 있는 左間·右間과, 在泉의 양측에 있는 左間·右間의 四步의 客氣를 말한다. 이는 일년 중의 客氣를 六步로 나누어, 사천과 재천이 각각 一步를 관장하고, 나머지 四步의 間氣는 각기 4개의 節候를 관장한다. 四步의 間氣는 司天과 在泉을 고정한 다음에 비로소 알 수 있게 된다.

客氣의 氣化란 氣候의 변화를 지칭한다. 風·君火·相火·濕·燥·寒의 6종의 기후변화와 삼음삼양의 관계는『素問 至眞要大論』에서 "厥陰의 司天의 氣化는 風으로써 이루어지고, 少陰의 司天의 氣化는 君火로써 이루어지고, 太陰의 司天의 氣化는 濕으로써 이루어지고, 少陽의 司天의 氣化는 相火로써 이루어지고, 陽明의 司天의 氣化는 燥로써 이루어지고, 太陽의 司天의 氣化는 寒으로써 이루어진다"고 하였다.

이것은 客氣 司天의 氣化規律이다. 客年의 삼음삼양의 사천이 상이하므로 각종의 상이한 기후가 생기는 것이며, 삼음삼양의 사천이 이 6종의 기후를 대표하는 것이다. 운기론은 결코 우연히 만들어진 것이 아니며, 뛰어난 직관력과 혜안을 갖춘 옛사람들이 자연계의 사시(四詩–사계) 기후의 변화와 그것이 우리 인체의 생리 병리에 미치는 영향을 오랜 기간 동안 관찰, 경험하고 연역 추리함으로써 총결된 내용이라고 볼 수 있다.

〈소문〉 천원기대론에서는 "무릇 변화의 작용은 하늘에서는 玄이 되고 사람에게서는 道가 되고, 땅에서는 化가 되는데, 化는 五味를 生하고, 道는 智를 生하고, 玄은 神을 生하니, 神은, 하늘에서는 風이 되고 땅에 있어서는 木이 되며, 하늘에서는 熱이 되고 땅에서는 火가 되며, 하늘에서는 濕이 되고 땅에서는 土가 되며, 하늘에서는 燥가 되고 땅에서는 金이 되며, 하늘에서는 寒이 되고 땅에서는 水가 됩니다. 그러므로 하늘에서는 氣 가 되고 땅에서는 형체가 되며, 形氣가 서로 感하여 만물을 化生합니다. 그러니 天地는 萬物의 上下이며, 左右는 陰陽의 道路이고 水火는 陰陽의 徵兆이며 金木은 生成의 끝과 시작인데, 氣에는 많고 적음이 있고 形에는 盛衰가 있으니, 上下가 서로 부름에 損益이 밝게 드러납니다."라고 하여 천지만물이 서로 깊은 연관관계를 가지고 변화한다는 것을 밝혔다.

따라서 운기론(運氣論)은 그 내용의 방대함과 치밀함과 체계성 등으로 볼 때 일반지식인의 단순한 경험 관찰의 집적에 의한 것이 아닌 고도(高度)의 직관력(直觀力)을 가지고 천문지리와 인사에 통달한 대선지식에 의하여 창안되었을 것이라는 점을 미루어 짐작할 수 있다

세년(歲年)의 객기(客氣)가 생명체 주기에 미치는 영향은 다음과 같다.

주기(主氣)는 목(木)−화(火)−화(和)−토(土)−금(金)−수(水)−목(木)의 순차적인 기(氣)의 변화로 생명체의 혈맥 순환을 영향을 미치며, 객기(客氣)는 목(木)−화(火)−토(土)−화(和)−수(水)−금(金)−목(木)의 순차적인 기(氣)의 변화로 육기의 에너지 순환에 영향을 준다.

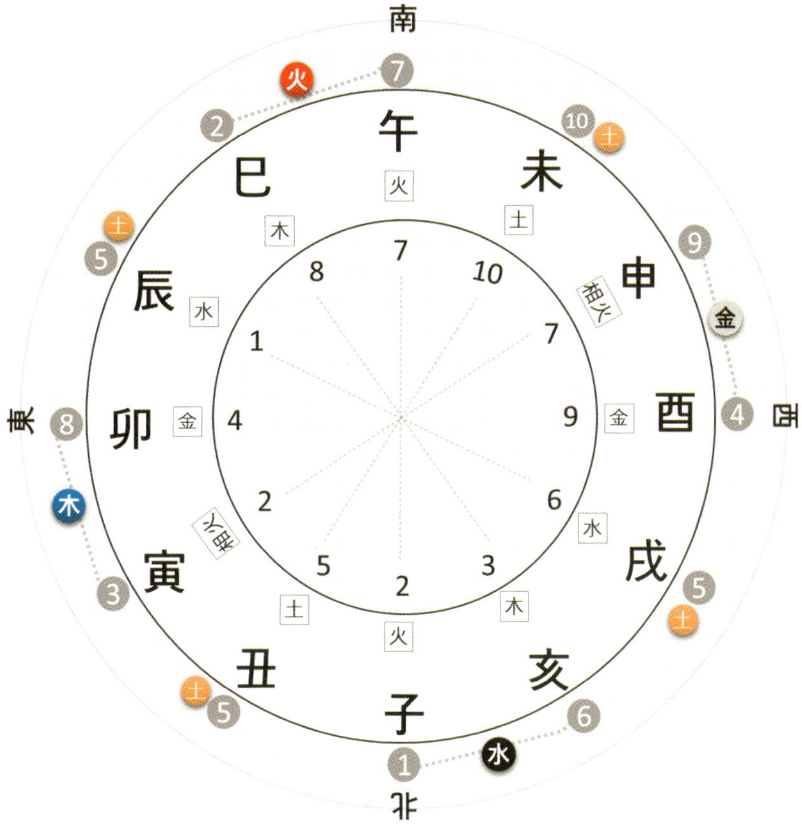

[범례]
자오묘유(子午卯酉) 4正位(정위)
인신사해(寅申巳亥) 4相位(상위)
축미진술(丑未辰戌) 4維位(유위)(中位)
외부○내의 표시한 육기는 방위의 육기
내부□내의 표시한 육기는 변화하는 육기
외부의 숫자는 방위표시의 수, 내부 숫자는 육기변화의 수

그림 11-3. 육기변화도(六氣變化圖)
출처: 우주변화의 원리(한동석저, 대원출판)

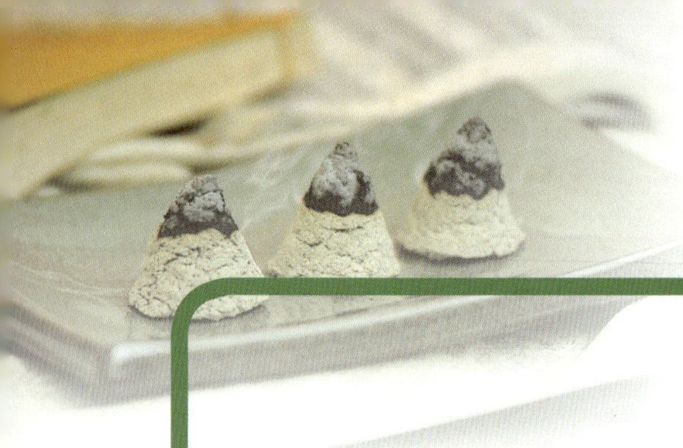

12장

장상론(藏象論)

장상론은 氣候, 氣象, 地理 등의 외부환경요소가 臟腑, 經絡, 形體, 官規, 氣血津液 등 인체의 생리활동에 미치는 영향을 연구하는 한편, 이들 조직기관의 복잡한 내재적 관계를 정연하게 상호 협조하는 활동규율을 밝히는 학문이다.

1. 藏象의 概念

1) 藏象의 의미

臟 字는 고대에 臧이라 썼는데, 신체내부의 형태를 갖춘 組織機關을 가리키며, 象은 신체의 오부로 나타나는 각종 생리기능적 활동의 徵象을 가리키는 말이다. 즉, 藏이란 인체 내의 장부를 지칭하는 것이요, 象이란 외적으로 드러난 생리·병리 증상을 의미한다.

따라서 藏象은 인체 생명활동의 본질과 현상을 개괄한 것으로서, 現象은 표면적이고 밖으로 드러나며, 本質은 내부적이고 숨어있는 것이다.

(1) 藏의 의미

『說文解字』에서 臧으로 되어 있으며, 藏은 본래 臧이고 그 음은 두 가지인데 즉 子郎反 才郎反이다. 子郎은 臟腑의 臟과 통한다. 『周禮 天官 疾醫』에서 '參之以九藏之動'이라 하였는데, 註에서 '正臟五 又有胃 大腸 小腸 膀胱'이라 하였고 이는 바로 왕빙, 장경악 및 후대 의학자들이 따른 藏과 같다. 또 才郎은 藏匿, 收藏이다. 이는 세밀히 분석하면 구분이 된다. 하나는 隱藏, 藏匿이다.

『易 系辭下』에 '君子藏器于身 待時而動'이라 하여 『康熙字典』에는 주에서 '臧, 藏, 臟字 後人加草又加肉'이라 설명하여 藏字는 음이 두 가지가 있고, 의미는 세 가지가 있으므로 臟

腑, 收藏, 藏匿이라 한다.

(2) 象의 의미

『內經』을 고찰해 볼 때 의미 중 하나는 오장기능이 밖으로 드러나 살필 수 있는 현상의 의미로 이는 '心華在面 心合在脉' 등의 경우이다. 다른 하나는 오장이 밖의 천지와 상응하는 것을 관찰할 수 있는 현상의 의미로 예를 들면 '春溫夏熱 春酸夏苦' 등의 경우이다.

한편 장상이론의 형성에 있어 그 근원은 관찰과 해부에서부터 비롯되었음을 살펴볼 수 있다. 예를 들면 『靈樞 經水』에서 '若夫八尺之士 皮肉在此 外可度量切循而得之 其死可解剖而視之 其臟之堅脆 腑之小大 脈之短長 血之淸濁 氣之多少 …… 皆有大數'라 하였다. 이는 장부기혈 역시 살펴볼 수 있고 해부현상은 이미 일찍이 옛사람들이 내장의 상태를 외부에서 살펴보는 과정에서 성립되었으므로 象의 의미는 해부형상도 아울러 포괄하고 있는 것이다.

상은 세 가지 의미를 가지고 있다. 즉, 現象, 比象, 形象이다.

現象은 生理·病理표현이 밖으로 나타나 살펴 볼 수 있다는 의미이고, 比象은 天地의 氣味와 方位를 느끼고 추리할 수 있다는 의미이며, 形象은 장부형태의 표현으로 관찰하고 인식할 수 있음을 의미하는 것인데 이 세 가지의 의미가 모두 갖추어져야 완전한 의미가 된다.

(3) 內經에서 藏象의 개념

『내경』에서는 이들 세 가지 의미가 불가분의 관계가 되어 함께 쓰이고 있다. 즉, 臟腑는 정기를 받아들여 감추고 貯藏하여 쌓으면서 체내의 깊숙한 곳에 숨어 감추어져 있다는 의미로 체내에 숨어 머무르는 오장으로써 정기를 거두어들이는 역할을 주관하며, 가득하면서 실질적으로 작용하지는 않으며 천지사이의 五氣 五味를 거두어들이는 작용을 하는 것으로, 이는 항상 변화하는 오장을 의미하는 것이다.

2) 藏象의 槪念

『素問 六節藏象論』에서 비롯되었다.

『素問 六節藏象論』의 원문에서 인체의 생기는 천지음양의 이치에 근본을 두고 있으며 기후이상과 인체건강이 서로 관계하고 있다는 사실을 제시하고 있다. 그리고 六節藏象이라는 것은 藏象이 六節과 부합된다는 것을 말한다.

그 대략적인 것을 추측하는 방법은 속에 들어 있는 五臟이 밖으로 표현하는 五華, 五合을 살피는 것인데 즉 心華在面 其合于脉, 肺華在毛 其合在皮 등의 방법이다.

3) 藏象論의 주요내용

藏象論의 내용은 臟腑와, 精神氣血津液, 經絡, 臟腑, 形體官規, 體質 등으로 나누어진다.

(1) 臟腑

臟腑는 장상론의 핵심내용으로 五臟과 六腑, 奇恒之府 등의 생리기능과 병리변화 및 그들 상호간의 영향을 설명한다.

(2) 精·神·氣·血·津液

정(精), 신(神), 기(氣), 혈(血), 진액(津液)은 인체가 생존하는데 필요한 기본물질이다. 기혈(氣血), 진액(津液)의 생성, 기능, 운행규율(運行規律) 및 상호관계, 기, 혈, 진액이 장부 기능활동의 기초일 뿐만 아니라 장부 기관활동의 산물이다.

또한 한의학에서 생명활동의 대사를 정(精), 신(神), 기(氣), 혈(血), 진액(津液)의 상호전화(相互轉化)와 에너지 전환과정으로 인식하고 있다. 이를 기화과정(氣化過程)이라 한다.

(3) 경락계통

經絡은 인체의 上下와 表裏를 소통하고, 臟腑와 官規를 연결지으며, 氣血을 유통시키고 체계적 조직구조이다. 경락체계의 구성 및 분포, 주행방향, 교접규율, 순행노선, 생리기능, 병리, 진단, 치료 등이 주요 내용이다. 경락계통은 經脈과 絡脈 그리고 오장육부에 內屬하는 부분과 체표에 外連하는 부분으로 구성된다.

(4) 形體官規

形體는 皮, 肉, 筋, 骨, 脈을 가리키고, 官規는 이, 목, 구, 비, 설, 인후, 전음, 후음을 가리킨다. 形體官規는 인체에서 정해진 기능을 하는 조직기관으로서 장부 경락의 기능활동과 밀접한 관계가 있다. 形體官規의 기본구조, 생리기능 및 장부 경락과의 구체적 연결체계를 주 내용으로 한다.

(5) 體質

사람은 모두 생리상 일정한 차이가 있는데 이를 '체질'이라 한다. 生長壯老의 과정에 체질의 차이가 발현된다. 이러한 생리상의 차이와 변화의 원인과 규율을 밝히고 체질을 분류하는 것은 藏象의 중요한 내용이 된다.

2. 藏象學의 基本內容

1) 藏·府·奇恒之府의 개념

藏은 저장한다는 말로써 정기를 저장한다는 뜻이다. 心, 肺, 肝, 脾, 腎 다섯 종류를 말하며, 이를 五臟이라 한다. 다만 心包를 경락학설에서 臟이라고 하였으니, 이를 더하면 여섯개의 장부가 되므로 六臟이라 부르기도 한다. 膽, 胃, 小腸, 大腸, 膀胱, 三焦를 말하는 것이며. 합하여 六腑라 한다. 奇란 기이하다는 것이고, 恒은 상과 같은 의미로서, 기항지부는 형태적으로는 부이지만, 생리기능은 육부와 다르니, 腦, 髓, 骨, 脈, 膽, 女子胞를 말하는 것이다.

2) 五藏六府와 奇恒之府의 조직구성과 생리기능상 특징

조직구성상 臟은 실질장기이고, 腑는 주로 안이 빈 空腔의 기관이며, 奇恒之府의 조직구성은 府와 같지 않고, 또한 藏과도 다르다. 즉, 기항지부는 수곡이 직접 접하지 않고, 외부와 밀폐된 상태의 조직기관이다.

오장의 생리기능의 공통점은 화생작용(化生作用)과 정기를 저장한다는 것이고, 육부의 생리기능의 공통점은 受盛作用과 수곡을 전화(傳化)시킨다는 점이다.

『素問 五藏別論』 所謂五藏者, 藏精氣而不瀉也. 故滿而不能實. 六府者, 傳化物而不藏, 故實而不能滿也

(『王冰注』 정기는 충만함을, 수곡은 충실함을 의미한다. 오장은 단지 정기만을 저장하므로 滿而不能實이라고 하였고, 육부는 정기를 저장하지 않고 단지 수곡만을 받아들이므로 實而不能滿이라 하였다.)

『靈樞 本藏』 五藏者, 所以藏精神氣血魂魄者也. 六府者, 所以化水穀而行津液者也

藏	府
藏 平也 藏諸神而精氣流通也 藏精氣而不瀉 故滿而不能實	府 庫也 出納轉輸之謂也 傳化物而不藏 故實而不能滿 (水穀入口則 胃實而腸虛)
藏府兄弟也 同氣而異形耳	

奇恒之府는 조직구성이 비록 장과 다르나, 생리기능면은 오히려 장이 정기를 저장하는 작용과 유사하여서 명칭을 기항지부라 한 것이다. 기항지부가 오장육부와 생리기능이 다름을 설명하고 있는 것이다.

『素問 五藏別論』腦髓骨脈膽女子胞, 此六者, 地氣之所生也. 皆藏于陰而象于地, 故藏而不瀉, 名曰奇恒之府

(『王冰注』腦髓骨脈은 비록 이름은 부이지만 神藏, 즉 오장과 표리가 되지 않는다. 胞는 비록 出納作用이 있어서 정기를 納하고 形容을 出하는데, 형용을 출한다는 것의 의미는 化가 極에 달하여 출생함을 말한다. 그러나 출납의 사용은 육부와는 다른 특이한 작용을 하는데, 즉 저장하지만 배설하지는 않는다고 하여 기항지부라고 부르는 것이다.)

3) 藏象의 특징

(1) 각 臟과 腑는 서로 表裏가 된다.

(2) 오장의 생리기능간에는 협조와 평형을 이룬다.

(3) 오장과 形體諸竅의 연결은 하나의 整體를 이룬다.

(4) 오장의 생리활동과 精神情志는 밀접한 관계가 있다.

(5) 장과 부의 가장 근본적인 구별은 貯藏化生精氣와 轉化水穀이다.

4) 장부 표리관계

장부가 서로 표리가 됨은『靈樞 本藏』의 肺合大腸, 心合小腸, 肝合膽, 脾合胃, 腎合三焦膀胱이라고 함에서 알 수 있다. 이는 장과 부가 서로 합하는 표리관계에 있다는 말이다. 단 腎臟만이 삼초, 방광의 두 개의 腑와 서로 표리가 된다.

그러나 경락학설에는 心主(心包)가 臟이 되고 三焦가 腑가 되어 서로 합하여 표리가 된다고 하였다. 예를 들어『素問 血氣形志』에 '太陽與少陰爲表裏, 少陽與厥陰爲表裏, 陽明與太陰爲表裏, 是爲足陰陽也. 太陽與少陰爲表裏, 少陽與心主爲表裏, 陽明與太陰爲表裏, 是爲手之陰陽也'라고 하였다.

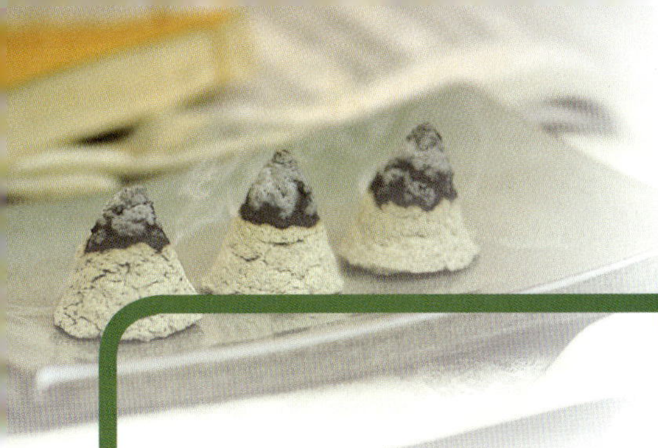

13장

쑥뜸과 백혈구 변화 연구

1. 서론

1) 연구의 필요성

2017년 우리나라 국민 기준 40세 이후 사망 원인의 1위는 악성신생물(암)이 차지하고 있다(그림 13-1). 2015년 전체 사망자의 27.9%가 암으로 사망하고 있으며 사망률이 가장 높은 암종은 폐암(전체 암사망자의 22.6%)이었으며, 다음으로는 간암(14.7%), 위암(11.1%), 대장암(10.9%), 췌장암(7.1%) 순이었다(그림 13-2). 암 발생요인을 보면 흡연, 음주, 식생활(과다지방섭취), 비만, 감염, 환경오염, 운동습관 등에 많은 영향을 받고 있으며, 인구고령화 및 건강형태에 따라 암 발생률이 비례하여 증가하고 있다. 보건복지부와 중앙암등록본부(국립암센터)의 2016년 국가암등록통계 자료에 따르면, 최근 5년간 (2012~2016년) 발생한 암 환자의 5년 상대생존율(이하 암생존율)은 70.6%였다. 10여년 전(2001~2005년)에 진단받은 암 환자의 생존율(54.0%)보다 1.3배(16.6% B포인트) 높은 것이며 해마다 꾸준히 상승하고 있다.

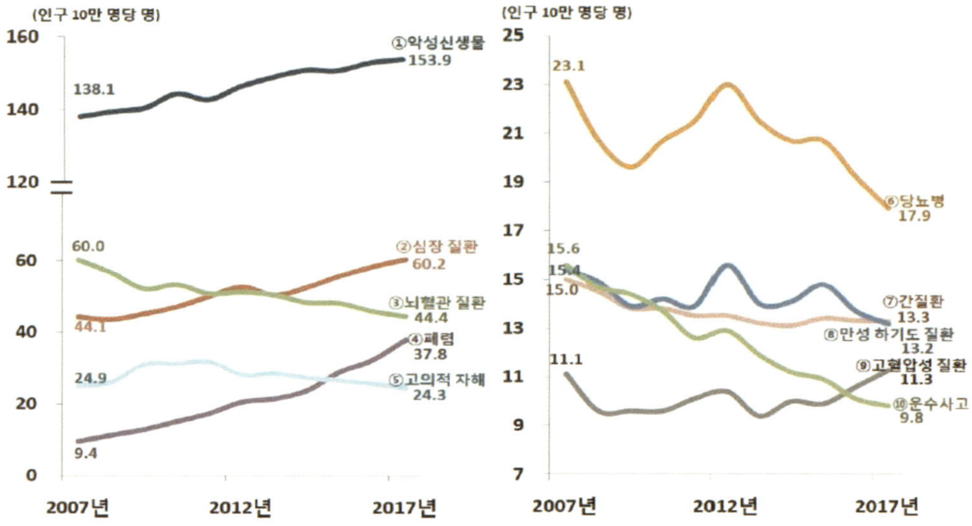

그림 13-1. **10대 사망원인 사망률 추이(2007~2017년).**
2017년 10대 사망원인은 악성신생물(암), 심장 질환, 뇌혈관 질환, 폐렴, 고의적 자해(자살), 당뇨병, 간질환, 만성 하기도 질환, 간 질환, 고혈압성질환, 운수사고 순임.

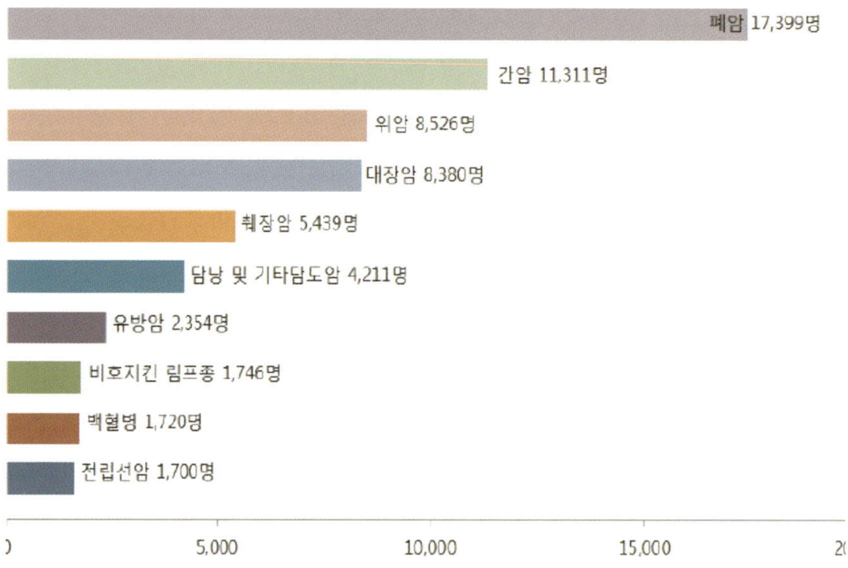

그림 13-2. **2015년 암종별 사망자수(남녀전체).**
2015년 사망률이 가장 높은 암종은 폐암(전체 암사망자의 22.6%인 17,399명)이었으며, 다음으로는 간암(14.7%), 위암(11.1%), 대장암(10.9%), 췌장암(7.1%) 순임.
※ 국가암정보센터. 2016년 통계정보

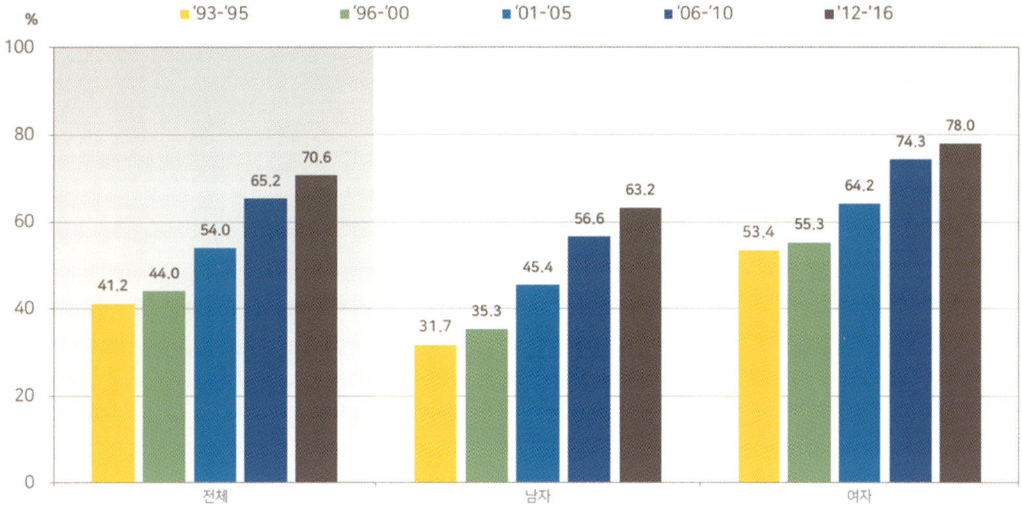

그림 13-3. **성별 5년 생존율 추이, 모든암. 2016년 국민암등록통계 정보**

생존율의 증가는 수술치료, 항암화학요법, 방사선치료 등 완치를 목적으로 하는 치료법과 함께 환자의 삶의 질을 높이고 증상을 조절하는데 초점을 맞춘 치료법이 병용되고 있는 결과이다. 치료효과를 높이고 부작용을 줄이기 위하여 여러 방법을 복합적으로 함께 사용되고 있다.

최근의 의료기술은 최첨단 의료기기를 이용한 조기진단을 중심으로 하는 예방의학이 발전하고 있다. 암 치료법의 발전과 암치료 성적이 좋아지면서 암환자의 삶의 질에도 관심을 두고 장기와 기능을 최대한 보존하고자 하는 암치료의 경향 변화에 따라 고정밀 방사선 치료의 적용이 확대되고 있다. 고정밀 방사선 치료는 고가의 장비를 이용하며, 최소선량으로 일정기간 횟수를 정하여 치료하고 있다. 그러나 3대(수술요법, 항암화학요법, 방사선요법) 암 치료법은 부작용을 수반한다.

최근에는 미국인구의 38%, 영국인구의 46%, 호주인구의 약 44%가 보완대체요법을 사용하는 것으로 조사되었으며 이러한 보완대체요법의 사용은 점차적으로 증가하는 추세이다.

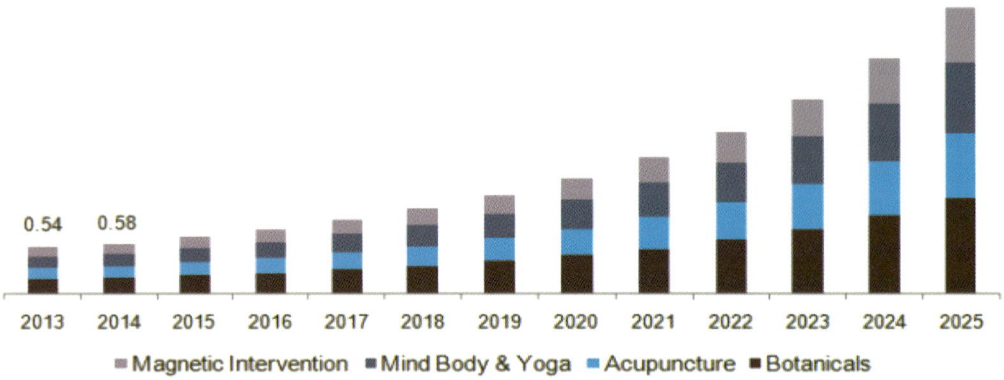

그림 13-4. Complementary & Alternative Medicine Market, by ntervention, 2013~2025 (USD Billion). Botanicals(식물 요법- Ayurveda,Naturopathy), Acupuncture(침), Mind Body and Yoga((심신 중재 및 요가- Yoga, meditation, Energy Healing, Chakra Healing, Hypnotherapy 등), Magnetic Intervention(자석요법).

국립암센터는 보완대체요법의 종류와 설명을 다음과 같이 기술하였다. 첫째는 심상요법이다. 마음이 신체에 영향을 미친다는 믿음에서 시작한다. 심상요법은 마음 챙김 명상(Mindfulness), 바이오 피드백(Biofeedback), 아로마/향기요법(Aroma Therapy), 미술치료(Art therapy), 요가(Yoga), 웃음 치료(Humor Therapy), 음악치료(Music therapy), 인지행동치료(Cognitive Therapy), 태극권(Tai Chi)이 이에 속한다. 둘째는 식이요법 및 보조제 방법이다. 생물학적 작용에 근거를 둔 방법으로 신체기능의 개선을 목적 음식, 약, 보충제를 사용하는 것을 말한다. 부작용이 발생할 수 있다. 셋째는 신체의 일부 혹은 여러 부분을 접촉하거나 누르거나, 문지르고 두드리는 등의 방법을 기초로 하는 신체요법이다.

대표적인 신체요법은 마사지 요법(Aroma Massage/Massage), 지압(Acupressure) 등이 있다. 적절한 신체요법은 암환자의 통증, 피로, 걱정, 우울, 메스꺼움을 감소시키며 수면, 신경 장애, 피로 등에 있어서도 개선 효과가 있는 것으로 알려져 있다. 넷째는 신체가 치유와 건강관리에 필요한 에너지를 가지고 있다는 믿음에 시작한 에너지요법이다. 이 요법은 손에 에너지를 불어 넣거나 통과시킴으로써 압력을 가하거나 신체를 움직이게 하여 에너지의 흐름을 원활하게 하며, 대표적인 것은 기공(Qigong)이다. 미분류 요법으로 봉독(봉료) 요법(Bee venom therapy)이 있다. 봉료 요법(蜂療療法, apitherapy)이란 꿀벌과 관련된 산물을 치료에 활용하는 것이다.

최근에 과학적 근거로 활발하게 연구되고 있고 삶의 질을 높이고 증상을 조절하는 치료법의 하나는 온열요법이다. 온열 요법은 인체의 건강과 항상성의 유지를 위해 고대부터 이루어져 왔다. 온열요법은 전신 혹은 국소 부위에 적용될 수 있으며, 최근의 연구들은 발열 영역(39~40℃)과 열 충격(41~43℃) 온도 부하가 선천성 면역 반응을 조절할 수 있으며 감염, 종양에 대항한 숙주 방어를 증강시킴을 보여 준다. 인체 발열 범위(39~40.5℃)의 온도는 사람의 면역 반응에 가장 유리한 것으로 나타났다.

온열치료에 관한 기전은 1988년 Gerweck이 온열치료를 실시할 경우에 정상조직에서는 열 발산이 잘 되지만 종양세포는 복잡한 맥관(脈管) 구조를 이루고 있기 때문에 혈액순환이 저하되어 열 발산 정도가 줄어들고 종양조직의 온도도 높아져서 종양조직의 세포 활성도가 증가되고, 따라서 혈액 순환의 부족 때문에 산소 공급 부족에 의한 저산소증(hypoxia)상태가 되며, 종양 조직에 존재하는 이산화탄소량의 증가로 조직이 산성화가 되어 쉽게 손상되며 열민감성이 증가되고 영양분 결핍상태가 동반 됨을 연구 보고하였다.

Overgaard는 온열치료와 함께 방사선이나 화학요법과 같은 종양치료법를 병용하게 될 경우에 세포독성(cytotoxic)이 증진되어 종양의 치료효과를 높일 수 있다고 연구 보고 했다. 악성흑색종(malignant melanoma)에 대하여 온열치료와 방사선 요법을 병행하여 실시하면 세포의 방사선 민감도가 증가되고 세포독성이 증가되어 온열치료 효과가 증진됨을 발표하였다. 온열치료를 실시할 경우에는 적어도 42℃ 이상의 온도로 가열하여야 효과적인 온열치료 효과를 기대할 수 있다고 하였다.

우리나라 국민의 보완대체요법 이용률은 64.02%로 보완대체요법을 이용한 사람의 대부분은 질병치료(26.3%)가 아닌 건강증진(73.7%)등의 보조적인 목적으로 보완대체요법을 이용한 것으로 나타났다. 보완대체요법의 종류별로 보면 약물요법이 가장 이용률(34.3%)이 높았고, 다음으로 건강보조기구의 이용(24.0%), 한약제의 이용(22.7%), 찜질·온천이용(20.0%), 식이요법이용(16.2%), 침시술(8.1%)의 순으로 나타났다. 그리고 소득 수준이 높을수록, 학력이 높을수록 보완대체요법을 많이 이용하는 것으로 나타났다.

보안대체요법이나 온열치료의 주요 문제는 환자에게 선택권이 거의 없으며 의료보험의 적용기준이 대증요법(병의 증상에 대한 치료법)을 우선하여 지원하고 있는 것이다. 병용치료의 개념으로 최근에 온열치료를 환자에게 적용하고 있지만 여전히 현재 알려진 종양학 치료법은 효과가 있을 때까지 수술요법, 방사선요법, 항암화학요법 및 면역요법과 치료법의 조합(수술+방사선요법, 수술+방사선요법+항암화학요법)을 적용한 이후이며 적용시점이 늦다는 것이다. 환자는 치유력이 있는 마지막 단계에 온열치료(Oncothermia, 쑥뜸)를 매우 늦게 적용하고 있으며, 일반적으로 통증 완화치료에만 적용한다.

암 수술 후 회복력은 개인의 건강 능력에 따라 변화된다. 통합의학적 관점에서 암 수술 후 관련 합병증을 최소화하고 치유력을 증진할 수 있는 다양한 방법이 시도되고 있다. 암환자 치료 후 회복력을 높이기 위해 전통적으로 양생(養生)과 치료법(治療法)으로 으뜸인 건강체질쑥뜸 온열요법을 적용하고 그 결과를 예측한 혈액학적 분석 정보는 부족함이 있다. 수기적 치료법이고 만성병 치료에 으뜸인 쑥뜸요법에 의한 임상의 변화 정보를 파악할 수 있는 혈액검사 정보를 분석하여 치유효과를 통계분석 방법으로 분석하고자 한다.

2) 연구목적

통합의학이란 건강의 수준을 향상시키기 위하여 기존의 서양의학에 이미 그 효능이 입증된 보완대체의학의 영역을 추가하거나 병용하는 것을 말한다. 즉 건강을 위해 그 효과가 검증된 모든 방법을 동원하여 최대한의 상승효과를 기대하는 의학의 한 분야이다.

본 연구의 목적은 악성신생물(암)을 치료를 위해 통합의학을 적용하는 것이다. 암에 대한 치료법(수술, 방사선요법, 항암화학요법, 면역요법)과 쑥뜸에 의한 온열요법을 병용할 경우 나타나는 신진대사의 변화에 대해서 전혈혈액검사 자료를 수집하여 분석하였다. 악성신생물(암)의 치료를 위해 쑥뜸요법과 수술요법, 항암요법, 방사선요법을 병용할 경우 환자의 변화 상태를 기록하고 분석하여 치료 부작용의 변화 및 신체면역작용의 기본인 혈액의 백혈구의 변화를 파악하였다.

암 치료에 도움이 된다면 현대의학적인 치료와 병용하여 전통적인 한의학의 장점을 접목하고 명상, 요가 및 아로마테라피 같은 자연치유요법이나 대체요법의 접목에 대해서 고찰하고자 함이다. 지금까지 이윤 추구의 사업 목적에 도움이 되지 않는 명상, 아유르베다, 음식 및 기타 자연치유 요법에 대한 연구와 검증이 미미한 것은 비경제성을 이유가 있었으나, 현대의학의 한계를 극복하는 대안으로 온열요법이나 요가의 호흡법에 대한 관심이 증가하고 있기 때문이다.

(1) 암 수술 후 회복력은 개인의 건강 능력에 따라 변화된다. 전통적인 양생방법의 하나인 쑥뜸을 사용하여 수술, 화학항암요법 또는 방사선요법을 받고 있는 회복과정에서 쑥뜸요법을 병행한 경우 임상적인 변화 상태를 파악한다.
(2) 임상적인 변화 정보는 전혈 혈액검사 자료(백혈구 분획 정보)를 이용하며, 통계적으로 분석하여 자연치유력 또는 치료 효과에 대해서 객관적인 확인한다.

3) 연구가설

본 연구는 악성신생물(암)에 대한 수술, 방사선치료, 화학요법과 건강체질쑥뜸요법을 위경락, 비경락, 방광경락, 신경락, 임맥 및 독맥 경락에 병용하여 혈액검사 정보의 변화를 분석하였다. 주요 분석 대상값은 신진대사의 변화와 신체의 면역력을 판단하는 기준의 하나인 백혈구의 변화를 검증하고 다음과 같은 가설을 바탕으로 연구문제를 도출하고 연구를 하였다.

(1). 건강체질쑥뜸요법을 적용하면 백혈구가 증가할 것이다.

(2) 건강체질쑥뜸요법을 적용하면 백혈구내 림프구는 증가할 것이다.

(3) 건강체질쑥뜸요법을 적용하면 백혈구의 호중구와 림프구의 비율 변화 있을 것이다.

이와 같은 연구가설에 의해 건강체질쑥뜸요법을 병용 적용하여 악성신생물(암)의 치료 효과를 혈액분석 자료를 분석하여 확인하고자 한다.

4) 연구의 제한점

본 연구의 제한점은 다음과 같다.

(1) 본 연구의 대상자는 악성신생물(암) 치료를 위해 수술요법, 항암요법, 방사선요법에 의한 항암 치료 과정이거나 또는 치료 후 과정에서 건강체질쑥뜸요법을 적용하였다.

(2) 혈액분석은 기본적으로 항암치료 수술을 집도한 병원을 이용하였다. 건강체질쑥뜸요법을 적용하는 동안 음식, 복약, 운동 등의 통제는 없었다.

(3) 적은 수의 연구대상자로 인해 표본의 기본 요건을 충족하지 못했으나, 치료진행과정에 대한 기록과 분석은 의미가 있다고 판단하였다.

(4) 여성 대상자들의 경우 생리주기를 고려하지 않는다.

(5) 연구 대상자들의 체격이나 체력 조건은 고려하지 않는다.

(6) 건강체질쑥뜸요법 후 대상자들의 피부 화상은 육안으로 검사하였다. 무흔구인 간접구 방식으로 화상 흔적은 발견되지 않았다. 쑥뜸에 의한 피부 화상 등의 후유증이나 부작용은 없는 것으로 확인하였다.

5) 용어의 정의

(1) 고온온열(hyperthermia)

고온온열치료란 높은(hyper-) 온도(thermia)를 이용하여 암을 치료하는 방법이다. 고온을 발생시키기 위하여 radiofrequency, ultrasound, microwave 원적외선 등을 사용하며, 국소적으로 치료하거나(local or regional hyperthermia) 전신을 치료하는(whole body hyperthermia)방법으로 우리나라에서 가장 많이 사용되는 것은 radiofrequency를 이용한 기계이다. 전기를 사용하여 특정부위에 고주파가열을 적용하는 온열치료법으로 의료기기를 사용한다.

(2) 온열암치료(Oncothermia)

온열암치료(Oncothermia)는 암 조직에 열을 가하여 암 조직 주위의 생체 대사율을 증가시켜 암세포에 산소의 공급을 막아 암세포의 증식을 억제하고 열로 암세포를 파괴한다. RF온열암치료 시스템은 대전된 두 전극 사이(콘덴서 방식)에 인체를 놓고 인체에 고주파 전류를 유도하여 전류가 흐르게 하는 방식을 사용한다. 고주파 전류가 인체를 흐를 때 대사가 활발한 부분, 전리된 이온이 많은 부위는 전기 전도도가 우수하여 전류가 많이 흐르게 된다. 즉 암세포의 세포외 액은 이온 농도가 높아 전기저항이 정상세포보다 매우 낮아 전류가 집중적으로 흐르게 된다. 즉 암조직의 형태, 위치에 관계없이 전류는 암세포 하나하나의 세포막을 둘러싸고 있는 세포외 액을 따라 흐르게 된다.

어떤 고주파가열 온열 의료기기의 사용여부에 의해 Oncothermia라 칭하며, 제품명은 EHY-2000이다. 고주파 원리를 적용하여 열을 발생하는 장치를 사용하는 것은 유사하나 Oncothermia는 특정제품에 적용되는 용어이다. 치료 효능이 다른 온열기기보다 우수하다는 연구 결과가 발표되고 있다. 일반적인 의미는 Hyperthermia가 타당하지만 암치료 목적으로 활용되고 있어 상업적으로 구분되어 사용되고 있다.

2. 이론적 배경

1) 온열치료의 역사

온열치료는 수 천년의 역사를 가지고 있는 전통 의학의 한 분야이다. 히포크라테스(470~377 B.C.)는 "약으로 치료되지 않는 환자는 수술로 고친다. 수술로 치료되지 않는 환자는 불로 고친다.(What medicines do not heal, the lance will; what the lance does not heal, fire will)"라고 하였다.

독일의 Bush라는 의사는 육종 (sarcoma)을 앓고 있는 환자가 단독(erysipelas)이라는 병이 겹쳐, 고열을 앓고 난후 육종이 없어진 것을 발표한 후 미국과 유럽에서 비슷한 많은 경험들이 보고되면서 온열치료는 암의 치료에 다시 이용되기 시작하였다.

20세기 말 전자기장을 이용하여 열(에너지)을 특정부위에 전달 및 조절할 수 있는 방법이 개발되어 실용화되어 계속 발전하고 있으며 최근에 온열암치료(Oncothermia)기기의 발달과 온열암치료의 효과가 계속 발표되고 있어 병용치료에 활용하고 있다.

국내에서는 정교한 기기를 사용한 시기는 1986년이다. 연세대학에서 일본에서 만든 기계를 구입하여 '온열치료(Hyperthermia)'란 이름으로 암을 치료하기 시작하였다. 그 후 원자력병원, 서울대학병원, 가톨릭대학병원, 고신대학병원, 동아대학병원, 영남대학병원 등, 현재까지 15개의 기계가 도입, 설치되었다. 그러나, 고온온열치료기의 도입 초기에 기계에 대한 지식 부족, 치료 경험 부족 등으로 치료 효과에 비해 많은 부작용이 있어 나쁜 인식을 야기시켰다.

오래전부터 사용되고 계승되고 있는 전통적인 온열요법은 뜸 요법이다. 뜸의 기원은 정확히 알수 없으나 원시시대 불의 발견으로 시작 되었을 것으로 추측한다. 문헌적으로 황제내경(黃帝內經)에 그 치료법이 기재되어 있다. 황제내경 '소문·이법방의론(素問·異法方宜論)'에는 "北方者, 天地所閉藏之域也, 其地高陵居, 風寒冰冽, 其民樂野處而乳食, 藏寒生滿病, 其治宜灸焫, 故灸焫者, 亦從北方來편석(침)은 동방에서 왔고, 독약은 서방에서 왔다. 구병(뜸)은 북방에서 왔으며, 도인안교(안마)는 중앙에서부터 시작됐다"라고 하여 구법의 유래가 북방인들의 생활습관 및 발병 특징과 밀접한 관계가 있음이 설명되어 있다. 영추·경수편(靈樞·經水篇) 에서는 "기치이침애(其治以鍼艾)"라 하여 구법(灸法)에 주로 쑥을 이용하여 쑥(艾)이 뜸(灸)치료의 대명사로 사용되었고 구법치명(灸法治病)에 대해서 전면적으로 서술이 되어 있다. 또한 ≪黃帝內經·靈樞·官能篇≫에서 "鍼所不爲 灸之所宜"라 하여 침으로 치료가 적절치 않은 질병은 뜸을 떠서 치료하는 것이 마땅하다 하여 뜸의 치료를 중시하였다. 맹자 이루편에 "칠년지병 구삼년지애(七年之病 求三年之艾)" 라는 말이 기록되어 있다. 7년 동안의 병을 앓으면서도 3년 말린 약쑥을 구하러 다닌다는 뜻이다. 이 구절이 나오는 것으로 미루어 이미 춘추전국시대 무렵 쑥이 활용되었음을 알 수 있다.

우리나라의 뜸 요법은 한의학의 한분야로 자리매김하고 있으나 연기, 냄새, 및 직접구(直接灸)시 화상에 의한 미용장애 등과 현대의학에 밀려 주류 의학에 활용되지 못하고 있다. 그러나 쑥뜸의 효능이 과학적으로 검증되고 건강에 대한 관심과 다양한 간접구용 제품의 개발보급으로 건강, 미용, 면역증강, 양생 등으로 활용되고 있다.

2) 체온과 면역

체온은 우리들의 건강을 지탱하는 요인이 된다. 여러가지 생명 활동을 지지하고 있는 산소가 활발하게 작용하기 위해서는 몸의 심부에서 37.2℃, 겨드랑이 밑에서 36.2~36.5℃정도의 체온이 필요하다. 실제로 건강한 사람의 평열(平熱)은 이 범위에 있다. 한편 병이 있는 사람은 대부분 체온이 낮고 겨드랑이 밑에서 35℃대, 34℃대의 사람도 드물지 않다.

저체온의 비율이 높은 질병으로 암과 우울증을 꼽을 수 있다. 무리한 생활방식이 만성적인 경과를 밟으면 암이 발생하거나 정신적인 질환으로 이어진다. 발병 메커니즘에 에너지 생성계가 깊이 관여하고 있음을 알 수 있다. 암세포는 미토콘드리아의 수가 적고 해당계 중심의 에너지대사를 한다. 저체온과 저산소 환경에서 살아 남고자 암세포가 된 것이다. 따라서 암세포가 살기 힘든 환경을 조성하려면 체온을 상승시켜서 미토콘드리아의 기능을 부활시키면 된다.

건강하고 면역력이 높은 사람의 평균 체온은 36.5~37℃이다. 체온이 1℃ 내려가면 신진대사 기능은 12%, 면역력은 30%가 떨어진다. 체온이 1℃올라가면 면역력은 5~6배 올라간다. 체온이 내려가면 혈류가 나빠져서 신진대사가 떨어지고 다양한 장애가 생기기 시작한다. 열로 움직이는 인간의 몸에 체온은 생명력 자체인 것이다. 저체온이 계속되면 세포활동이 저하될 뿐 아니라 몸의 방어 시스템도 타격을 받는다. 림프구는 체온이 높을수록 활성화된다. 림프구의 공격력이 최대가 되는 것은 체온이 38℃정도, 인플루엔자로 40℃ 가깝게 고열이 나는 것은 림프구를 활성화시키기 위해 몸이 체온을 상승시키고 있기 때문이다. 만성적인 저체온은 림프구의 작용이 나빠져서 면역력을 저하시키는 원인이 된다. 체온(體溫)은 면역력 활성화에 중요한 역할을 한다.

암, 신장병, 당뇨병, 교원병 등 많은 병에서 체온이 낮으면 사망률이 높아진다. 단 0.5℃만 내려가도 몸은 냉기를 느껴 타격을 입는다. 암세포는 체온이 35℃일 때 가장 많이 증식하며 39.3℃이상에서는 사멸한다고 한다.

보통으로 살고 있는 사람은 암에 걸리지 않는다. 다소 스트레스가 있어 암세포가 생겨도 림프구의 킬러 분자 군이 활동하여 그것을 배제시키기 때문이다. 대표적인 것으로는 퍼포린(perforin), Fas ligand, TNFα가 있다. 암세포는 대체로 막상(膜上)에 Fas분자(分子)를 내고 있기 때문에, Fas ligand가 Fas에 결합하여 세포막(細胞膜)을 파괴하는 것이다. 그 외에 TNFα가 암 세포를 공격한다. 그러나, 모두 체온이 37℃ 이상이어야 한다는 것이 조건이다.

3) 뜸의 종류

『오십이병방(五十二病方)』에 기록된 뜸은 넷으로 나뉜다. 하나는 환부에 직접 뜸뜨는 것인데, 현대적 의미의 뜸과는 다르다. 둘은 훈증에 쓰이는 경우다. 셋은 환부가 아닌 부위에 뜸뜨는 것으로 현대적 뜸과 부합하지만 경맥과 관련 없이 뜸을 뜬다는 특성이 있다. 넷은 경맥에 뜸뜨는 것으로 현대적 뜸에 부합한다. 환부에 직접 뜸을 뜨는 방법은 모치(牡痔, 수치질)와 우(疣, 사마귀)의 치료에 보인다.

뜸법에는 유반흔구(有瘢痕灸)와 무반흔구(無瘢痕灸)의 두 가지가 있다. 쑥을 원료로 사용하는 애구법(艾灸法)은 애주구와 애권구로 나눌 수 있고, 애주구는 피부와의 접촉방법에 따라 직접구(直接灸)와 간접구(間接灸) 또는 간격구(間隔灸)로 나눌 수 있으며 간접구에는 격강구(隔薑灸)·격산구(隔蒜灸)·격염구(隔鹽灸) 및 격병구(隔餅灸: 附子灸·豆豉灸·胡椒灸 등)·황납구(黃蠟灸)·유황구(硫黃灸)·황토구(黃土灸)가 포함된다.

직접구에는 뜸기둥을 직접 경혈 위에 놓고 태워 다 타면 환자가 뜨겁다고 할 때에 이미 타버린 재를 그대로 누르거나(補法) 불어내 버리고(瀉法) 다시 뜸기둥 하나를 세워 놓고 또 태우는 애주구(艾炷灸)와 뜸대의 한 끝에 불을 붙여 수혈 위 5푼~1치쯤 떨어진 곁에서 태워 수혈에 열을 전도하는 애조구(艾篠灸)가 있다.

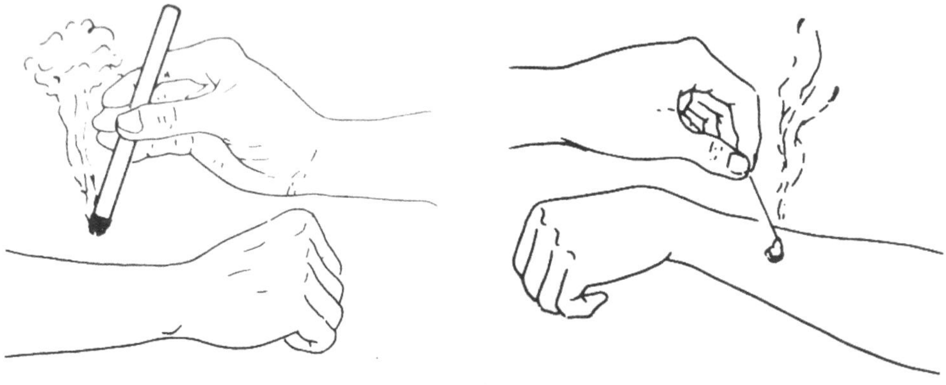

그림 13-5. **직접구 뜸법의 적용도**

간접구는 신선한 생강을 두께가 반푼 쯤 되게하고 직경은 약 5푼쯤 되게 자른 후 바늘로 구멍을 몇 개 뚫어서 뜸을 수혈 위에 놓고 그 위에다 뜸 기능을 세우고 태우는 격강구(隔薑灸), 배꼽 오목한 곳에 소금을 채워 놓은 다음 그 위에 뜸기둥을 놓고 태우는데, 뜸 기둥이다 타면 다시 새로운 뜸 기둥을 태우기를 되풀이 하는 격염구(隔鹽灸), 마늘을 5푼 두께로 자른 다음 뜸을 뜨고자 하는 수혈 위에 놓고 그 위에서 격강구 때와 같은 뜸을 뜨는 격산구(隔蒜灸), 일정한 약물로 떡을 만들어 수혈 위에 놓고 그 위에서 뜸기둥을 태우는 격병구(隔餠灸)가 있다. 격병구는 부자떡뜸과 메주떡뜸이 대표적이다. 애권구(艾卷灸)는 애융(艾隆-쑥뜸기둥)을 종이에 말아서 원통형으로 만든 작은 막대 모양의 봉처럼 생긴 쑥뜸을 이용하는 것이다.

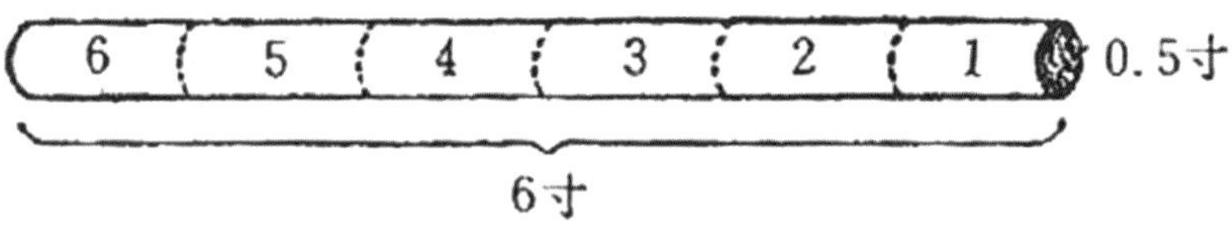

그림 13-6. 애권(艾卷)의 형태

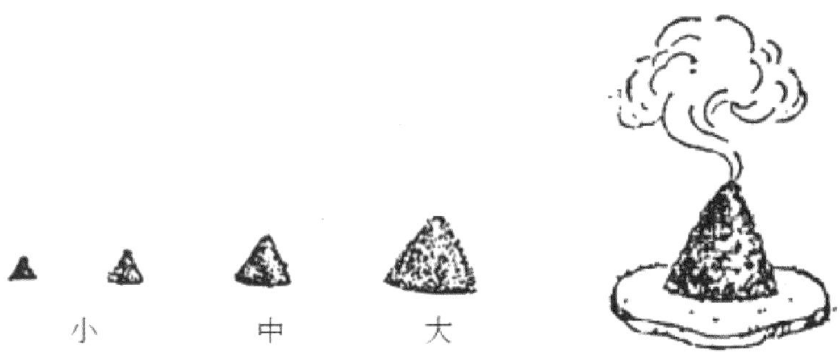

애주(艾炷)모양

간접구(間接灸)

그림 13-7. 애주모양과 애주를 이용한 간접구 형상

최근에는 온구기(溫灸機)를 이용한 간접구 뜸 법이 개발되고 활용되고 있으며 쑥뜸을 쉽게 사용할 수 있도록 보조하는 편리한 온구기가 개발되고 있다. 온통구(溫筒灸)는 뜸 통을 사용한다. 뜸쑥을 온구기(溫灸機)에 넣어 사용한다. 전기구(電氣灸)는 열자극을 위해 애구(艾灸) 대신 전기의 열자극을 열원으로 이용하는 방법이다. 등초구(燈草灸)는 등심초로 뜸을 뜨는 것을 말하며, 소아환자에게 많이 쓴다. 황토구(黃土灸)는 황토와 물을 반죽하여 떡처럼 만들어 두께 2푼, 넓이 1촌 반으로 하여 사용한다. 황납구(黃蠟灸)는 황납을 사용하여 뜸을 뜨는 방법이다. 황납은 꿀벌의 벌집을 가열·압착·여과·정제하여 얻어지는 것이다.

4) 쑥뜸 온열의 특징과 작용기전

(1) 쑥뜸온열의 특징

뜸 요법은 구법(灸法)이라 한다. 구(灸)의 한자 의미는 오랠 구(久)밑에 불 화(火)로 구성된 형성문자이다. 역사적 근거(Historical Evidence)에 의하면 뜸 요법의 특징은 오랜된 만성질환에 뜸 요법이 특히 효과가 있으며 증상에 따라 오래도록 떠야 그 참 효과를 보게 된다는 것이다. 한방에서는 뜸쑥을 경혈에 놓고 불을 붙여 뜨겁게 하는 자극 요법이며 열을 이용하는 온열요법이다.

온(溫)열요법(療法)은 혈관을 확장시키고 혈액순환을 도와 세포내의 영양공급 및 노폐물의 배설을 촉진시키며, 쑥은 위장 점막의 혈행을 개선시켜 위를 튼튼하게 해주고 신진대사를 원활하게 하여 체내의 각종 세균을 감소시키는 효능이 있기 때문에 인체의 나쁜 독소를 제거하므로 숙변제거는 물론 비만과 피로의 개선에도 도움이 된다.

온열요법은 대사활동을 증가시키며 증가된 산소요구를 충족시키고 노폐물을 제거하기 위하여 세포 대사 활동이 증가되고 혈관 확장도 동반된다. 혈관 확장은 열을 빼앗아 세포를 보호하며 반사성 혈관 확장의 효과 때문에 직접 접촉된 부위보다 먼 부위의 혈액순환이 증가된다. 또한 모세혈관의 순환과 투과력도 증가되어 조직과 혈관 사이의 산소 영양분 및 노폐물의 교환이 촉진되어 통증 완화와 상처 치유를 도모한다.

본초강목(本草綱目)에 애엽능구백병(艾葉能灸百病), 쑥의 잎으로 뜸을 뜨면 백가지 병에 효과가 있다고 하였다. 편작심서(扁鵲心書)에는 "의사가 병을 치료할 때 뜸을 뜨는 것은 밥할 때 불이 필요한 것과 같으니, 오늘날 큰 병을 치료하지 못하는 것은 진실로 뜸에 대한 이해가 부족하기 때문이다. 세상에 수많은 큰 병이 있으나 뜸 등을 적절히 사용하지 않고서 어찌 생명을 구하고 병을 회복할 수 있겠는가?"라고 하였으며, 구전(口傳)되는 양생가(養生哥)에는 영아(嬰兒) 때부터 신주혈(身柱穴-GV12)에 뜸을 떠주면 생장 발육을 촉진시켜주며, 17세 때 좌우 풍문혈(風門穴-BL12)에 뜸을 떠주면 호흡계통 질병의 발생을 예방시켜주고, 24세 때 좌우 삼음교(三陰交-SP6)혈에 뜸을 떠주면 생식 비뇨계통의 질환을 막을 수 있다. 30세 이후 족삼리(足三里-ST36)에 뜸을 떠주면 비위의 기능을 증강시키며 모든 병을 예방시켜 주며, 노년이 되어 곡지(曲池-LI11)에 뜸을 떠주면 눈을 맑게 하고 혈압을 낮춰주며 중풍을 예방할 수 있다.

(2) 쑥뜸의 작용기전

의학의 치료 수단을 분류하면 생화학적, 물리적, 심리적 수단과 수술적 수단이 있다. 물리적 요법으로 뜸의 효과는 첫째는 온열효과이다. 피부에 온열을 가함으로 혈관을 확장하여 어혈과 경직된 근육을 풀어준다. 혈액 속의 림프구는 열에 의해 활동성이 높아지며 면역력을 상승시킨다. 혈관의 확장은 말초혈액 공간을 활성시켜 체내 독소처리 과정을 도우며 신경안정에도 영향을 준다. 둘째는 화상효과이다. 직접구인 경우 뜸자리에 생긴 화상 부위에는 이종(異種) 단백체가 생성된다. 이 단백체는 면역세포로 분화하여 질병에 대한 면역력 및 저항력을 갖게 한다. 셋째는 원적외선 방사효과이다. 쑥 또는 다른 뜸 재료에서는 일정온도의 열을 받았을 때 원적외선을 방출한다. 원적외선(遠赤外線, far infrared ray)은 파장이 길어 물체에 흡수되는 성질이 있다. 원적외선은 피부 깊숙이 침투하여 열 에너지를 생산한다. 이러한 열작용은 매크로퍼지(macrophage-대식세포) 기능을 상승시켜 각종 질병의 원인이 되는 세균을 없애는 세포성 면역 기능을 활발하게 한다. 체온 상승은 모세혈관을 확장시켜 혈액순환과 세포조직 활성에 영향을 준다. 원적외선 파장은 세포 조직을 활성화시켜 노화방지, 신진대사 촉진, 만성피로 등 각종 성인병 예방에 효과가 있다.

신체의 체온조절 항상성을 극복하고 인체의 피하조직에 효과적으로 열을 전달할 수 있는 방법은 원적외선과 전자기장을 이용한 고주파(Radio Frequency)를 이용하는 방법이 활용되고 있다. 원적외선을 방출하는 광물질과 연소시 방사되는 물질이 많이 있지만 연소(燃燒)시 특출하게 방사하는 물질은 쑥이다. 쑥의 섬유질은 미세한 유선(油線 - oil glands)으로 구성되어 있다. 일반적으로 유선(油腺) 또는 선모(腺毛, glandular hair) 내에 정유(精油)가 함유되어 있거나 수지 내에 녹아있는 형태로 식물체의 공동(空洞)에 존재한다. 쑥의 섬유질은 원적외선뿐 아니라 뜸쑥의 공극율(孔隙率)과 밀도에도 일정한 간격을 유지하여 연소 속도나 온도에 영향을 준다.

세계보건기구[WHO(World Health Organization)]는 1977년 지역사회 일차 보건의료에 관한 보고서에 의하면 첫째, 쑥뜸은 면역학적으로 생체의 항체면역기능을 증진케 하는 작용에 의하여 각종 세균성질환에 멸균·소염 효과가 있다. 특히 현대의학으로 특효약이 발견되지 않은 감기 등의 바이러스성 질환에 대하여 탁월한 효과가 있다. 둘째, 쑥뜸은 신경성질환에 대하여 항마비 효과가 있고, 경련성질환에 대하여 진정효과가 있으며, 자율신경 계통에도 조정 작용이 있다. 셋째, 쑥뜸은 심장맥 관계의 혈관운동을 조정하는 효과가 있고, 혈액성분의 조성 및 개선에도 영향을 미친다. 넷째, 쑥뜸은 내분비이상 질환에 대해서도 또는 체액대사에도 상당한 개선효과가 인정된다고 밝히고 있다.

세계보건기구(WHO)는 오랜 기간의 과학적 검증을 거쳐 1998년에 300종의 질병을 침과 뜸으로 치료할 수 있다고 공인(公認)한 바 있다.

이병국(李炳國)의 『最新灸(뜸)療法』에서는 뜸의 작용을 현대 의학적인 관점에서 여섯 가지로 구분해 놓았다.

첫째, 뜸으로써 인체에 강한 자극, 즉 실한 것을 사해내는 사법을 쓰면 진통, 진정, 제지 등의 억제 작용(抑制作用)이 일어난다.

둘째, 뜸으로써 약한 자극을 주면 지각 신경과 운동 신경, 자율 신경의 기능이 약해지거나 저하되었을 경우, 이들 신경이 관장하는 해당 기관과 조직의 기능에 흥분작용(興奮作用)이 일어난다.

셋째, 아픈 부위에서 멀리 떨어진 일정한 곳에 뜸으로써 자극을 주면 혈관을 확장시키거나 수축되게 할 수 있다. 뜸 치료법이 아픈 부위를 직접 자극하지 않고서도 각종 기관의 기능을 조절할 수 있는 유도 작용(誘導作用)을 일으킨다.

넷째, 몸 표면의 일정한 부위에 뜸으로 자극을 주면 그에 대응하는 오장육부나 혈관, 내분비선 등 각종 기관에 반사 작용(反射作用)을 일으킨다.

다섯째, 뜸을 뜨면 병원균이나 독소가 몸 안에 들어왔을 때 그것을 이겨 낼 항체를 만들어 저항력을 갖게 한다. 즉, 뜸을 뜨면 몸속에 이종 단백질(異種蛋白體)이 생성되어 항체가 만들어지므로 면역 작용이 생기는 것이다. 또 뜸을 뜨면 '리오디키신'등의 물질이 체내에 생성되어 백혈구의 식균(食菌) 작용을 왕성하게 해주는 등 면역 작용(免疫作用)이 있다.

설명하면 화상독(火傷毒) "히스토키신"이 생겨 쑥에서 나오는 노란 연기가 체포 호흡을 통해 세포 속으로 흡입되며 히스티딘(Histidine)과 결합하여 새로운 단백체가 생산되는 것이며, 그 이종단백체(異種蛋白體)에 의하여 항체가 생산되어 면역작용이 일어나는 것이다. 실험병리학자인 멘킨베일리의 염증 화학인자설(Menkin Valy's Chemical Factor Theory)은 뜸으로 피부조직에 화상을 입혔을 때 파괴된 세포가 분해되는 과정에서 다양한 화학적 약리효과를 거두게 되는데 이를 '멘킨 효과'라 한다. 뜸을 뜨면 화상부위(火傷部位)에 리오디키신 LPF(Leuko-cytosis Promotor Factor)가 생겨 그것에 의하여 백혈구(白血球)의 식균작용을 항분(抗奮)시켜주는 것을 말한다. 신장의 수혈(兪穴)인 신수혈(腎兪穴)에 쑥뜸을 했을때 한냉(寒冷) 스트레스로 감소된 백혈구 수를 증가시킨다는 보고가 있다.

여섯째, 뜸을 뜨면 적혈구 및 혈색소가 현저하게 증가한다. 즉, 피가 증가함으로써 혈액

순환이 활발해져 인체에 필요한 산소 등의 여러 물질을 구석구석까지 신속하게 운반해 주는 등의 증혈 작용(增血作用)이 생긴다. 적혈구는 골수에서 형성이 되며 생성은 주로 에리스로포이에틴(Erythropoietin–적혈구 생성 촉진 인자) 이라는 호르몬에 의해서 영향을 받고 또 중추신경계(中樞神經系)도 골수(骨髓)에 직접 작용하여 조혈작용(造血作用)에 관여하는 것으로 보고 쑥뜸 자극이 신경 체액종합 조절기능(神經體液綜合調節機能)에 영향을 미치는 것으로도 보고 됐다.

정리하면 온열에 의한 혈관 확장이 발생한다. 자극에 의한 신경반사 작용에 의한 신체 장기의 활동에 영향이 있다. 혈액순환 활발해져 말초혈관까지 산소공급 능력이 향상되며 노폐물과 유해물질의 배출이 된다. 면역을 관장하는 백열구가 활성화 되고, 장내세균의 활성으로 면역력이 향상된다.

면역작용은 온도에 영향을 받는다. 따뜻한 혈액은 감염을 퇴치하는 백혈구를 공급하는 역할을 하는데, 몸이 차가워지면 이런 공급이 감소하게 된다. 37℃에서는 바이러스에 강한 면역 반응을 보인 반면, 33℃에서는 면역 반응이 좀 더 약한 것으로 나타났다.

뜸은 비교적 흔하게 접할 수 있는 민간요법이다. 쑥뜸의 문제점은 온도조절이 힘들다는 것이다. 피부와 쑥뜸사이에 링을 이용하여 온도를 조절하는 심주섭식 링 쑥뜸이 있다. 그러나 주의깊게 관리하지 않으면 여전히 화상 및 조직손상을 유발한다. 또한 연기 또는 연기에 포함된 화학성분으로 인한 불쾌감, 천식, 과민반응 등의 부작용이 있다.

건선환자의 경우 피부외상 후에 Koebner 현상–각종 외상이나 외부 자극에 의해 정상적인 피부에서 질환 특이 성격의 피부병변이 발생하는 현상–으로 건선이 새로이 발생하며 또한 더욱 악화될 가능성이 많으므로 피부에 손상을 주는 쑥뜸 치료는 주의해야 한다.

뜸의 화상효과는 논란의 여지가 있다. 피부미용에 관심이 매우 높은 경우에는 치료와 미용은 선택의 여지가 있다.

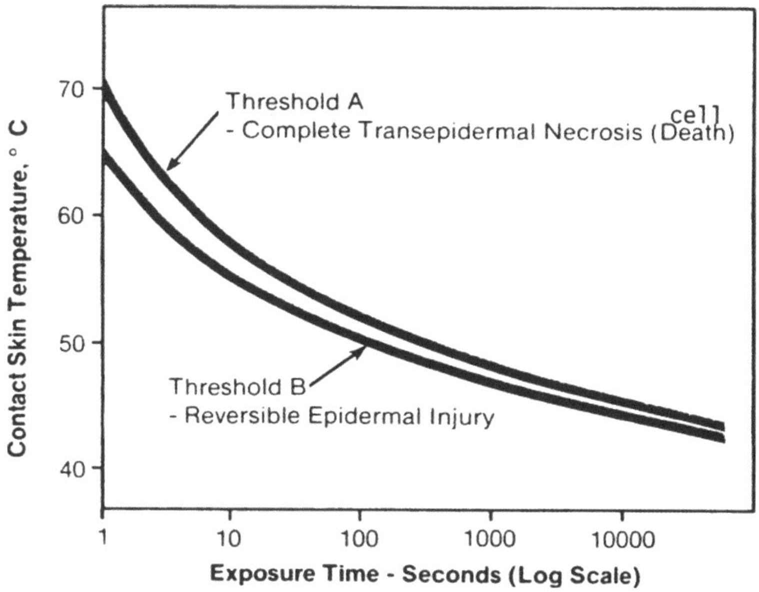

그림 13-8. **화상(火傷) 온도와 시간 관계(Temperature-Time Relationship for Burns)**
ASTM C1055-03, Standard Guide for Heated System Surface Conditions that Product Contact Burn Injuries, ASTM(The American Society for Testing and Materials:미국재료시험학회) International; 접촉에 의한 건식 화상을 일으키는 가열 시스템 표면 온도의 안내서

「자가치료 및 민간요법으로 뜸을 활용하여 생긴 부작용」으로는 화상으로 인한 흉터(35.9%), 수포발생(25.0%), 시술 부위의 괴사(15.6%), 피부 발진(9.4%), 피부 소양감(7.8%), 증상 악화(6.3%)가 나타나는 등 한의사가 시행하지 아니하면 '보건위생상 위해가 생길 우려가 있는 행위'이므로 한의사가 아닌 일반인에 의한 시술행위는 많은 부작용과 피시술자의 신체에 위해(危害)를 발생할 수 있다.

화상은 피부 조직이 생리 온도보다 높은 온도에 노출 될 때 발생한다. 이러한 경우, 온도가 높을수록 열 충격을 일으키고 피부 세포를 파괴하기 때문에 피부 조직의 단백질과 세포 구조가 변형된다. 열 화상의 결과로 인한 상해의 정도는 피부가 노출되는 온도와 노출 기간에 영향을 받는다. 열 화상에 대한 피부 반응은 뜨거운 매체에서부터 피부까지의 열 전달률에 좌우된다. 약 43℃ 이상의 온도에 노출되면 사람의 피부가 불편함과 통증을 느끼기 시작할 수 있다. 노출이 충분히 길면 손상이 발생할 수 있다. 약 48℃의 온도에 노출되면 사람의 피부가 1도 화상을 입을 수 있다. 70℃ 이상의 온도에서는 인체 피부에 즉각적인 손상을 줄 수 있다.

수조에서 화상을 입을 수 있는 온도와 시간은 표 13-1 과 같다.

표 13-1. **화상에 대한 시간과 온도관계** (Time and Temperature Relationship to Serious Burns)

Water Temperature		Time Required for a 3rd Degree Burn to Occur
155°F	68℃	1sec
148°F	64℃	2sec
140°F	60℃	5sec
133°F	56℃	15sec
127°F	52℃	1min
124°F	51℃	3min
120°F	48℃	5min
100°F	37℃	Safe Temperatures for Bathing (see Note)

Note: 화상은 개인의 상태 및 노출 시간에 따라 표에 명시된 수온보다 낮은 온도에서도 발생할 수 있다.

노출 시간, 물의 온도 및 피부에 대한 상해의 정도에 따른 화상의 정도에 따라 다음과 같이 식별된다.

1도 화상은 표면층(the top layer of skin)이 화상을 입은 경우를 말한다. (예: 경미한 햇볕 화상. 피부가 빨갛게 되고 보통의 통증을 유발할 수 있으며 피부는 경미한 부종을 나타낸다. 심한 화상의 주변 피부가 주로 1도 화상에 해당된다. 치료 후에는 대개 상처가 남지 않는다.

2도 화상은 피부 두층(the first two layers of skin)의 화상이며, 피부표피층은 완전히 손상되고 내피 층까지 손상을 입은 경우를 말한다. 이들은 피부, 통증, 수포, 유액의 누출로 인한 윤곽, 그리고 피부의 심한 정도로 나타날 수 있다. 수포가 생기고, 진물이 나며 심한 통증을 느끼며 진피의 모세혈관이 손상을 입어 손상 부위에 체액이 통과할 수 없게 된다. 부분 화상시 물집은 일단 보호막 역할을 하고 물집이 터지면 진물이 나고 오염되어 감염의 위험이 있으므로 떠트리지 않아야 한다.

3도 화상은 피부의 전체 두께(the entire thickness of the skin)에 침투하여 영구적으로 조직이 파괴된 경우를 말한다. 모든 피부층은 물론 피하지방층과 근육층까지 손상된다. 피부는 가죽처럼 되어 매끈거리고, 회백색이나 검은색을 띠기도 한다. 모세혈관이 손상되어 화상 부위에 체액이 전혀 통하지 않기 때문에 화상 부위는 건조해진다. 또한 손상 부위의 피부는 완전히 죽어서 눌러도 색깔이 변하지 않는다. 3도 화상 환자는 통증을 느끼지 못하는데 이는 신경세포가 파괴되었기 때문이다. 통증이 있다면 주변의 덜 손상된 부위에서 느끼는 통증이다. 이때는 죽은 세포를 제거하고 피부 이식수술을 받아야 한다.

5) 쑥뜸의 성분과 특성

(1) 쑥의 정유 성분

쑥뜸은 쑥을 주 재료로 한다. 쑥(Artemisia princeps var. orientalis (Pampan) Hara)은 우리 민족이 오래 전부터 식용 및 약용으로 사용해온 전통 식물 자원이다. 쑥은 인류에게 약용이나 식용으로 이용된 역사가 아주 오래며, 한국, 중국 등에서는 식용 외에 중요한 약용자원으로, 서양에서는 독특한 향을 이용하기 위해 허브자원으로 사용되고 있다. 쑥은 여러해살이로 어린잎은 식용하고, 줄기와 잎자루는 약용한다.

쑥은 시네올린이라는 정유 성분 때문에 혈액순환을 촉진하고 몸을 따뜻하게 해 감기와 냉증치료에 좋다. 또 살균·살충효과가 있어 모기를 쫓을 때도 유용하다.

현재까지 쑥에 관한 연구로는 정유에 관한 연구, 돌연변이 억제, 항산화 작용, 항균 및 항암효과등이 보고되어 있다. 국내에서 자생하는 300여종의 쑥은 재배지역에 따라 구성 성분 및 효능 등의 차이를 보이고 있다. 강화도에서 재배되는 사자발쑥의 추출물이 항암작용, 항미생물 및 항산화 작용 등이 있음이 발표되었다.

정유는 식물에서 자연 발생하는 휘발성의 화학물질이다. 쑥의 정유는 50% 이상을 차지하는 cineol과 함께 thujone, caffeoylqunic acid가 주성분이다. 1,8-cineol은 eucalyptol로도 불리며 쑥의 독특한 향기는 1,8-cineol 때문으로물에는 녹지 않고 에탄올 등에 녹으며 항균성과 함께 살충효과도 갖는다. Thujone도 케톤 화합물로 박하향을 가지고 환각효과를 나타내는 것으로 알려졌다. Caffeoylquinic acid는 카페인산과 퀴닌산의 에스테르 화합물로 에탄올 등에 용해되며 혈압강하와 하지제로 사용 된다. 그 외에도 쑥의 정유성분에는 camphor, limonene, pinene, terpinene, quercetin 등이 있다.

한약규격집주해(韓藥規格集注解)에 기재된 쑥의 성분은 phellandrene, couprol, cadinene, cineol, repinen-4-ol, β-caryophyllene, linalool, artemisia acohol, camphor, bornol 등이며, 애엽(艾葉) 연소시 알려진 성분(成分)에는 tricosanol, hentriacontane, arachinalkol, thujone, n-nonacosanne, n-hentriacontane, C37H76, tanine 및 그 이성체, catechol, 포화지방족탄화수소 등이 있다.

(2) 시네올의 특성

시네올(cineole)은 유카리유(Eucalyptus oil) 등 식물 정유에 널리 포함되어 있는, p-메탄 탄소

골격을 갖는 모노테르펜 옥시드(monoterpene oxide)이다. 정유 성분 중 시네올은 유카리 향이나 장뇌(camphor) 향으로 알려져 있다. 1, 8-cineol 성분은 점막의 충혈을 감소시키고 담을 완화시켜 호흡을 용이하게 한다. 전통적으로 유칼립투스는 호흡기를 다스리는데 가장 효과적인 정유 중의 하나이다. 유칼립투스 오일은 호흡기에 영향을 주어 폐기능을 활성화 시키는 효과가 있다. 신체 세포에 산소공급을 증가시킨다. 1, 8-cineole (eucalyptol)은 항염증작용이 있다. 간이 좋지 않은 사람들과 임산부, 고혈압 환자에게는 부작용을 유발할 수 있어 주의해야 한다.

6) 악성신생물(암)의 이해

(1) 악성신생물(암)의 이해

암(cancer, tumor, neoplasia)이란 "통제할 수 없는 세포성장"이며 무분별한 세포증식, 무제한 분열이라는 특징을 갖는 질환이다. 암은 세포 일부가 이상증식을 시작하는 질환으로 주위의 정상조식을 침윤하여 증식을 계속하여 정상기능을 파괴한다. 정상세포가 여러 가지 위험인자들로 인하여 정상적인 세포주기의 통제에서 벗어나 변성하여 분열과 증식을 초래, 주변의 조직이나 장기 혹은 멀리 떨어진 곳에 전이되는 악성 소모성 질환이다.

동의보감에의 기록을 살펴보면 적취(積聚), 현벽((痃癖), 영류(瘻瘤), 폐적(肺積), 유암(乳岩), 신암(腎岩), 석옹(石癰)의 증상, 치료법, 예후는 현대적 암과 비슷한 점이 많다. 이들은 어혈(瘀血)과 경락순환 장애라는 공통된 기전으로 설명되고 있다. 어혈이란 체내(體內)의 혈액(血液)이 일정한 처소(處所)에 어체(瘀滯-막히고 엉기다)된 병증(病症)으로 한사·열사·과로·칠정·외상 등의 병인 혈액순환에 관여하는 심·폐·간·비·혈맥 등의 장기기능을 장애되는 것에 의해서 형성 된다. 신체 순환계통에 의해 체내의 산소와 혈액 공급의 원활하지 않는 상태이며 세포 안팎에 노폐물이 많이 쌓여서 혈액의 혈장 속에 독성물질이 과다한 것이다. 적기에 해소하지 않으면 병인(病因)이 될 수 있음을 의미하는 것이다.

암세포의 특징은 해당작용에 의한 세포증식으로 죽지 않으며, 세포 간 신호전달이 되지 않는다. 암세포는 통제를 받지 않고 무한히 분열, 증식하며 정상세포로 공급되는 영양물질을 빼앗는다. 세포의 형태 및 모양이 불규칙한 악성 종양이다. 암세포는 조직 내로 파고 들어가는 침윤 현상과 혈관이나 림프관을 통해 다른 장기로 암을 옮기는 전이현상을 나타낸다. 또한 분열, 증식하며 독소나 독액을 분비하며 환자의 신체를 약하게 만드는 "악액질

(Cachexia)" 상태를 유발한다. 암 악액질(Cancer Cachexia)은 골격근 및 지방 조직 위축의 복합적인 과정으로 점진적 체중 감소를 초래하여 영양불균형상태가 된다.

신체기능의 노화에 따라 암 발생이 증가되고 있다. 노화가 진행되면서 유해한 발암물질(carcinogen)에 대한 장기간의 노출, 손상된 DNA 복구시스템의 불안정성 등은 세포 내 돌연변이를 일으키고, 결국 정상세포의 암세포로의 전이를 촉발하여 암이 증가된다고 논술하였다. 의학적으로 암 발생 증가의 요인은 면역 활성 감소, 유전적 돌연변이, 암 유전자 활성화 및 종양 억제 유전자 활성 감소, 장기간 발암물질 노출, DNA 수선율 감소, 활성산소 제거능 감소, 염증성 반응의 증가이다.

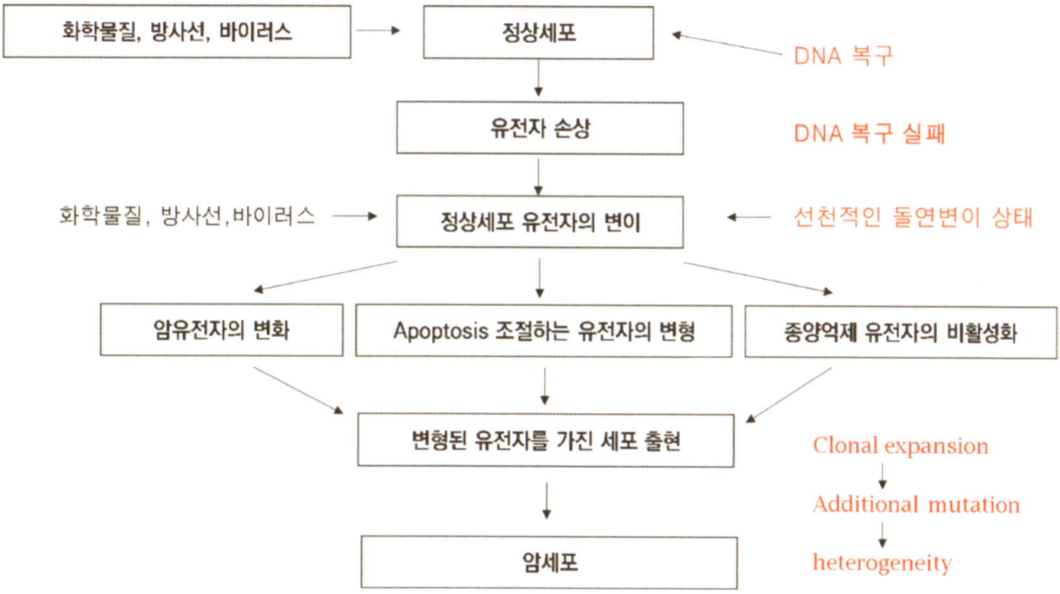

그림 13-9. 암세포의 분자생물학적 특징
유전자 손상에 의한 암 발생 기전 개념도이다. 내외부의 원인에 의해 변형된 DNA를 가진 세포는 여러 가지 분자생물학적 특징을 통해 그 수를 확장하고, 전이(metastasis)를 통하여 급속도로 온 몸에 퍼지게 된다

암이 발생할 수 있는 첫 번째는 암세포가 형성되는 기전이다. 우리 몸은 대략 60조개의 세포로 구성되어 있으며 매일 100억 개의 세포가 새로 만들어지고 사멸된다. 이 과정에서 건강하지 못한 세포가 만들어지거나 건강한 세포가 외부 또는 내부 요인에 의해 유전자 변형에 의해 암세포로 변해간다. 암을 비롯한 모든 질병은 유전자 변형에 의해 발생한다고 밝혀지고 있다.

유전자 변형의 주 원인은 활성산소종(Reactive Oxygen Species, ROS)이다. DNA 손상반응은 세포의 유전적 완전성을 유지시켜주는데 DNA 손상시 세포주기(cell cycle)를 멈추고 DNA 손상을 복구(repair)한다. 하지만 DNA 손상이 세포의 능력을 넘으면 세포는 스스로 세포사멸(apoptosis)을 유도한다. 유전정보를 저장하는 중요한 기능을 하는 DNA는 UV, ionizing radiation (IR), 다양한 화학약품 또는 세포 호흡에 의해 생성된 활성 산소종(Reactive Oxygen Species, ROS)에 의한 손상을 항상 받는다. 비록 DNA 손상(DNA damage)이 인간 전체 게놈에 비해 매우 적은 부분을 차지하더라도, DNA 손상이 원종양 유전자(proto-oncogene) 또는 억제 유전자(suppressor gene)에 일어나게 될 시 궁극적으로 암이 생길 가능성이 높아지게 된다. 즉, 활성산소가 세포의 DNA에 있는 암억제 유전자의 움직임을 방해하면 그 세포는 암세포가 된다는 것이다.

ROS는 인체의 다양한 대사과정 중에 발생하며, 세포의 신호 및 신경 전달에 중요한 역할을 하고 일반적인 조직의 항상성을 유지한다. 건강한 사람에게서 자유라디칼(Free Radical)의 생성은 superoxide dismutase(SOD), catalase (CAT), glutathione peroxidase (GPx), 그리고 glutathione (GSH) 등과 같은 항산화 방어 메커니즘에 의해 보호되지만, 체내 유리 라디칼의 생성과 항산화 방어 시스템이 불균형해지면 산화적 스트레스를 유발하고 그 결과 암, 당뇨병, 그리고 비만과 같은 만성질환에 원인이 될 수 있다.

다른 기전으로 면역력 저하로 볼 수 있다. 유기적 복합체인 신체는 하루에도 수천에서 수만개의 암세포가 생성되고 있지만 모든 사람이 암에 걸리지 않는다. 우리 몸의 면역시스템이 암세포를 제거하기 때문이다. 그러나 잘못된 생활습관이나 환경은 면역계의 능력을 저하시켜 모든 암세포를 제거하지 못하게 된다. 정상인 면역계가 유지되더라도 암세포가 너무 많이 발생하여 암이 발병하는 기전이다. 예를 들면 많은 양의 방사선에 노출되는 것이다. 후쿠시마 원전사고 이후 암 발생율이 증가한 것은 신체 면역계는 정상이지만 환경요인으로 암세포가 너무 많이 생성되는 것으로 본다.

암은 신생혈관을 생성하면서 성장한다. 혈관의 형성은 혈관 내피세포의 이동과 증식, 혈관형성 세포로의 분화로 이어지는 일련의 작용들을 포함한다. 정상적인 상태가 아닌 병적인 조건에서 혈관신생이 수반되는 경우에 기존 혈관으로부터 새로운 모세혈관이 증식하면서 다양한 병리학적 증상의 발생과 진전이 일어난다. 암세포는 정상세포와 다르게 무수히 많은 모세혈관을 가지고 있다. 이러한 신생혈관은 암세포에 영양분을 공급하기 위해 형성되는 것이다.

암 치료를 위해 신약 개발에 한 분야가 암이 신생혈관을 생성하지 못하게 하는 것이다. 신생혈관 형성을 방해하는 물질로 소변에서 검출되는 안지오스타틴(Angiostatin) 엔도스타틴(endostin)이라는 단백질로 1988년 포크먼(Folkman) 박사가 연구 결과를 발표했다. 안지오스타틴은 종양세포 보급로를 차단하여 영양과 산소공급을 중단시키는 역할을 한다. 안지오스타틴(angiostatin)은 플라스미노겐(plasminogen)의 순차적인 단백용해 효소의 작용에 의해 얻어지는 것으로 사람의 몸속에 존재하는 내인적인 산물이다. 안지오스타틴을 대량으로 생산하는 세포는 종양세포와 큰포식세포, 혈소판, 그리고 중성구가 있다. 안지오스타틴은 아노이키스(anoikis)와 세포자멸사(apoptosis)를 유도한다.

전이(metastasis)는 악성종양의 주요한 특징이며, 전이로 인한 합병증은 암환자의 가장 흔한 사망 원인 중 하나이다. 이를 볼 때 암의 전이를 억제 혹은 조절하는 것이 곧 암치료의 성패와 직결된다고 할 수 있다

(2) 악성신생물(암)의 미세환경 이해

종양 미세환경(tumor microenvironment)은 혈액공급에 의해 영향을 받는 가스 및 영양분 확산, 세포에서 분비되는 자가(autocrine)및 주변 분비(paracrine) 호르몬 등에 의해 시간 및 공간적으로 변화한다. 이러한 변화에 반응하여 암세포들은 생육하고 사멸하며 또한 전이된다. 환자의 체내 종양조직은 뭉쳐 있는 스페로이드(spheroid, 세포들이 뭉쳐있는 조직) 상태로 존재하며 혈관을 통해 영양분과 항암제를 동시에 공급받게 된다(그림 13-10).

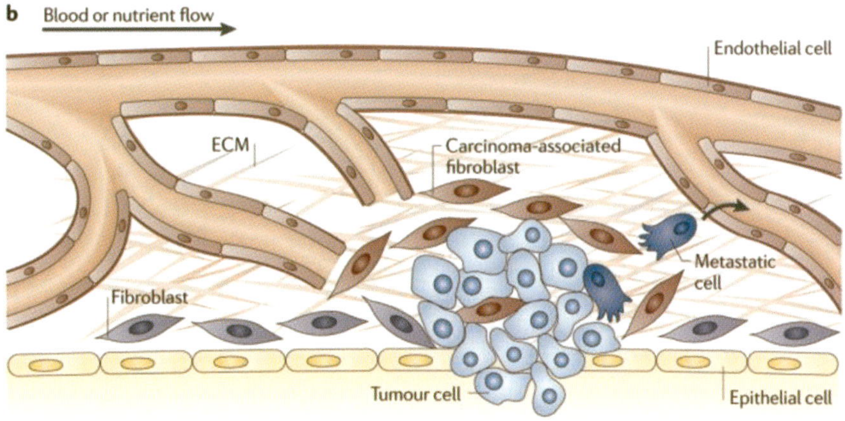

그림 13-10. **종양조직 생태계**

종양과 관련된 세포의 유형-특히 암종 관련 섬유 모세포-는 종양 세포의 행동에 영향을 미치는 신호를 생성한다. 종양을 둘러싼 간질과 ECM은 정상 조직을 둘러싼 간질과 ECM보다 훨씬 밀도가 높으며 혈관에서 영양분과 산소의 확산은 종양 관련 ECM과 간질에 의해 크게 감소된다. 전이성 세포(primary tumour, 진한 파란색)는 1차 종양세포를 떠날 수 있으며 몸 전체에 퍼진다.

종양조직은 일반 세포들과 달리 혈액을 통해 공급되는 항암제에 대한 투과성이 낮아서 잘 죽지 않는다. 특히 암덩어리 내부로 항암제 농도 구배가 형성될 것이기 때문에 내부의 특정 부위에서 항암제가 확산현상의 제약으로 인해 매우 낮게 존재하는 영역이 존재할 것이며, 이 영역에서 암세포들은 저항성을 획득하고 동시에 항암제 농도가 높은 영역에서 암세포들이 죽어가면서 나오는 영양소를 이용해 더 빠르게 성장할 수 있다.

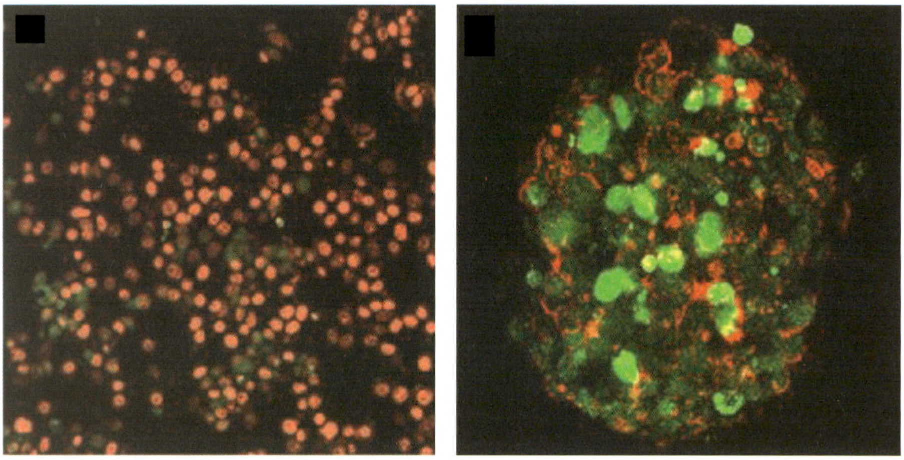

Doxorubicin 4μm/ml for 24h

그림 13-11. **스페로이드의 독소루비신 침투 (Doxorubicin penetration of mature spheroids)**
개별 암세포들(2차원 세포배양)과 3차원 암세포 (spheroid) 조직의 항암제 doxorubicin 감수성(적색: 사멸, 녹색: 생존).

"그림 13-11"에서 보이는 것과 같이 2차원 배양과 3차원 조직 간의 항암제(doxorubcin; 독소루비신) 감수성은 매우 큰 차이를 보인다.

종양 내 존재하는 저산소증 암세포는 종양치료의 주요한 실패 원인 중의 하나이다. 고형 종양에서 저산소증이 발생하는 이유는 종양이 자라는 속도만큼 신생 혈관생성이 이루어지지 못해 종양 내 혈액공급이 불충분하여 발생하고 혈관에서 멀어질수록 저산소증은 악화된다. 저산소증 암세포는 항암제에 대해서도 내성을 나타내는 것으로 알려져 있으며 혈관공급의 부족으로 약물이 효과적으로 전달되지 못하는 문제점을 가지고 있다. 고형 종양에서 저산소증이 발생하는 이유는 종양이 자라는 속도만큼 신생 혈관생성이 이루어지지 못해 종양 내 혈액공급이 불충분하여 발생하고 혈관에서 멀어질수록 저산소증은 악화된다.

(3) 악성신생물(암) 치료법 및 부작용

암을 치료하기 위해 다양한 치료법이 적용되고 있으며 지속적으로 발전하고 있다. 암치료의 주요 방법은 수술요법, 항암화학요법, 방사선요법, 면역세포요법이며 온열암치료와 병용하기도 한다. 단독 치료는 치료법에 따라 다양한 부작용이 유발되고 있다.

① 수술요법

수술요법는 그 목적에 따라 진단적 수술, 근치적 수술, 예방적 수술, 완화적 수술로 구분할 수 있다. 진단적 수술은 의료기기의 발달로 CT, MRI 등의 영상정보로 종양을 예측할 수 있으나 수술을 통하여 종양의 분류와 형을 알게 되고 확진을 할 수가 있다. 생검도 진단적 수술의 하나이다. 근치적 수술은 초기 단계의 암을 치료하는 특히 유용하다. 일반적으로 이용되는 근치적 수술은 종양을 둘러싼 림프절과 원발 병소 모두를 제거하는 것으로 근치적 유방절제술이나 근치적 자궁경부절제술이 이에 속한다. 예방적 수술은 사마귀, 폴립 등의 전(前)암성 병변을 치료하지 않은 채 남겨두었다가 암으로 진전되는 것을 볼 수가 있다. 이런 경우 해롭지 않은 전암 상태의 병변을 제거하는 것이 암 예방에 도움을 주기도 한다. 완화적 수술은 종양의 크기를 감소시킴으로써 종양의 성장을 지연시키고 그로 인한 암의 증상을 완화하고자 하는데 그 목적이 있다. 가령 대장암으로 인하여 장 폐색 증상이 있는 경우 장루를 만들어줌으로써 장 폐색 증상을 완화시킬 수 있다.

수술 부작용은 수술직후에 일어나는 출혈, 장폐색, 혈관손상, 요관손상, 직장파열, 폐렴, 패색전증이 등이며, 만성 합병증으로는 장기의 기능장애가 있을 수 있다. 합병증이 생기는 이유는 암을 완전히 제거하기 위해 광범위한 주변 조직을 포함하여 장기를 제거하고 림프절 절제술을 하기 때문이다.

② 항암화학요법

항암제를 먹거나 주사를 맞아 피를 통해 전신에 퍼져있는 암세포에 작용 암을 치료하는 방법이다. 암에 있어서 항암화학치료의 목표는 정상 세포의 과도한 파괴 없이 모든 유해한 암 세포를 파괴하는 것이다. 때로는 치료가 더 이상 가능하지 않을 때 암 성장을 억제시키기 위해 이용한다. 최근에는 수술이나 방사선치료가 시행된 후 남아 있는 암세포를 완전히 제거하기 위한 보조요법이나 수술전 암의 크기를 줄여 수술을 쉽게 하는 선행요법으로 많이 이용되는 추세이다.

암세포는 그 성장이 신체의 요구에 따르지 않고 조절되지 않은 채 계속적으로 분열 증식한다. 항암화학치료는 직접 또는 간접적으로 암세포의 생화학적인 과정에 변화를 가함으로써 세포의 재생을 붕괴시킨다. 즉 치료로써 기대하는 항암화학치료의 효과는 모든 암 세포의 파괴이다.

항암화학치료는 다음의 증상이 있을 때에는 의사와 상의하여 투약을 보류하여야 합니다. 항암화학치료는 면역 생성을 억제하고 백혈구 수를 감소시키기 때문에 감염이 있는 동안은 투약을 보류해야 한다. 항암화학치료에 사용된 약물은 간과 신장을 통하여 배출되므로 간과 신장 기능이 안 좋을 때에는 투약을 보류해야 한다.

대부분의 항암제는 동물실험에서 태아에게 영향을 미치는 것으로 알려져 있기 때문에 대상 환자가 임산부인 경우 항암화학치료를 위한 약물 투여는 신중히 고려되어져야 한다. 특히 임신 1기(임신 3개월까지)의 기간은 태아의 기관이 형성되는 기간이므로 더 주의를 요한다. 골수 억제 효과를 보일 때는 정상적인 백혈구와 혈소판 수를 보일 때까지는 투약을 보류한다.

대부분의 항암제는 암세포 뿐 아니라 정상 세포까지 파괴시키므로 항암제를 투여 받는 환자는 항암제로 인한 부작용을 겪게 된다.

항암화학치료의 부작용중 가장 심한 것은 골수기능의 저하이다. 생명에 위협을 줄 수 있는 부작용으로 대부분의 항암제 사용에서 볼 수 있다. 골수기능 저하가 오게 되면 적혈구, 백혈구, 혈소판의 생산이 불가능하게 되므로 빈혈, 백혈구 감소증, 혈소판 감소증을 초래하게 된다. 오심과 구토 증상의 위장관 장애, 세포분열이 가장 왕성한 모낭파괴에 의한 탈모, 백혈구 감수 및 혈소판 감소, 빈혈이 나타난다. 화학요법을 시작한 뒤 가능하면 주 1회의 CBC를 시행하여 환자의 골수 기능이 회복되는 상태를 파악하는 것이 다음 cycle의 치료를 시작하는데 도움이 되며, 동시에 매 cycle 투약 직전에 시행한 CBC의 결과에 따라 투여량을 조절해야 한다.

③ 방사선요법

방사선은 넓은 의미로 에너지를 가진 입자 혹은 파동의 흐름을 의미하며(가시광선, 적외선), 좁은 의미로는 고에너지 방사선을 의미한다. 치료용 방사선은 암세포를 파괴할 정도의 고에너지를 말합니다. 방사선 치료란 높은 에너지를 발생시키는 장치에서 나오는 방사선이나 방사성 동위원소를 이용하여 인체 내의 암세포를 파괴하고 성장을 멈추게 하는 암 치료방법이다.

암 치료에 있어서 방사선치료의 역할은 다음과 같다.

방사선 치료는 주위 조직에 커다란 해를 주지 않으면서 암을 국소적으로 조절한다. 방사선 치료에 효과적인 종양들은 비교적 국소적 상태에 머물러 있으며 전이가 있어도 원발 병소에 인접해 있는 경우이다. 수술전 방사선 치료는 종양의 크기를 줄임으로써 수술적 절제를 용이하게 하기 위하여 사용된다. 또한 해부학적 위치나 기타의 이유로 수술요법으로 종양의 완전 절제가 불가능하거나 전이가 의심스러울 때는 수술 후에 방사선 요법으로 치료하기도 한다. 진전된 암의 경우 통증, 병리적 골절, 뇌 척추 상대정맥 등의 주요기관의 압박 혈관 폐쇄 등의 증상을 경감시키기 위하여 사용된다.

방사선 치료는 표적이 되는 암세포만 죽이는 것이 아니라 정상세포조직에도 영향을 미치기 때문에 부작용이 나타날 수 있다. 알려진 부작용은 치료 부위에 따라 조금씩 다르며 두통과 메스꺼움, 구토, 피로감, 식욕저하 및 탈모이다. 그리고 음식을 삼킬 때 목에 걸린 듯한 느낌과 치료부위의 피부가 따갑고 붉어지거나 검게 변할 수 있으며, 침이 끈적끈적해지고 입마름 증상과 음식 맛이 변한다. 땀샘의 파괴와 치료부위의 피부가 단단하게 굳을 수 있다. 복부인 경우 복통과 장의 염증과 궤양, 장출혈이 발생할 수 있으며, 점막의 섬유화가 진행되면 장협착이 올수 있다. 골반부위인 경우 조기폐경, 불임과 발기 부전 등이 올 수 있다.

근래에는 3차원입체조형치료(3-dimensional conformal radiotherapy; 3D-CRT)나 세기변조방사선치료 (intensity modulated radiation therapy; IMRT)와 같이 종양의 모양에 따라 입체적으로 정교하게 방사선 선량 분포를 맞추어 보다 안전하게 고선량을 치료 부위에 투여 하는 방법이 시도되고 있다. 특히 최근에는 정위적으로 정의된 표적에 많은 양의 방사선을 높은 정확도로 집중 조사하여 실제 수술로써 병소를 절제하는 것과 같은 효과를 얻을 수 있다는 방사선수술이 도입되어 시행되고 있으며, 치료 횟수를 줄인 저분할법 방사선치료 (Hypofractionated radiation therapy)가 다양한 종양(유방암, 폐암, 방광암, 전립선암, 뇌종양, 췌장암 등)에서 부작용의 최소화 및 유용함이 확인되고 있다.

④ 종양면역치료 – 면역세포요법

종양면역치료는 암 백신치료(cancer vaccine therapy)부터 단클론항체치료(monoclonal antibody therapy), 입양면역치료(adoptive cell therapy) 또는 세포치료(cell therapy)까지 매우 광범위한 영역을 포함한다. 종양면역치료는 단클론항체, 사이토카인 또는 면역세포와 같은 체외에서 만들어진 면역성분을 투여함으로써 체내 면역기능의 역할을 하거나 또는 면역기능을 자극하거나 유도함으로써 그 효과를 보인다. 단클론항체는 종양의 특정단백질과 선택적으로 결합하는 특이성을 가진 일종의 표적치료제(targeted therapeutics)이며 면역기능의 도움 없이도 항종양 효과를 보이기도 한다.

최근 세포 증식기술이 발전으로 정상 세포에 영향을 주지 않고 종양만을 선택적으로 파괴하도록 하는 종양 특이 면역의 유도 및 기능 향상은 따라서 항암 치료의 새로운 가능성으로 대두되고 있다.

면역세포치료는 암세포를 죽이는 기능을 가지는 특수 면역 세포를 환자의 몸에 주입하는 치료이다. 체외에서 배양한 자기 세포를 다시 주입 받는 치료이다. 주로 사용되는 면역세포는 림포카인 활성화 살해 세포(lymphokine- activated killer, LAK), 종양 침윤 림프구(Tumor-Infiltrating Lymphocytes, TIL), 자연살해 세포, 항원 특이 세포독성 T-세포가 있다. 이들 세포는 공통적으로 암세포를 공격하는 특징이 있다(김범석, 2015). 면역세포치료에는 크게 나누어 환자 자신의 세포를 사용하는 방법과 타인의 세포를 사용하는 방법이 있다.

면역세포에 관여하는 세포들 중 림프구는 T세포와 B세포로 구분된다. 골수에 있는 조혈모세포로부터 만들어진 T세포는 흉선으로 이동하여 분화과정을 거쳐 성숙되는데 성숙된 T세포는 혈액 내에서 순환하거나 말초 림프조직 내에 존재한다. T세포는 세포매개성 면역반응의 주된 세포로 작용하고 면역반응을 조절하는 기능도 가지고 있으며, 면역반응을 조절하는 기능에 따라 보조 T세포(Th Cell)와 억제 T세포(Tc Cell)로 구분되는데, Tc 세포는 식세포의 파괴작용을 도와 세포를 살해하는 작용을 가져 apoptosis를 촉진시켜주고, Th세포는 B세포의 증식과 함께 항체생산을 조절하는 기능을 갖고 있다. 또한 골체에서 형성된 B세포는 혈액 및 말초림프기관에 존재하는 것으로 T세포가 존재하는 위치와는 서로 다르고, 그 기능은 세포막에 면역글로브린을 가지고 있기 때문에 보조 T세포의 협력을 받아 형질세포로 분화하여 항체를 생산한다.

면역세포 치료 중에서 현재 가장 많이 행해지고 있는 면역세포치료는 면역 세포를 배양, 가공하여 치료에 이용하는 것이다. 이러한, 면역세포치료는 기본적으로 환자 자신의 세포를 이용한다. 활성화 림프구요법은 혈액을 채취하여, 림프구를 분리, 배양, 활성화시켜 링거로 투여하는 방식으로 채혈 후 투여까지 2주간의 배양 기간이 필요하다.

정상 림프구는 항암기능이 약하지만 이들을 체외로 추출하여 IL-2(인터루킨-2)와 함께 수일간 배양하면 이 림프구들이 대단히 강한 항암능력을 가지게 될 뿐 아니라 림프구의 수도 현저하게 증가 됨을 관찰하고 이 림프구의 이름을 LAK세포(lymphokine activated killer; 림포카인 활성세포)라고 명명하였다. LAK세포는 NK 세포로는 파괴시킬 수 없는 다양한 종류의 암세포를 살해할 수 있다. 말초혈액 림프구로부터 유도된 LAK(lymphokine activated killer; 림포카인 활성세포) 세포보다 나은 종양 세포에 대한 선택성이 있는 환자의 종양 조직에 침투한 T 세포를 증식시켜 이용하는 치료법도 있다. TIL(tumor-infiltrating lymphocytes; 종양 침윤 림프구) 세포란 암세포주위에 모여 있는 림프구를 지칭하는 말이다. 작은 종양덩어리를 채취하여 효소를 이용해서 세포들을 분리시킨 다음, IL-2와 함께 수 주 동안 배양하면 종양 주변에 침윤해 있던 림프구는 계속 증식하여 결국은 암세포를 완전히 없앤다는 사실은 실험을 통해 확인되었다. 면역세포요법의 문제는 외부에서 배양되어 정맥 주입된 면역세포가 인체내 암이 있는 부위에 얼마나 효율적으로 도달할 수 있는가 하는 점이다. 동물이나 인체실험에서 동위원소로 표지된 면역세포를 주입할 경우 주입된 세포의 대부분은 폐(肺)나 간(肝)으로 이동하고, 주입된 세포의 0.005% 정도만 종양에 도달함이 알려져 있다.

수지상세포요법은 검사(인공항원검색)을 통해 환자분의 암 세포의 정보(암 항원 펩티드)가 확인, 또는 발현 가능성이 높은 것이 예상 될 경우, 인공적으로 제작한 항원펩티드를 수지상 세포(dendritic cell)에 기억 시킨 후, 체내에 백신 형태로 주입하는 방법이며 배양기간은 1주일이다. 생체 내 정상적으로 존재하는 면역감시기구 중 종양세포를 인지하고 소멸시키는 것은 T 세포나 NK 세포 등 세포성 면역기능의 활성화가 주요 역할을 담당하게 된다. 종양세포에 특이적으로 작용하는 T 세포의 활성화과정은 이를 조절하는 항원소개세포의 역할이 선행되어야만 하는데, 수지상세포는 체내에서 알려진 가장 전문적이고도 강력한 항원소개세포이다.

면역조절 세포치료요법 중 가장 최근에 연구되기 시작한 CAR(Chimeric Antigen Receptor)-T는 T 세포 수용체의 세포막 외부(ectodomain) 부분에 암세포 표면의 특징적인 항원을 인지하는 항체의 scFv(single chain variable fragment) 부분을 융합하여 T 세포가 암세포의 표면 항원을 특이적으로 인지하여 공격하도록 하는 기능을 가지는 면역조절 세포치료제를 이용한다. CAR-T는 종양 특이적인 항체를 이용하여 항원을 제작하게 되어 환자의 MHC type에무관하게 종양 항원에 특이적으로 작용할 수 있으므로 임상 효과를 얻을 수 있는 투여환자군이 TCR-T에 비하여 현저히 증가하는 장점이 있다.

최근에는 암의 신진대사를 표적으로하여 대부분 유형의 암을 중지시킬 수 있는 약물을 개발하고 있다. 에너지를 사용하는 능력인 신진대사는 모든 생물의 특징이다. 암세포는 적극적으로 돌연변이된 세포가 주변 조직에서 확인할 수 없는 정도로 성장한다. 토마스 버리스(Thomas Burris)는 암세포의 신진대사의 특징인 바르부르크 효과(Warburg Effects) –포도당을 연료로 선호하여 사용하는 현상으로 해당작용이라고 한다. – 를 표적으로 하여 암 세포의 성장을 중지시키는 길을 발견하였다. 버리스는 바르부르크 효과가 암 유전자의 성장, 종양의 진행 및 암 전이와 항암 치료의 내성이 모두 대사 과정의 기초라고 보고하고 있다.

모든 치료는 부작용이 있다. 킬러 T 세포를 활성화시키는 싸이토카인(Cytokine)으로 알려진 인터류킨-2 치료는 거의 모든 환자에서 고열과 오한이 발생한다. 혈장단백 및 수분의 혈관 밖 유출이 나타나는 '모세혈관 누수 증후군(Capillary leak syndrome)'이 생기며, 부작용으로 온몸이 붓는다. 콩팥독성, 골수억제, 섬망 등의 부작용도 있다.

7) 악성신생물(암) 치료를 위한 온열요법

(1) 온열요법 이해

온열요법은 주로 전도열이나 복사열을 이용하는데 전도열을 이용하는 것으로는 모래, 온욕, 파라핀욕, 열기욕, 증기욕 등이 있으며, 복사열을 이용하는 것으로는 전광욕, 자외선요법, 고주파요법 등이 있다.

온열요법은 혈액순환을 촉진하고, 신진대사를 도울 뿐만 아니라 진통, 근긴장 저하 등의 작용이 있어 관절 류머티즘, 신경통, 근육통, 만성염증, 피로회복 등에 좋은 것으로 알려져 있다.

열을 인체에 적용하는 가장 주된 목적은 체온 상승을 통한 혈류의 증가에 있다. 노화에 기능저하 또는 세포 및 신체장기의 최적 활동에 맞는 온도를 유지하는 신체 항상성을 유지하도록 하기 위함이다. 우리 몸의 체온이 1℃만 내려가도 냉(冷)으로 인한 각종 질환에 시달리게 되고, 반대로 1℃만 올라가도 나른해지고 활동성이 떨어지게 된다.

암세포가 42℃의 열에서 사멸하는 일이 널리 알려져 있다. 하이퍼서미어 (Hyperthermia-고온온열)의 온열치료법도 이런 생리학적 발견으로 개발되었다. Hyperthermia란 전자기파를 이용한 의료기기를 이용하여 외부로부터 체온의 항상성 유지 노력을 능가하는 열에너지를 신체에 주입함으로써, 각종 질병을 치료하는 방법이다. 종양 부분에 고주파를 쬐어 열을 내어 40~44℃로 종양을 가열하는 치료법이다. 고온온열(Hyperthermia)은 신체 조직을 종양 조직을 파괴하는 목적으로 고온에 노출시켜 여러 종류의 암을 치료하는 한 형태이며, 세포 증식 억제제, 방사선 및 항체와의 시너지 효과를 이용한다. 발열(Fever)은 생리학적 반응이며 하이퍼서미어는 신체의 체온조절 메카니즘의 한계를 넘는 촉발작용에서 생기는 것이다.

표 13-2. **세포와 종양 대한 HT, 방사선 요법, 화학 요법 및 면역 요법의 효과 비교**
(Comparison of the effects of HT(Hyperthermia), Radiotherapy, Chemotherapy and immunotherapy on several cells and tumor structure)

종양구조 세포영향	Chemotherapy (항암화학요법)	Radiotherapy (방사선요법)	HT (Hyperthermia) (고온온열)	Immunotherapy (면역요법)
Oxygenated Cells (산소화된 세포)	++	+++	+++	+++
Hypoxic Cells (저산소증 세포)	+−	−−−	+++	++
Vascular Structure (혈관구조)	+	++	+++	+−
Stroma (기질)	+	+	++	++
Microcirculation (미소순환)	−	+	++	+

암의 내부에는 혈류(血流)가 나빠, 산소가 부족상태에 있기 때문에 pH가 낮은 산성의 상태에 놓여 있다. 그곳에 열을 가하면 열에 민감하게 된다. 내부의 혈류가 좋지 않기 때문에 열을 방출할 수가 없는 것이다. 그렇기 때문에 암의 내부 온도가 올라가며 그 열로 암이 사멸(死滅)한다고 알려져 있다. 피해를 입는 것은 암세포 만이며 정상세포는 열의 영향을 받지 않는다. 정상세포는 혈류가 좋기 때문에, 가열하면 혈관을 확장시켜 혈류를 늘리기 쉬워 열을 옮길 수 있게 된다. 오히려 가열에 의해 정상세포는 면역력을 높인다고 알려져 있다. 정상세포의 체온 항상성이 유지되는 것이다.

고온온열의 온도대역에 따른 다면적 복합적 효과를 비교하면, 신체에 가장 유리한 온도는 38.5~40.5℃로 나타난다. 암세포의 직접적인 괴사를 위해 과도한 고온을 목표로 하기 보다는 환자의 고통을 줄이고, 보다 효과적으로 신체 내의 산소포화도와 혈류량을 증가시킴으로써, 다른 암치료요법의 병용수단으로 사용의 타당함을 보여준다.

표 13-3. 온도에 따른 고온온열의 다형적 및 복합적 효과
(Pleiotropic and complex effects of hyperthermia depending on temperature)

효과 \ 온도	Moderate 38.5~40.5℃ (온열)	Intermediary 40.5~41.5℃ (적응온열)	Extreme 41.5~44.0℃ (열충격)	Ablative 〉45℃ (내열)
Blood Flow (혈류량)	⇧	⇧⇒⇩	⇩⇩	⇩⇩⇩
Vessel Vascularity (혈관분포)	⇧	⇧	⇩	⇩⇩⇩
Angiogeneses (신생혈관생성)	⇩	⇩	⇩⇩	⇩⇩⇩
Glycolyse (포도당분해)	(⇧)	⇧	⇧⇧	?
Metabolism (신진대사)	⇧⇧	⇧	⇩	⇩⇩⇩
Permeability (투과성)	⇧	⇧⇧	⇧⇧	⇧⇧⇧
Oxygenation (산소공급)	⇧	⇧⇒⇩	⇩⇩	⇩⇩⇩
Cellular Acidosis (세포 산증)	(⇧)	⇧	⇧⇧	⇧⇧⇧
Cytoskeleton (세포골격)	=	=	⇩	⇩⇩⇩
Macro Molecule (거대분자)	=	=(⇩)	⇩	⇧⇧⇧
Radical (유리기 활성)	=	⇧	⇧⇧	⇧⇧⇧
Genetic Regulation* (유전 조절)	⇧/⇩	⇧⇧/⇩⇩	⇧⇧⇧/ ⇩⇩⇩	–
Repair Mechanism (회복 과정)	⇧	⇧⇩	⇩	⇩⇩⇩
Bioenergetic(ATP) (생체에너지)	=	=	⇩	⇩⇩⇩
Necrosis/Lysis (괴사/용균)	Ø	Ø	±	+++

* Chaperone(e.g. HSP(heat shock proteins)↑, NF-κB(Nuclear Factor-kappaB)↓); NF-κB: 세포의 생존, 면역 반응 등에 광범위하게 작용하는 전사인자(Transcription Factor, TF)

전신온열요법은 항암치료에 있어 주류를 이루는 방사선요법, 화학요법 등의 병용 수단으로 그 효과를 인정받고 있는데, 전신온열요법 병용시, 환자에게 투여되는 방사선이나 화학항암제의 양을 줄임으로써, 단독 시술시보다 훨씬 높은 효과와 부작용의 감소 결과를 보이고 있다. 또한 유전자요법에서도 유전자치료제의 전달 효율을 높임으로써, 치료효과를 배가시키는 결과를 보여준다.

국소고온온열(regional hyperthermia:RHT)에 의한 종양의 온도분포(40~44℃)는 주로 혈액공급과 종양 특이적인 변수에 따라 다르다. 임상전 조사에 따르면, 고온온열의 효과는 주로 약물 효능 또는 열방사선 민감성의 증진에 기인하며, 42.5℃ 이상으로 가열된 종양 부위의 세포독성 정도는 낮다. RHT을 화학요법이나 방사선 화학요법과 병용하면 효과가 있는 것으로 나타났으며, 단계 II/II 임상시험에서 목적 반응률, 국소 종양 조절 및 재발없는 생존기간(relapse free survival)은 국소 진행 종양에서 좋은 결과를 보였다.

고주파유도 고온치료는 암 환자의 생존율을 크게 높일 수 있다. 고온온열과 방사선 요법을 병용 한 단계 Ⅲ 연구에서 고온온열은 고위험 육종에 대한 2 년간의 국소 종양 통제 결과 12%에서 37%로, 흑색종에서 28%에서 46%로, 유방암에서는 완전 관해를 증가시켰다. 방사선 치료나 화학 요법 단독에 비해 다형성교아종(多形性膠芽腫; glioblastoma)의 경우 2년 생존율은 38%에서 60%, 진행된 자궁 경부암의 경우 57%에서 83%로 완화되었다고 하였다.

(2) 고주파 온열암요법(Oncothermia)

고주파 온열암치료(Oncothermia)는 암 조직에 열을 가하여 암 세포의 생체 대사율을 증가시키면서 암 세포에 산소의 공급을 막음으로써 암 세포의 증식을 억제하여 암 세포의 자살을 유도, 서서히 파괴하는 치료법이다.

암 세포의 세포외액은 이온 농도가 높아 전기 저항이 정상 세포보다 매우 낮아 전류가 집중적으로 흐른다. 즉 암 조직의 형태, 위치에 관계없이 전류는 암 세포 하나하나의 세포막을 둘러싸고 있는 세포 외액을 따라 흐른다. 고주파가 인체 내 전류를 유도하고 정상조직에 비해 상대적으로 전기저항이 낮은 암세포 주변으로 열을 발생시키는 원리이다. 이는 암세포만을 선택적으로 가열시켜 암세포를 자연사(Apoptosis), 괴사(Necrosis)시킬 수 있다.

고주파 온열치료기기는 대전된 두 전극 사이(capacitive)에 인체를 놓고 인체에 13.56MHz 고주파 전류를 유도하여 전류가 흐르게 하는 방식이다. 고주파 전류가 인체를 흐를 때 대사가 활발한 부분, 즉 전리된 이온(나트륨 이온, 칼슘 이온 등)이 많은 부위는 전기 전도도(conductivity)가 우수하여 전류가 집중적으로 흐른다.

고주파 온열암치료기기(Oncothermia)를 이용한 온열요법도 있다. 기기를 이용하는 온열암치료는 고주파 전기장을 이용한다. 악성 암세포에 직접 에너지를 전달할 수 있으며 에너지량 조절이 가능하며 특정 부위에 에너지를 전달할 수 있다고 기기 사용설명서에서 기술하고 있다. 정상 세포와는 달리 38.5~42.0℃의 온도를 가하는 경우, 자연적으로 파괴되어 괴사되는 암 세포의 원리를 이용한 최신 암치료 기기이다.

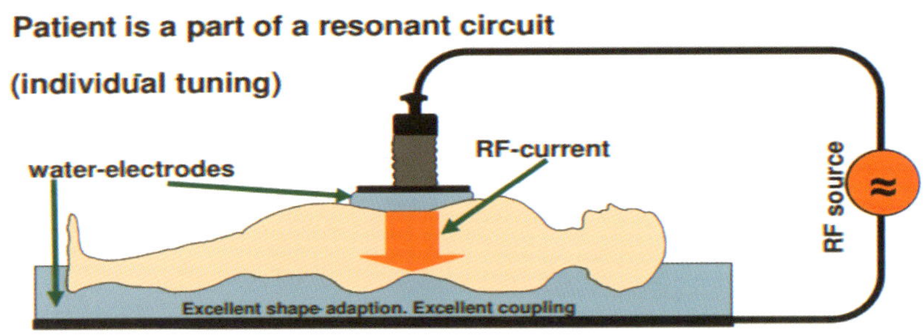

그림 13-12. Oncothermia(EHY-2000)의 고주파 공명회로 개념도
온열암치료(Oncothermia)기기의 열에너지 반응 조절은 종양과 정상세포의 생물리학적 차이를 이용한 전도도(contuctivity)와 종양의 독특한 세포 구조에 의한 유전율(dielectric constant)이다.

여러 가지 방식의 온열요법(hyperthermia)에 대한 비교연구를 한 결과 세포간의 연결 재형성에 중요한 역할을 하는 E-cadherin과 β-catenin의 수준이 온코써미아(Oncothermia)를 사용했을 때 가장 높게 나타났다는 연구 보고가 있었다. 동일한 온도 및 시간을 배양된 간암세포에 적용했을 때, 암세포의 자연사(apoptosis) 비율 및 자연사를 일으키는 여러 가지 물질 등에 대한 다양한 분석에서, 온코써미아(Oncothermia) 기기를 사용했을 때, 다른 온열요법에 비해 뚜렷한 차이로 세포자연사를 일으킬 수 있다는 연구 보고가 있었다. 세포 자연사율(apoptosis rate) mEHT (modulated electrohyperthermia, 변조 전자온열기기)은 43.1%±5.8%이며, cCHT (conventional capacitive coupling hyperthermia, 용량 커플링 온열기기)는 10.0%±0.6%, 수조는 8.4%±1.7% 또는 37℃ 대조군 6.6 %±1.1 %이었다. 고주파 온열암치료는 cCHT 와 mEHT를 포함한다. 42℃에서의 mEHT 기기의 세포자연사 유발 효과는 46℃의 수조에서 효과와 유사하게 나타났다고 보고하였다.

암세포의 자연사는 암세포를 자살로 유도하여 스스로 없어지도록 만드는 것이다. 암세포는 정상적인 세포에 비해 세포 간 연결이 잘 되지 않는 특성을 갖고 있어, 다른 장기로 전이 되기 쉽다. 이 연구 결과는 온열암요법 (Oncothermia)은 암치료에서 중요한 '전이 억제(Inhibiting metastasis)'에 효과가 있을 수 있다는 것을 의미하고 있다.

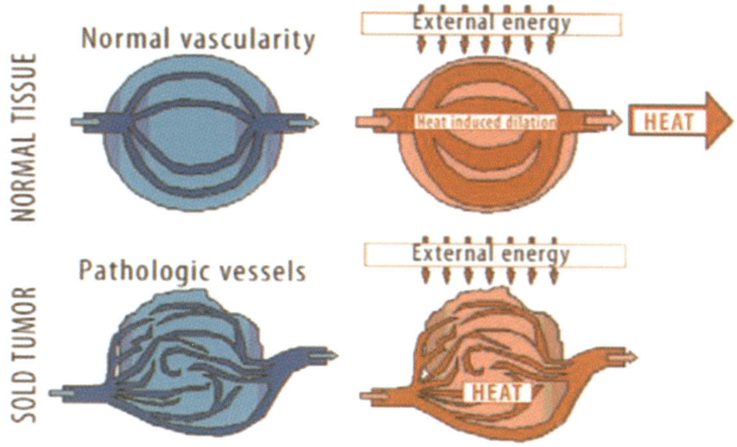

그림 13-13. **종양의 온도과열 메커니즘**

정상 조직(위)의 혈관은 생리학적 또는 인위적으로 가열되면 팽창하여 혈류가 증가하고 온도는 감소한다. 종양(아래)은 병리학적 혈관이 팽창하지 못하고 일부가 붕괴되어 혈행과 체내 온도에 의해 전달된 열이 감소하지 않는다.

8) 건강체질쑥뜸요법

건강체질쑥뜸요법은 간접뜸법이며 애엽(艾葉)이 재료인 애권구를 이용한다. 건강체질쑥뜸요법의 병증에 따라 주요 혈자리를 이용하는 경험점이 아닌 경락라인의 개념을 적용한다. 경락라인의 개념은 새로운 접근법이 아니다. 치료를 위한 쑥뜸의 적용 방법을 침구의 경혈점으로 해석하지 않는다. 점의 연결하면 선이 되는 개념과 열전달이 파장처럼 확산되는 것을 이용하여 간접구 뜸을 연속하여 주요 경락을 따라 순차적으로 적용하는 방법이다. 만성병 치료를 위한 건강체질쑥뜸요법은 경락 라인 배열을 해석하여 주요 영역을 반복적으로 적용한다. 반복적으로 건강체질쑥뜸을 적용하면 접촉 피부는 39~43℃ 온도대역에서 유지되게 된다. 그리고, 쑥뜸 연소시 발생하는 원적외선 파장의 열전달에 의해 심부온도는 생리적인 활성 상태에 도달하게 되어 온열에 의한 면역활성이 나타나게 된다.

(1) 건강체질쑥뜸 적용 방법

기혈의 순환로인 경락 개념이 반영된다. 복부영역(Abdominal region)을 중심으로 시작되고 등 부위 영역(Basic Back region)을 적용하고 마무리된다. 건강체질쑥뜸요법의 진행방법은 다음과 같다.

- 연구대상자는 제공한 복장을 착용한다.
- 대상자는 먼저 누워 있어야 한다(앙와위, Supine positon). 등부위 경락을 이용할 경우는 엎드려 있어야 한다(복와위, Prone position).
- 쑥뜸 시술자는 애권구에 불을 붙여 복부의 경락 라인에 올려 놓는다. 뜸의 연소 상태와 시간을 지켜보면서 피부화상이 없는 상태의 온도가 유지되는지 관찰한다. 평균 피부 열전달 온도 39~43℃이다. 애권구 한 개당 70초 이상 연소되면 피부에 열전달효과가 나타나는 적정온도에 도달된다. 연속적으로 뜸을 적용할 경우 전달된 열이 있으므로 실제적인 온열효과가 나타나는 시간은 애권구 쑥뜸 연소(燃燒) 후 60~100초 사이이다. 간접구라도 동일한 피부영역에 계속적인 열전달은 화상을 유발한다. 그러므로 화상을 유발하는 온도에 도달하기 전(前)에 애권구를 제거한다. 일반적으로 피부 접촉면의 온도가 43℃이상이 되면 대상자는 따갑다고 느낀다. 이 경우 미세 화상이 발생할 수 있으므로 반드시 온열 통각을 느끼기 전에 제거해야 한다.
- 경락 라인의 동일부위에 쑥 애권구를 "올려놓기-제거하기"를 5회 이상 반복하면 접촉부위의 피부 온도가 39~43℃ 사이에서 유지되며 원적원선 파장이 신체내부까지 전달되고 열은 전달된다.
- 복부의 주요 경락 라인을 순환하면서 뜸을 적용한다. 복부가 끝나면 등부위를 동일한 방법으로 치료한다.
- 쑥뜸치료 시간은 연구대상자의 몸의 상태에 따라 다르다. 복부와 등부위 영역을 적용하는 시간은 평균 30분 이상 소요되며, 사용되는 애권구는 약 800개 이상이다. 환자의 상태에서 따라 온열지속시간을 늘려야 하는 경우 1시간이상 뜸을 적용한다. 이 경우 애권구는 1,000개 이상 사용한다.
- "올려놓기-제거하기" 방식은 동일한 피부영역에 애권구 하부에 부착된 접착물의 이격작용, 반복적인 가벼운 타격 및 연소에 의한 열이 전달된다. 동일부위의 "올려놓기-제거하기" 간접 뜸법을 "온각(溫覺)쑥뜸요법"으로 정의한다.

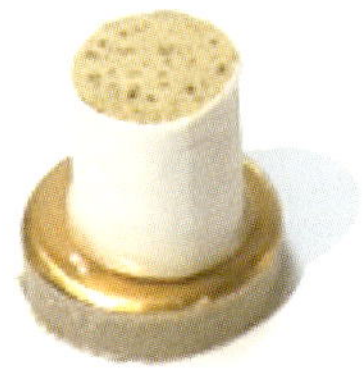

그림 13-14. 건강체질쑥뜸요법에 사용된 애권구 형상
하단부는 피부에 접착이 가능하도록 접착물질이 있다. 이는 피부에 올려 놓을 때 미끄러지거나 넘어짐을 방지하여 의도하지 않은 피부 화상을 예방할 수 있게 해준다.

부종이 심한경우는 다리 부위인 확장영역(Extend Back region)까지 적용한다. 안쪽으로는 족궐음 간경락, 족소음신경락, 바깥쪽으로는 족소양담경락, 앞쪽은 족태음 비경, 뒤쪽으로 족태양 방광경락이 지배한다. 확장영역에서는 족태양방광경락의 경락에 주로 적용한다.

(2) 건강체질쑥뜸 적용개념 및 주요영역

건강체질쑥뜸요법은 기혈이 순행하는 통로인 경락과 기(氣)가 가장 많이 모이는 곳인 경혈점을 활용하는 법이 아닌 에너지 흐름의 개념인 순행 라인이 적용된다. 건강체질쑥뜸을 적용할 때 시작하는 영역은 항상 복부영역이며, 임맥 라인이다. 복부영역은 임맥, 족양명위경락, 족태음비경락, 족소음신경락, 족소양담경락, 족궐음간경락이 순행한다. 임맥은 미주신경을 자극하여 생(生)과 사(死)를 관장하고 기의 흐름을 소통시키는 경락(經絡)이다. 등부위영역은 독맥, 족태양방광경락이 순행한다. 독맥은 중추신경회로의 교차점을 자극하여 몸의 이상신호를 감지하는 기능을 향상시키고, 항상성을 유지시키는 자율신경계의 균형을 맞추고, 자율신경계의 전기적 흐름을 조절하고 주관하는 생체조절 경락(經絡)이다.

복부영역(abdominal region)은 매우 중요하다. 인체 영양공급의 기능을 담당하는 소화기계(Digestive system)의 위장관(Gastrointestinal:GI)이 존재하여, 미주신경과 장신경계가 위치한다. 신경계 뉴런들은 메시형(mesh-like)시스템을 구성하며, 위장관계의 기능을 주관하는 역할을 담당한다. 우리 몸의 온기(溫氣)는 유일한 에너지 공급원인 음식의 소화를 통해 대부분 얻고 있고 체온(體溫)은 인간의 건강상태를 파악하는 중요한 척도이다. 복부영역의 건강체질쑥뜸은 소화기능에 영향을 주며, 노폐물 및 독소 제거 기능을 활발하게 해준다. 복부영역의 체온이 낮을 경우 소화기능의 저하가 나타나며, 만성질환성 병인(病因)이 될수 있다.

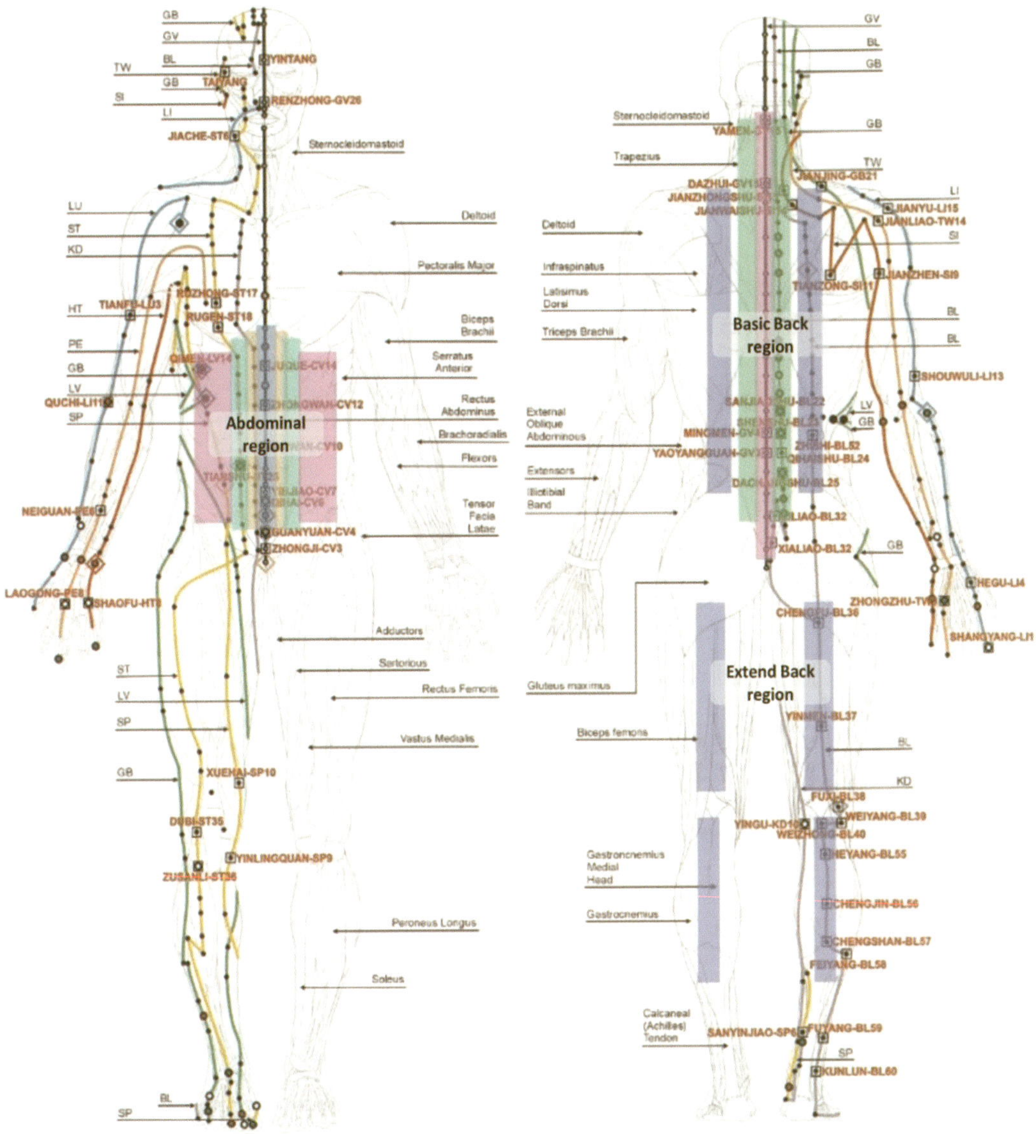

그림 13-15. 건강체질쑥뜸 적용영역

- 복부영역(Abdominal region): 임맥, 족양명위경락, 족태음비경락, 족소음신경락, 족소양담경락, 족궐음간경락
- 등부위 영역(Basic Back region): 독맥, 족태양방광경락
- 확장영역 (Extend Back region): 족태양방광경락

*인체이미지는 위키피디아(Wikipidia)의 Meridian system이미지를 사용하여 건강체질쑥뜸 적용 영역을 표시하였다.

인체를 제어하는 2개의 뇌가 있다. 첫 번째는 우리가 뇌라고 하는 두뇌이다. 인체가 사용하는 전체 도파민의 50%를 생산하고, 몸에 필요한 전체 세로토닌(serotonin)의 5%를 생산한다. 두 번째로 뇌의 역할을 하는 것은 복부이다. 두뇌보다 적지만 5백만 뉴런이 존재한다. 40개의 신경전달물질을 분비하며, 뇌와 동일하게 몸에 필요한 전체 도파민의 50%를 생산한다. 복부의 기능을 확대하면 비만에서 알쯔하이머까지 모든 종류의 상태(항상성)을 조절하기 위한 기능이 있다고 볼 수 있다. 또한, 제 2의 뇌로 묘사되는 장신경계(ENS: entric nervous system)는 자체적으로 그 기능을 수행한다. 장신경계는 보통 미주신경(Vagus nerve)와 같은 부교감신경계 및 추골전신경절(prevertebral ganglia)과 같은 교감신경계를 통하여 중추신경계(CNS)와 소통한다. 그러나, 척추동물을 사용한 동물연구에서는 미주신경을 절제(切除)해도 장신경계가 계속 기능하는 것이 관찰되었다.

9) 혈액검사

전혈혈액검사 계산치(complete blood count, CBC)는 의사가 처방하는 가장 흔한 혈액검사 중 하나이다. CBC를 구성하고 있는 내용을 보면, 일반적으로 백혈구(white blood cell, WBC)의 수, 백혈구 감별계산(WBC differential count), 적혈구(red blood cell, RBC)의 수, 혈구용적률(hematocrit, Hct), 혈색소농도(hemoglobin, Hb), 적혈구지수(red blood cell index)로 평균 적혈구용적(mean corpuscular volume, MCV), 평균 적혈구혈색소(mean corpuscular hemoglobin, MCH), 평균 적혈구혈색소농도(mean corpuscular hemoglobin concentration, MCHC), 적혈구분포지수(red cell distribution width, RDW), 혈소판(platelet)의 수 및 평균 혈소판용적(mean platelet volume, MPV) 등이 포함된다.

정상인의 백혈구 수는 4,000~10,000개/μL이다. 백혈구는 면역계의 필수적인 부분으로 백혈구의 세부 종류(분화과정의 크기 및 모양에 따라 호중구, 림프구, 단구, 호산구 및 호염기구 등으로 나눔)에 따라 서로 다른 역할을 담당하고 있다.

표 13-4. 백혈구와 적혈구 정상범위 및 검사목적

구분	정상치	목적
백혈구 수	4000~11,000개/μL · 성인: 4,000~10,000개/μL · 유아(5세이하): 6,000~11,000개/μL · 소아(6~14세): 6,000~10,000개/μL	· 순환하는 총 백혈구수 측정으로 감염과 염증상태 평가 · 감염증이나 백혈병을 진단 1) 증가: 이상치가 나오면 재검사 2) 감소: 백혈구수가 3000개/μL 이하로 낮을 때는 몸의 방어기능 이 저하하여 병원체에 감염되기 쉬워짐.
적혈구 수	· 남성: 400만~550만/μL · 여성: 350만~450만/μL	· 세포 내 산소공급 · 순환하는 총 적혈구 수 측정. · 빈혈의 진단. 1) 증가: 진성다혈증, 2차성다혈증, 탈수, 쇼크(shock), 심폐질환 2) 감소: 각종빈혈, 수혈증
백혈구 감별수치 (WBC differential count)	· 호중구(Neutrophil): 50~70% · 림프구(lymphocyte): 20~40% · 단구(monocyte): 4~8% · 호산구(eosinophil): 2~4% · 호염기구(basophil): 0~2%	· 인체의 면역기능 상태 · 백혈구 총량 중 각 형태별 백혈구의 백분율 측정 · 호중구는 생체방어기능 · 림프구는 면역반응관여 – T 림프구–세포성면역 – B 림프구–체액성면역 · 단구는 골수 및 간세포에서 생성되어 분화, 성숙 · 호산구는 세균이나 보체 성분에 반응 세균 등을 탐식 · 호염기구는 히스타민, 백혈구 유주인자, 즉시성 과민증에 반응

3. 방법

1) 연구대상

연구대상자는 난소암, 유방암, 이하선암, 림프종, 식도암의 진단을 받은 여자이며, 연령대는 50~55세이다. 쑥뜸 전과 후의 혈액 자료를 채취하여 백혈구 수치의 변화를 분석하였다.

2) 연구기간

연구기간은 2012년부터 2017년 4월까지이다. 대상자의 암진단시기는 다르지만 뜸을 적용한 시작 시기는 수술 이후의 방사선요법, 항암화학요법이 적용되는 기간이었으며, 2016년에 완치된 대상자도 주기적으로 뜸을 적용하였다. 암을 치료하기 위한 병원의 치료법(수술, 항암, 방사선)을 준수하였으나 대상자의 의지에 의해 쑥뜸요법을 병용하였다. 즉, 연구 대상자는 치료의 효과를 높이기 위해 쑥뜸에 의한 병용 보완요법을 적용하였다.

3) 연구설계

연구대상자는 악성신생물(암)에 대해 현대 의학의 치료 요법인 수술요법, 항암요법, 방사선 치료를 한 환자에 대해서 자발적인 동의 및 지원에 의한다. 의사가 권고하는 정기적인 검진과 약을 복용하면 매일 또는 1주에 2~3회 건강체질쑥뜸요법을 실행하였다. 쑥뜸은 위경락, 비경락, 신경락, 방광경락, 임맥, 독맥을 중심으로 건강체질쑥뜸요법을 응용(應用)하였다. 특히 건강체질쑥뜸요법의 적용시 족양명위경락, 족태음비경락, 족소음신경락, 족궐음간경락, 임맥은 복부에 분포하는 주요경락을 적용하였으며, 족태양방광경락, 독맥은 등 부위를 중점적으로 응용하였다. 건강체질쑥뜸요법 적용기간은 1개월에서 최대 5년까지 쑥뜸요법을 실행하였다. 임상의 변화를 확인하기 위하여 전혈혈액검사 정보를 이용하였다. 전혈혈액검사는 수술을 집도한 의사가 있는 병원의 혈액검사 결과를 이용하여 정보를 분석하고 변화 추세를 관찰하였다.

4) 실험도구

본 연구를 수행하는데 사용한 실험도구는 ㈜고려산업의 애권구를 사용하였다. 애권구는 강화도에서 서식하는 싸리아주쑥 및 사자발쑥 애엽(艾葉)을 원료로 만든 간접뜸용 제품이다. 강화도의 지리적 조건의 영향을 받고 자생하는 지역특산품인 강화약쑥은 바다 염분이 있는 해풍과 해무의 자연조건에서 자란 쑥이다.

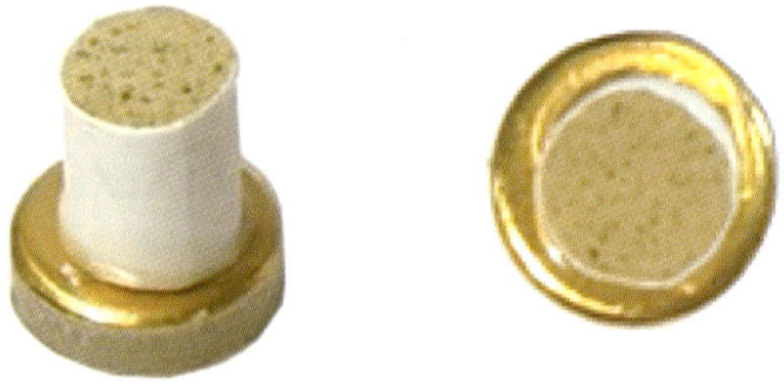

그림 13-16. **상용 쑥뜸 애권구의 일반적 형상**
뜸 바닥은 접착성이 있으며, 원형 압축 종이와 얇은 종이로 둘러싼 권련형 쑥기둥으로 구성되어 있다.

상부는 얇은 종이로 둘러싸인 원통형 애주(艾炷-쑥기둥)(높이: 10.14±0.11mm, 직경: 8.41±0.13mm), 하부는 종이 수십 장 겹친 뒤 압축해서 만든 원판(높이: 3.58±0.07mm,

직경 13.22±0.07mm)으로 구성되어 있다. 종이 원판의 중심부에는 직경 2.64±0.03mm의 구멍이 뚫려 있어서 애주(艾柱) 연소시 이 구멍을 통해 대류 열전달(convection heat transfer) 형태로 피부에 열이 전달된다. 한 개의 애권구 연소시간은 발화 시점부터 완전 연소까지 평균 2:34±2초이다.

국내에서 상용으로 판매되는 간접구의 피부전달 온도는 동일한 형태의 유사 뜸 26종류의 제품의 온도를 측정한 발표 자료를 참조하면 피부전달 최고온도의 평균은 45.23±3.99℃였다.

5) 측정방법

연구대상자의 적혈구, 백혈구 수와 임상의 변화정보를 확인하기 위해 전혈 혈액 검사(CBC, Complete Blood Count)을 수행하였다. 측정된 백혈구 분획 정보를 이용하여 적혈구, 백혈구의 수를 확인하였다. 그리고 백혈구의 호중구, 림프구, 단핵구의 비율을 분석하였다.

6) 분석방법

본 연구에서는 일반적인 암 치료법(수술, 항암요법, 방사선요법)에 의한 암 치료 후 건강체질쑥뜸요법을 병용(倂用) 시행한 결과를 확인하기 위해 CBC 혈액검사 자료를 분석하였다. 유의성 검정을 위해서 SPSS 21(IBM Corporation, USA)을 이용하여 t-검정, 상관분석, 회귀분석을 하였으며, $p<0.05$를 통계적으로 유의한 것으로 생각했다. 그래프는 SPSS 및 Office 2013 엑셀(Excel) 프로그램(Microsoft Corporation)을 이용하였다.

4. 결과

1) 일반적 특성 및 결과분석

연구대상자의 연령대는 45~55세의 여성이다. 건강체질쑥뜸 적용 전과 후의 혈액검사 결과를 분석하였으며, 주요 분석 대상은 백혈구(WBC) 수와 백혈구의 호중구와 림프구 분획비율이다. 독립표본 t검정 분석결과 백혈구 내 호중구 분획비율 변화는 $t=-3.768$, $p=0.000(<0.05)$, 백혈구 내 림프구 분획 비율 변화는 $t=4.305$, $p=0.000(<0.05)$으로 유의미하게 나타났으며, 백혈구 수의 변화는 $t=-1.799$, $p=0.077(>0.05)$로 유의미하지 않았다.

표 13-5. 건강체질쑥뜸적용 전·후에 따른 백혈구, 호중구, 림프구 변화에 대한 결과

구분	뜸적용	N	평균(M)	표준편차(SD)	t	p
백혈구 (WBC)	전	45	4.35	2.48	-1.799	0.077
	후	21	5.54	2.61		
호중구 (Neutrophils)	전	45	49.66	23.24	-3.768	0.000
	후	21	67.17	14.20		
림프구 (Lymphocytes)	전	45	37.29	19.88	4.305	0.000
	후	21	21.55	9.81		

p*<0.1, P**<0.05, p***<0.01

백혈구의 호중구, 림프구의 상관관계는 다음과 같다.

표 13-6. 백혈구, 호중구 및 림프구 간의 상관관계 분석 결과

	Neutrophils	Lymphocytes
WBC	0.778**	-.759**
Neutrophils	1	-.945**
Lymphocytes		1

*P<0.05 / ** P<0.01

백혈구와 호중구는 유의한 양의 상관관계가 있으며(p=0.000<0.01), 백혈구와 림프구는 유의한 음의 상관관계가 있다(P=0.000<0.01). 혈액검사 정보를 분석한 결과 치료 중에는 백혈구내 호중구와 림프구 비율의 변화는 대립적이며, 호중구와 림프구의 길항 작용은 면역 항상성을 유지하는 것으로 보인다. 림프구가 증가하면 호중구는 감소한다.

치료중인 연구대상자의 백혈구 수와 호중구, 백혈구 수와 림프구의 인과관계를 확인하기 위한 회귀분석 결과는 다음과 같다.

표 13-7. 백혈구수와 호중구, 백혈구수와 림프구 회귀분석 결과표

구분		비표준화 계수		표준화계수	t	P
		Ba	SE	베타(β)b		
Neutrophils	상수	14.510	3.979		3.646	0.001
	Ln(WBC)	29.300	2.620	0.813	11.184	0.000
	R2=0.662, adju-R2=0.665, F=125.089, p=0.000					
Lymphocytes	상수	66.902	3.294		20.312	0.000
	Ln(WBC)	-24.914	2.169	-.821	-11.489	0.000
	R2=0.673, adju-R2=0.668, F=132.003, P=0.000					

*p<.05, **p<.01, a. B는 비표준화 회귀계수; b. β는 표준화 회귀계수

백혈구 수와 호중구 인과관계는 F=125.089, p<0.05로 유의미하며, 백혈구수와 림프구의 인과관계는 F=132.000, p<0.05로 유의미하다.

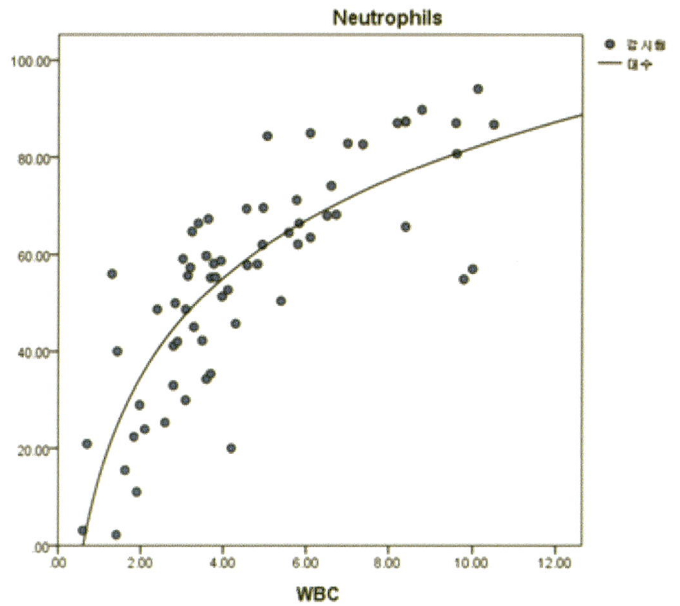

그림 13-17. **백혈구수와 호중구 관계**

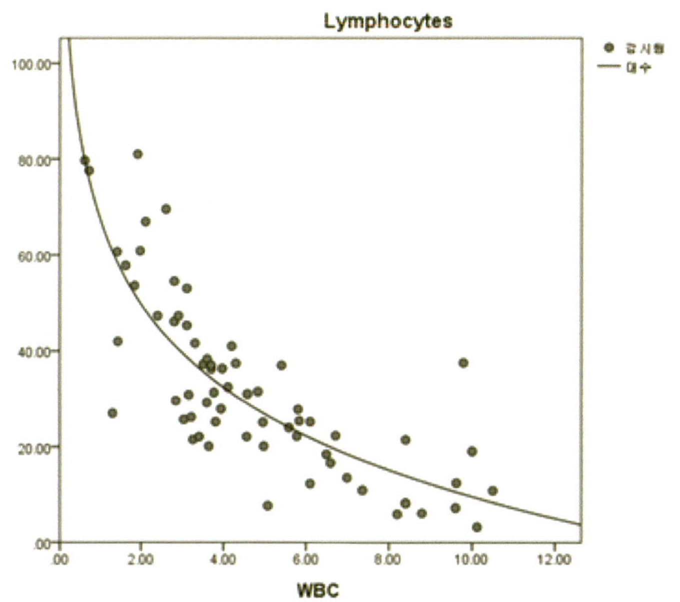

그림 13-18. **백혈구수와 림프구 관계**

백혈구 변화에 따른 호중구와 림프구의 변화 그래프는 다음과 같다.

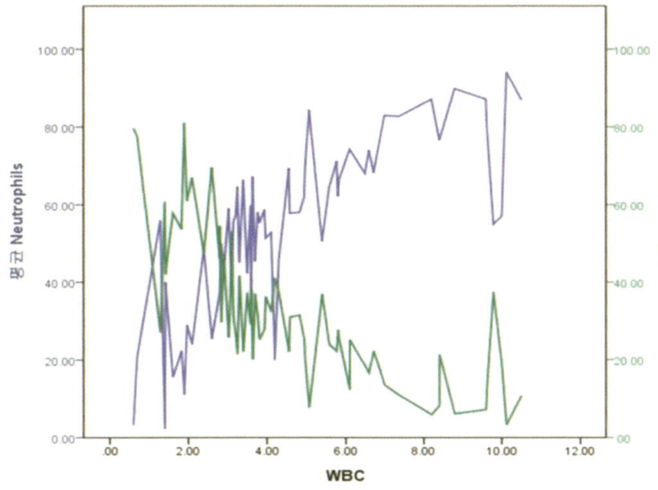

그림 13-19. **치료중 백혈구 변화에 따른 호중구와 림프구 비율(%)**

일본 자율신경면역치료연구회 후쿠다 미노루는 병이 발증하는 것은 자율신경의 작용이 흐트러져 과립구와 림프구의 균형이 무너진 것으로 파악하고 있다. 균형이 좋은 상태에서 과립구는 54~60%, 림프구는 35~41% 이라고 한다. 교감신경은 과립구인 호중구 활성에 관여하고 부교감신경은 림프구 활성에 관여한다고 하였다.

2) 유방암의 건강체질쑥뜸요법

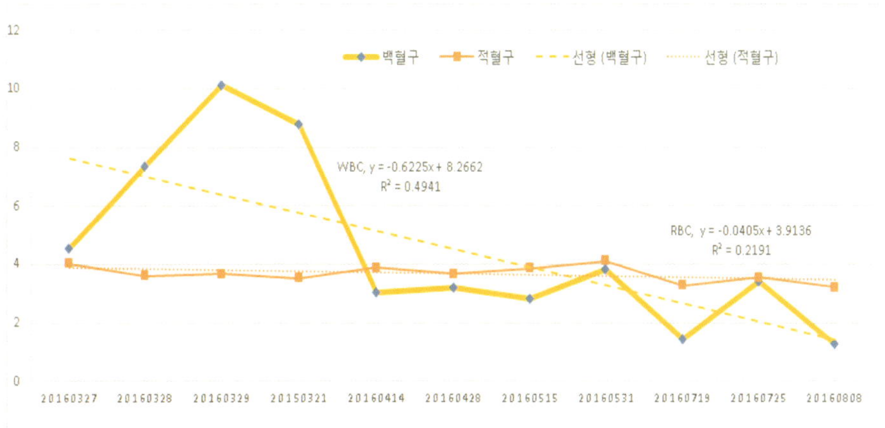

그림 13-20. **치료중인 상태의 백혈구와 적혈구 변화 추세(유방암 Case)**

치료기간 중 나타난 주요 부작용은 부종이다. 눈(eye)의 장애가 있었으며 방사선치료의 일반적인 부작용인 탈모는 나타나지 않았다. 항암치료 기간 중 심각한 백혈구 감소증이 있었다. 현재는 항암치료를 행한 상태에서 생활의 불편함이 없이 활동 중이다. 의사의 진단 결과는 거의 완치되었다고 하였다. 치료 중 백혈구의 수치가 낮아 치료과정에서 혈액검사의 수치에 의해서 항암치료 일정을 조절하였다. 2016년 4월부터 8월간 집중적인 건강체질쑥뜸요법을 적용하였다. 건강체질쑥뜸 시간은 평균 90분 정도 소요되었으며, 주 5회 적용하였다. 지속적인 쑥뜸으로 몸의 체온 상승과 최소한의 백혈구 상태를 관리하였다. 항암요법 치료 후 백혈구 수치는 서서히 회복 되었고, 병증도 치유되었다.

집중치료 기간 중 백혈구 수치는 낮았지만 백혈구의 림프구 비율이 높았다. 이는 신체의 세포성 면역기능이 증강되었다고 추론할 수 있다.

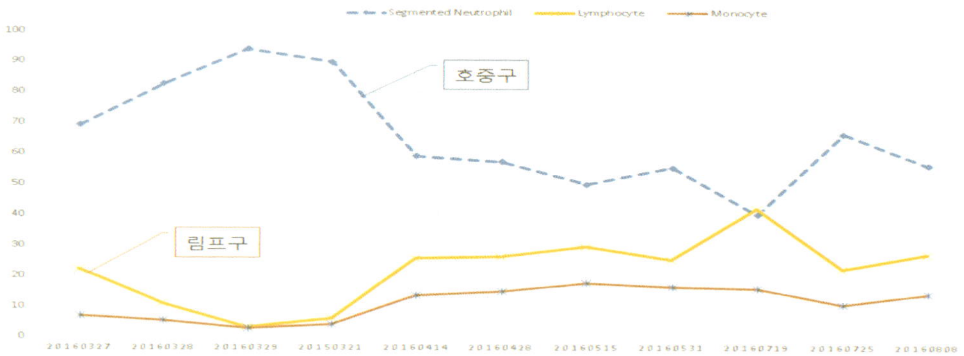

그림 13-21. 호중구와 림프구 변화 추세(유방암 case)

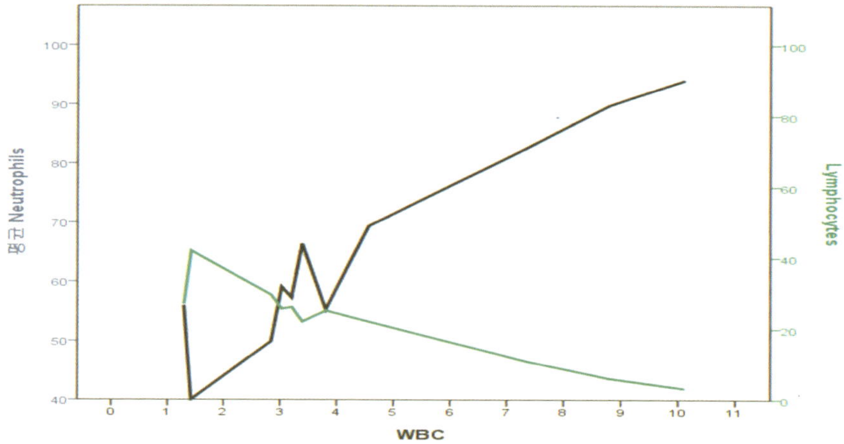

그림 13-22. 백혈구내 호중구와 림프구 비율(%) (유방암 Case)

유방암은 184개 국가 중 140개 국가에서 가장 흔한 여성암이며, 세계 전체 여성암의 25.2%를 차지하며 여성암 중 최다 발생률을 보인다. 유방암 2012년 기준 국내 유방암 연령 표준화사망률은 10만 명당 6.1명으로 OECD 국가 중 최하위이다. 정상 유방조직은 유선과 유선조직을 지지하는 지방, 결체조직, 림프관으로 이루어진다. 유선조직은 유즙을 생성하는 유엽, 유엽과 유두를 연결하는 유관으로 구성된다. 유방암은 유방 구성조직 어디에서든 발생할 수 있어 다른 암에 비해 종류가 다양하다. 유방암 대부분은 유관과 유엽에 있는 세포, 그중에서도 유관세포의 상피세포에서 기원한다. 유방암도 다른 암과 마찬가지로 치료하지 않을 경우 혈류와 림프관을 따라 전신으로 전이해 심각한 결과를 초래한다.

암 진단시기로부터 남은 여생까지의 모든 대상자를 암 생존자라고 하는데 넓은 의미로써 투병 중인 암 환자와 암 환자 생존에 영향을 미친다고 간주되는 가족, 친지, 의료 제공자 등의 환경적 요인까지도 암 생존자에 포함시키기도 한다.

유방암 항암요법은 시행 목적에 따라 수술 후에 잠재적 미세전이 성장을 억제하여 암의 재발을 막기 위한 보조요법, 수술 전 암의 크기를 최소화 하고 미세전이를 없애기 위한 신보강화학요법과 전이성 환자들에게서 질병의 완화 및 삶의 질 향상을 위해 시행하는 완화화학요법 등이 있다.

3) 난소암의 건강체질쑥뜸요법

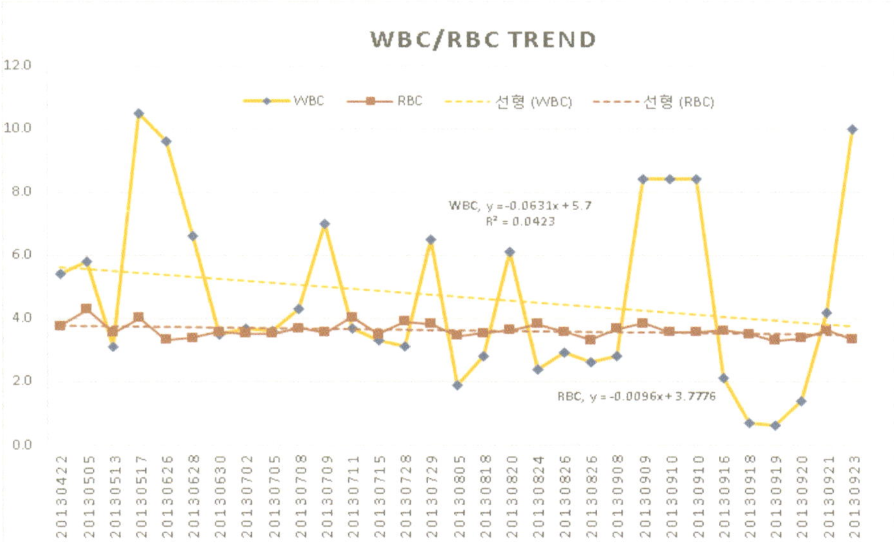

그림 13-23. 치료중인 상태의 백혈구와 적혈구 변화 추세(난소암 Case)

치료기간 중의 혈액검사자료를 분석하면 건강체질쑥뜸요법을 적용할 경우 백혈구 수치는 증가하였으나 적혈구는 거의 변화가 없었다. 자료를 분석한 시기는 항암치료 기간이다. 항암요법은 혈액검사 결과에 의해 치료방법을 조절하기 때문이다. 항암요법을 적용하면 신체 면역력를 결정하는 백혈구 수치는 현저한 감소를 보였다. 대상자는 급격한 체력저하와 기력이 빠르게 쇠하였다. 건강체질쑥뜸요법을 적용할 경우 백혈구 수치는 급격한 변화가 있는 것으로 나타났다.

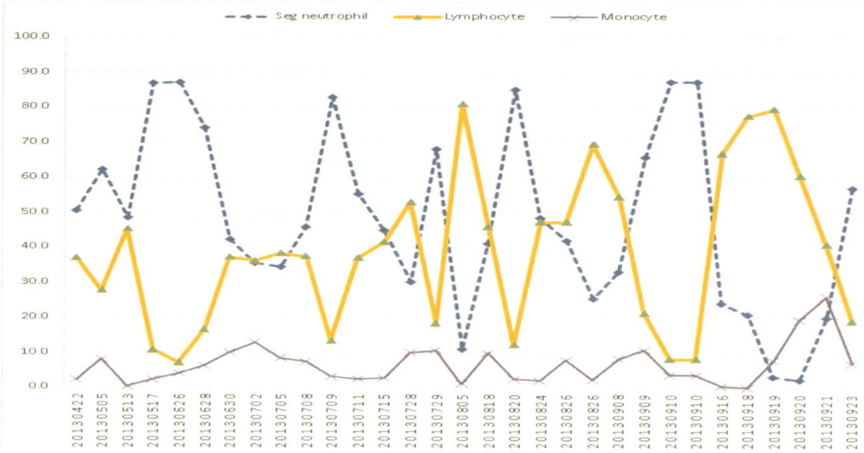

그림 13-24. 치료중인상태의 호중구와 림프구 변화 추세(난소암 Case)

건강체질쑥뜸요법을 적용할 경우 결과 백혈구 수치의 변화가 있었으며, 백혈구의 호중구과 림프구의 비율 변화를 보였다. 호중구와 림프구는 길항작용의 면역 항상성을 유지하였다. 호중구의 비율이 높아지면 림프구의 비율이 감소하는 것으로 나타났다.

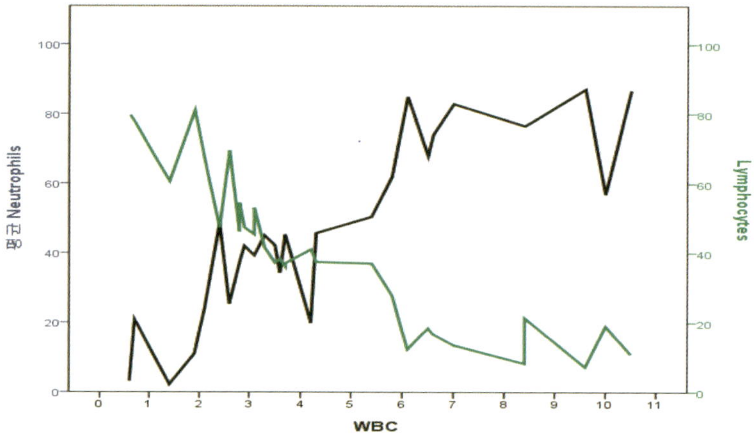

그림 13-25. 백혈구내 호중구와 림프구 비율(%)(난소암 Case)

난소암의 기본 치료의 원칙은 수술 및 항암치료이다. 난소암의 병기, 조직학적 분류, 분화도, 유전자 변이 등 많은 예후인자가 존재하지만, 수술 후 잔여종양의 정도는 인력으로 조절할 수 있는 유일한 예후인자라고 할 수 있다. 다른 암종과는 다르게 난소암의 예후는 수술로 복강 내 잔여종양을 최소화 할 경우 증가한다는 사실이 증명되어 있기 때문이다. 이러한 이유로 최근에는 자궁과 자궁부속기 외에 복막, 횡격막, 간, 위, 비장, 대장, 소장, 장간막 등 전이가 있는 조직을 최대한 제거하는 다장기 절제술을 포함한 근치적 수술을 시행하는 것이 일반적인 추세가 되고 있다

난소암의 치료에 있어서 수술은 가장 핵심적인 요소이다. 수술은 진단과 병기설정, 그리고 치료의 목적으로 사용되며, 조기 난소암의 경우 철저한 병기설정수술을 통해 정확한 병기, 그에 따른 예후와 관련된 정보, 그리고 적절한 수술후 항암치료를 환자에게 제공할 수 있다. 진행성 난소암의 경우 종양 감축수술을 통해 잔류종양을 최소화 하는 것이 중요하며, 수술의 목표는 완전한 종양 절제에 두어야 한다.

종양감축술 직후 복강내 항암화학요법을 시행하면서 온열을 가하는 복강 내 온열항암화학요법이 최근 많은 관심을 받고 있다. 복강내온열항암화학요법(hyperthermic intraperitoneal chemotherapy, HIPEC)은 종양감축술 직후 미세 잔류종양에 대해 복강 내 유착 발생 전에 시행하며, 41℃ 부근의 온열에 의한 동반 치료상승효과를 기대해 볼 수 있다. 그러나, 1회로 시행하는 것이 단점이고, 시술 중 의료진이 항암제에 노출되는 위험성이 제한점으로 지적된다. 항암화학요법에 의한 생존율 향상 효과는 크다고 보기 어렵다. 난소암은 재발을 잘하고 항암제 내성이 누적되기 때문이다.

4) 이하선암의 건강체질쑥뜸요법

건강체질쑥뜸 적용기간은 종양제거 수술 및 방사선치료 기간이었다. 혈액검사 분석결과 건강체질쑥뜸요법을 적용한 이후 백혈구 수의 변화가 있었다. 대상자는 치료에 의한 백혈구 감소 추세가 있으나 건강체질쑥뜸 적용이후 수치는 증가한 것으로 나타났다. 백혈구내 호중구 비율은 증가하였고 림프구 비율은 감소하면서 상호 길항작용을 나타냈다. 몸의 건강 상태가 서서히 회복되고 있음을 확인하였으나 추가적인 혈액자료는 분석하지 못했다.

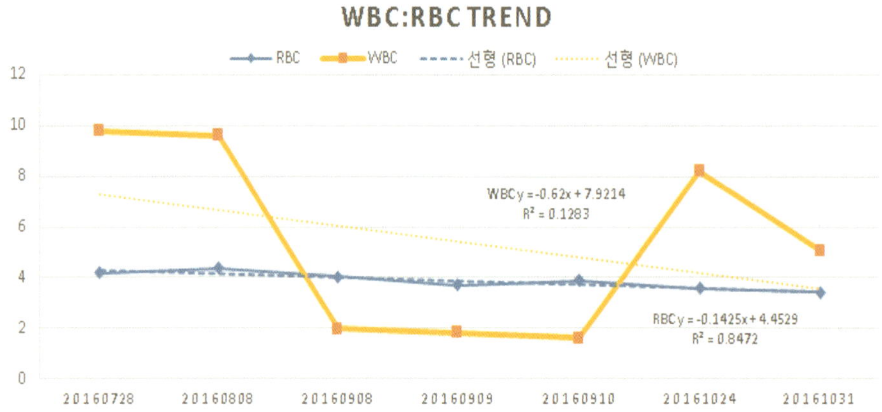

그림 13-26. **백혈구와 적혈구 변화 추세(이하선암 Case)**

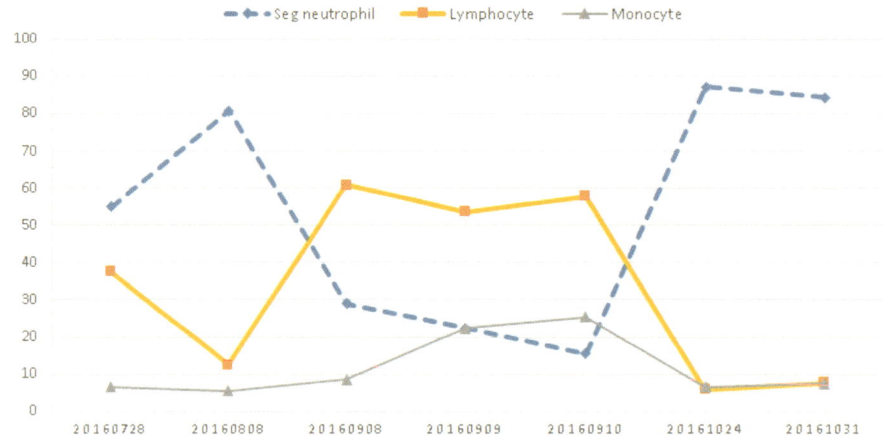

그림 13-27. **치료중인상태의 호중구와 림프구 변화 추세(이하선암 Case)**

이하선에 발생한 악성종양의 주된 치료법은 수술이나 수술적 치료만으로는 국소종양 재발율이 25%에서 40%까지 이른다. 따라서 수술 후 방사선 치료는 재발의 위험이 높은 환자에서 흔히 이용되며 국소 종양 치유율을 높이는 것으로 알려져 있다.

고온 온열(hyperthermia)가 방사선 요법의 효능을 향상시킨 많은 과거의 임상 연구에서 종양 온도는 대부분의 경우 40~42℃ 범위에서만 상승 할 수 있었다. 40~42℃ 에서 난방 쥐 종양은 종양의 혈류와 산소 공급을 지속적으로 증가시키는 것으로 나타났다. 개의 연조직 육종 및 인체 종양 임상 연구에 대한 최근 연구에서도 약한 고온 온열(MTH- mild temperature hyperthermia)이 종양의 산소화를 개선하고 방사선 치료 또는 화학 방사선 요법에 대한 종양의 반응을 향상시키는 것으로 나타났다. 증가된 혈류 및 MTH에 의한 혈관 투과성은 또한 화학 요법 약물, 면역 치료제 및 종양 세포에 대한 유전자 요법을 위한 유전자 구조물과 같은 다양한 치료제의 전달을 향상시킬 수있다.

5) 식도암의 건강체질쑥뜸요법

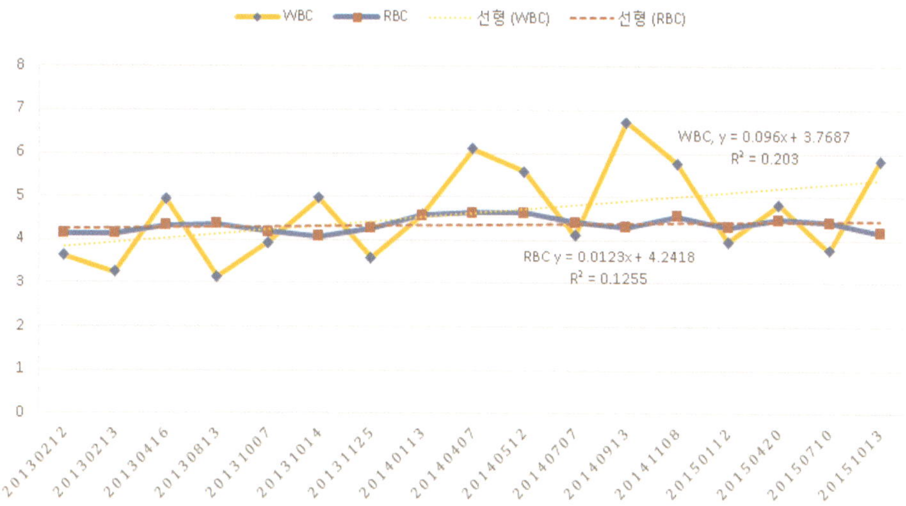

그림 13-28. **치료중인 상태의 백혈구와 적혈구 변화 추세(식도암 Case)**

수술 및 항암치료 이후 건강체질 쑥 뜸 요법을 이용하였다. 치료기간중인 경우 백혈구는 감소추세가 있었지만, 회복기의 경우는 증가하는 추세가 나타났다. 회복기에는 몸의 독소를 제거하면서 양생이 필요하다. 혈액검사결과를 분석하면 건강체질쑥뜸요법을 병용 적용하면서 지속적인 백혈구의 증가 추세가 나타났다. 백혈구내 호중구 수는 감소하고 림프구 수는 증가하는 추세가 있는 것으로 나타났다.

계속적인 관찰에 의하면 대상자는 부작용이 없이 건강한 삶을 영위하고 있으며, 주기적으로 건강체질 쑥 뜸 요법을 계속하고 있다. 최근(2017년 4월) 주치의 검진결과 완치 진단을 하였다. 생활하는데 거의 불편함이 없는 건강한 상태이지만 식도를 제거한 상태이므로 영양섭취의 장애가 있다. 체격은 마른 상태를 유지하고 있으며, 계속적인 영양관리가 필요하다.

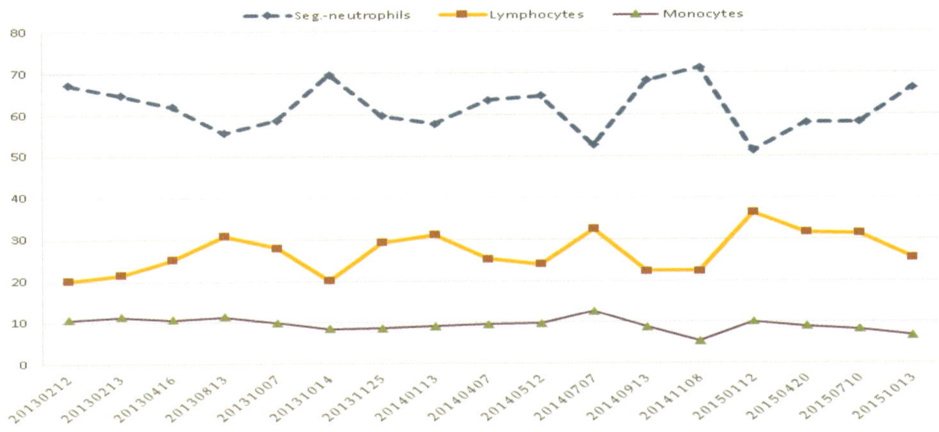

그림 13-29. **백혈구내 호중구와 림프구 변화 추세(식도암 Case)**

식도암은 영양관리에 문제를 야기한다. 치아에 의한 저작 작용이 나타나지 않으므로 치아에 연관된 신체 장기 활성 신호에 영향이 있다. 치아에 연결된 신경은 신체의 장기에 영향을 준다. 모든 치아는 인체의 모든 기관과 항시 연락을 주고 받으며 정상적인 몸의 균형을 취하고 항상성을 유지하고자 한다. 모든 치아는 전신이 에너지적으로 연결되었다고 기술하였다.

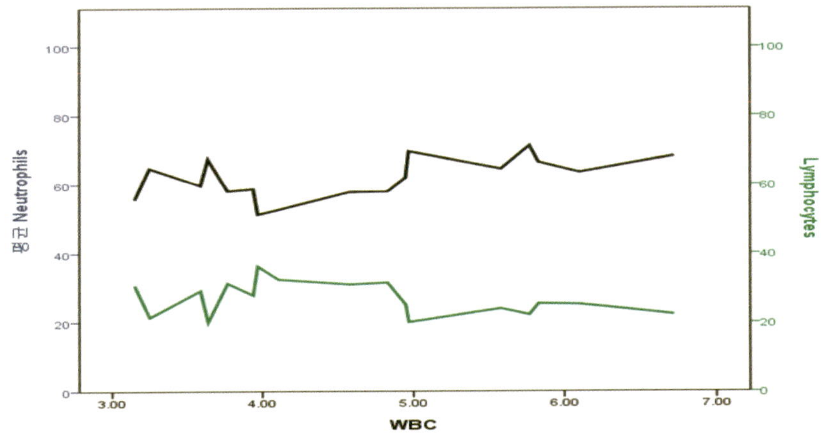

그림 13-30. **백혈구내 호중구와 림프구비율(%) (식도암 Case)**

식도암(Esophageal Cancer)의 수술적 절제는 식도암의 표준 치료법이지만, 절제 가능한 진행성(advanced loco-regional) 식도암에서 수술 전 항암화학방사선요법(preoperative chemoradiotherapy)과 수술을 병용한 복합치료(multimodality therapy)를 할 수 있다. 1기에서는 수술적 절제 치료가 우선이고, 2기 이상인 경우 절제 수술, 방사선 치료, 항암화학요법이 병용 사용된다.

식도암의 5년 생존율은 모든 단계에서 2%에서 8%이다. I~II 병기의 비교적 조기 식도암에서 수술 전 항암화학방사선 요법은 전체 생존율과 완전 절제율에서 수술 단독요법과 유의한 차이가 없었으며, 오히려 수술 후 사망률을 증가시켰다.

5. 고찰

본 연구의 목적은 만성질환 치료에 효과가 있는 것으로 알려진 쑥뜸을 만성질환으로 분류하는 악성신생물(암)의 기본적인 제거 치료인 수술요법을 적용 한 후 근본을 없애기 위해 행하는 항암치료, 방사선치료와 함께 병용치료 가능성을 확인하고자 하였다. 삶의 행동패턴에 많은 변화가 일어나는 악성신생물의 치료 과정은 많은 부작용(副作用)을 유발하여 2차 병인(病因)으로 진행하는 경우가 많다. 악생신생물(암)의 대표적인 치료법이다. 기술의 발달에 의한 방사선치료 기기들이 발전하여 세기조절 방사선 치료, 3차원 입체조형치료 등 다양한 방법이 병증에 따라 적용되고 있다. 또한, 과거에 비해 5년 생존율을 높아지고 있으나 건강한 상태로의 회복은 아니다.

악성신생물(암)에 대해 현대의학에서 사용하는 암 치료과정(수술요법, 항암요법, 방사선치료법)에 쑥뜸을 병용한 연구대상자의 회복 과정과 건강 상태 변화를 관찰하였다. 건강체질 쑥뜸요법을 적용한 연구대상자들의 혈액검사자료를 분석한 결과 백혈구 수치가 증가하는 경우도 있고 감소하는 경우도 있었다. 백혈구 내 호중구와 림프구 비율은 상호 길항작용이 있는 것으로 나타났다. 호중구 비율이 증가하면 림프구 비율은 감소하였다.

쑥뜸은 면역기능에 영향을 미친다. 면역을 담당하는 B세포의 증식율을 증가시키고, 격강구(隔薑灸)를 사용하는 경우 가장 효과가 있는 것으로 연구 보고하였다.

쑥뜸온열기를 이용하여 천추혈과 관원혈에 2주간 복부온요법을 적용한 연구 결과 배변에 도움이 된다고 보고하였다.. 온열요법은 체내의 노폐물을 제거하고 신체 생리작용에 영향을 주는 독소의 원인을 제거하는 해독효과가 있는 것으로 확인 된다. 천추혈(天樞穴, ST25)은 족양명위명(足陽明胃經)에 속하고 대장경(大腸經)의 복모혈(腹募穴)로 조리장위(調理腸胃), 소조대장(疏調大腸)하여 변비(便秘), 설사(泄瀉), 복창(腹脹), 장명(腸鳴), 구토(嘔吐), 요제통(繞臍痛) 등을 치료하는 것으로 알려져 있다. 천추는 변비에 많이 사용하는 혈로써 대장(大腸)을 잘 소통시키고 위(胃)를 조화롭게 하고 기의 순환을 돕기 때문에 천추혈에 뜸을 뜨면 기의 순행 속도를 증가시켜 음식물의 소화 및 수분 흡수를 돕고 장운동을 증가시킨다고 한다. 관원혈(關元穴, CV4, 임맥)은 몸에서 가장 으뜸 되는 것에 통한다는 뜻으로 아랫배에 있는 단전을 말하며 콩팥의 기능을 조절하여 노폐물의 신진대사를 활발하게 하고 생식과 배설을 도와주어 원기를 보강하는데 도움을 준다. 관원혈은 수태양소장경의 모혈이며, 임맥과 족소음신경, 족비경, 족궐음간경의 교회혈이다.

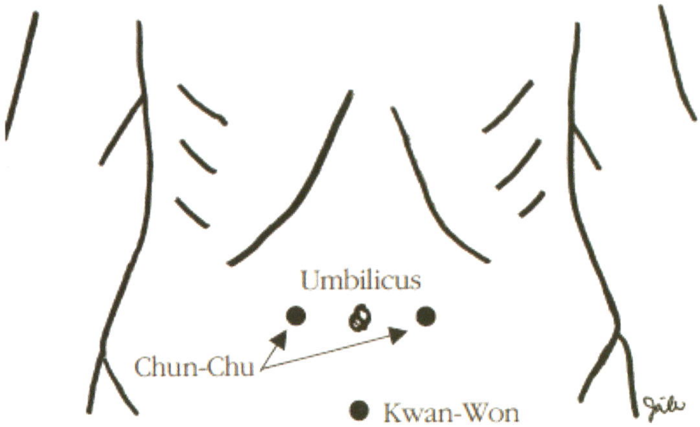

그림 13-31. **천추혈과 관원혈 위치**

비연소식(非燃燒式) 애구자극(艾灸刺戟)이 복부위(胸腹部) 체열방사(體熱放射)에 영향은 천추(天樞) 혈위(穴位) 뿐만 아니라 흉복부(胸腹部)의 영역별(領域別)로 체열변화(體熱變化)와 분포(分布)에 영향을 주는 것을 확인하였다. 즉, 특정 부위에 온도자극은 온열자극(溫熱刺戟)의 성격이 단순히 발열체(發熱體)의 온도(溫度) 뿐만 아니라 자극시간(刺戟時間)에 의해서도 영향을 받을 수 있다. 모의 뜸에 의한 피부 자극에 체열의 변화가 있다는 연구는 단순히 직접적인 열이 아닌 자극에 의한 신체의 반사작용 효과를 예측할 수 있다.

인체의 감각계는 신체의 내부 및 외부 환경 모두로부터 정보를 입수하여 감지한다. 수용기(Receptor)에서는 이들 정보를 받아들이며 받아들인 정보는 전기적 활동전위(electrical action potentials)로 변화되어 말초 신경을 따라 중추로 전달된다. 내장(Visceral)수용기는 신체 내장 또는 평활근(smooth muscle) 부위의 수용기로서 무의식적으로 작용하는 자율신경성(autonomic) 기능과 연관되며, 체(somatic) 수용기는 피부, 횡근, 관절 부위의 수용기이다. 인체는 자극 또는 입력되는 신호에 따라 반응을 한다. 수용기에 입력되는 자극에 인체가 자율신경성 반응과 체온 항상성을 반응이 나타난 것이다.

쑥뜸의 열전달은 전도에 의하며, 피부표면에서 신체 심부까지는 전도에 의한 열확산이다.

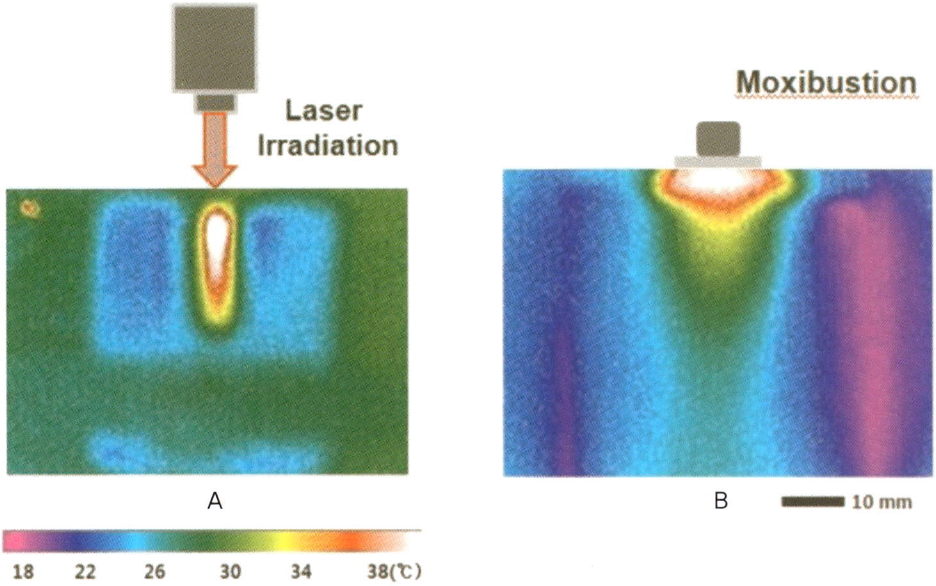

그림 13-32. **아가젤 조직의 쑥뜸적용 온도분포 시각화**
Visualization of Temperature distribution inside tissue phantom heated by A. laser irradiation and B. indirect moxibustion for 10min. 10분 동안 레이저 조사(a)와 간접쑥뜸(b)을 시행 한 후 인조피부조직 내부의 열전달을 가시화 한 이미지이다. 쑥뜸은 전도(Conduction)방식 열전달이며, 얇고 넓게 열확산이 일어난다. 레이저 조사는 복사(Radiation) 방식에 의하며 좁고 깊은 형태로 전달 된다.

아가(agar)젤 조직 샘플을 이용한 쑥뜸에 의한 심부온도 분포를 연구한 보고에 의하면 열은 전도에 의해서 얇고 넓게 열확산이 일어나며, 표면 부위에서 최대온도가 분포한다고 하였다.

생리효과는 다음과 같이 진행된다. 쑥기둥이 타면서 발생한 열 자극이 피부로 전달된다. 피부에 전달된 열 자극은 피부에 분포하는 온열 감각 수용기를 통하여 침해성 자극으로 인지된다. 이에 따른 신경 섬유 활동에 따라 치료 효과가 발생한다. 온열 감각 수용기에는 온 수용기와 통각 수용기가 있다. 온 수용기는 약 30℃ 이상의 온도에서 자극되기 시작하여 약 49℃에서는 자극에 대한 반응이 끝난다. 통각 수용기는 극도의 열기에 의해 자극되는데, 45℃ 주위의 온열 자극에 대하여 반응을 시작한다. 그러므로 극도의 열기는 통증을 느끼게 한다. 치료에 유효한 온열 자극은 42℃ 이상의 온도를 가져야 함을 보고한 바 있다.

유해자극에 대한 중추신경계의 어떤 신경원의 반응이 다른 유해자극으로 억제됨을 통하여 진통의 기전에 접근한 diffuse noxious inhibitory controls(DNIC)에 따르면 쥐의 꼬리에 가해진 평균 48.2℃의 유해열(Noxious heat)은 C 섬유의 반응을 평균 74.0±4.7% 억제시키지만, 42.0℃ 이하의 온도에서는 C섬유의 반응에 영향을 미치지 않는다고 보고하였다. 그러므로 뜸요법(灸法)을 통하여 피부에 전달되는 열 온도는 42±2℃의 범위에서 생리학적 적정 시간 이내에서 관리하는 것이 필요하다.

치료를 위한 레이저 유도 고온온열(Laser-induced hyperthermia)의 연구보고에 의하면 조직의 온도를 43℃에서 51℃로 증가시키면 지연된 세포사멸을 유도하는 것으로 알려져 있으나, 52℃ 이상에 노출된 조직은 단백질 변성에 의한 손상, 단백질 합성의 저해, DNA와 RNA 분자의 파괴, 세포막의 온전성 상실의 비가역적 세포 손상이 생긴다고 하였다.

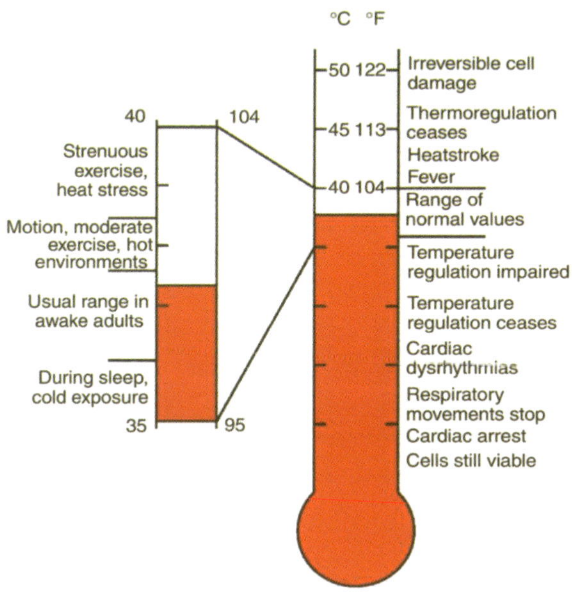

그림 13-33. **정상 및 비정상 신체 온도**(Normal and abnormal body Temperatures).

고온온열(hyperthermia)의 영향은 세포의 신진대사 변화와 세포사(細胞死)와 세포자멸사(細胞自滅死)를 유발하는 열충격단백질(heat shock proteins, HSPs)군의 활성화가 발생한다. 병리현상으로 40.5℃(105℉) 이상의 열충격온도의 체온에서는 빠른 심계항진, 뜨겁고 건조한 피부, 두통, 정신상태 변화 및 발작이 있어 난다고 정의하였다.

세포에 주어지는 다양한 자극에 의해 발현이 유도되는 열충격단백질은 원핵세포로부터 진핵세포에까지 진화하는 동안 고도로 보존된 폴리펩타이드 단백질 군집으로, 단백질 접힘에 관여하는 분자적 샤프론(chaperone)으로 작용한다. 열충격단백질 발현은 스트레스적 상황뿐만 아니라 세포자멸사(apoptosis)를 이끄는 많은 상황들에 의해 조절되어지고, 다양한 병리학적 상황과도 관련이 있다. 열충격단백질은 분자량에 따라 크게 6개 군집으로 분류된다(표 13-8). HSP는 열내성 증진 및 허혈, 사이토 카인 및 에너지 고갈과 같은 스트레스와 관련된 세포 손상으로부터의 보호에 중요한 역할을 하는 것으로 나타났다. HSP가 정상적인 세포 항상성과 스트레스 반응 모두에서 중요한 역할을 하는것을 시사한다.

표 13-8. **열충격단백질 군(Heat shock protein (HSP) family)**

Hsp100	시토졸(Cytosol)	Role in stress tolerance
Hsp90	시토졸(Cytosol)	Role in signal transduction, refolds and maintains role in cell cycle and proliferation
Hsp70	시토졸(Cytosol) Mitochondria	Autoregulation of the heat shock response, interorganellar transport, antiapoptotic activity
Hsp60	Mitochondria 시토졸(Cytosol)	Refolds and prevents aggregation 악성종양의 새로운 표지인자로 연구되고 있음
Hsp40	시토졸(Cytosol)	Essential cochaperone activity with 70
Small Hsps	시토졸(Cytosol)	Suppresses aggregation, heat inactivation

열충격단백질인 HSPs는 외부의 자극 즉 고열, 감염, 자유라디칼, 중금속 등 다양한 스트레스에 세포가 노출되었을 때 세포 내에서 이에 대한 세포의 방어기전으로 유도된다.

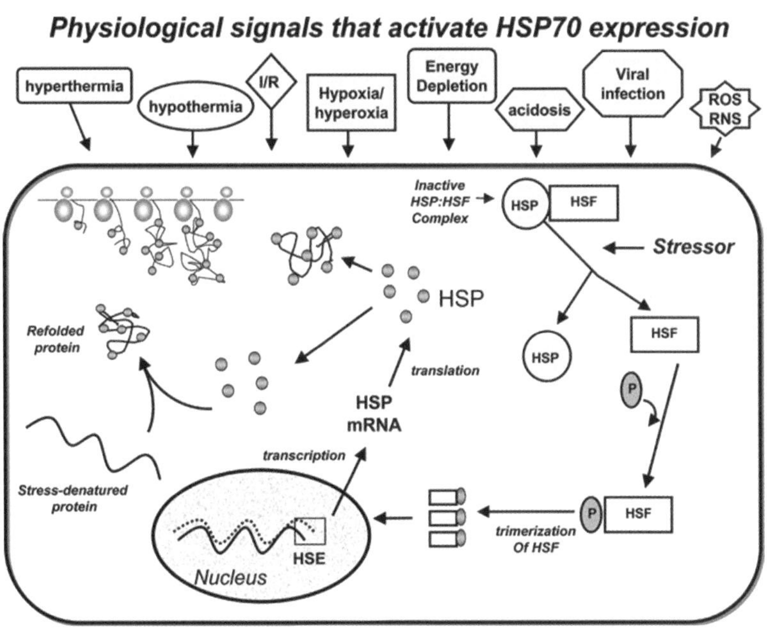

그림 13-34. **HSP70 발현을 활성화시키는 생리학적 신호**

72-kDa 열충격단백질 (HSP70)합성을 유도하는 활성화 주요 생리적 신호와 (상단) 및 세포 내에서 HSP70 발현을 증가시키는 제안된 메커니즘의 개요.

화상으로 인한 피부조직의 손상을 막기 위해서는 48℃ 이상의 온도에서는 최대 3분 이내이며 적용시간은 짧아야 된다. 시간에 상관없이 52℃ 이상의 온열 자극이 가해져서는 안 된다고 하였다.

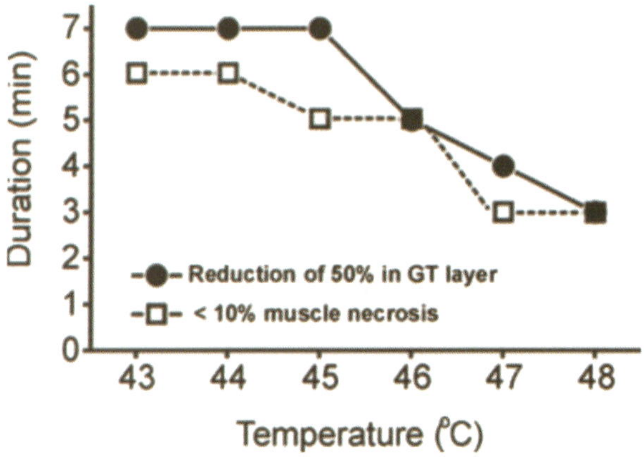

그림 13-35. **육아조직(granulation tissue, GT)**
– 인체의 정상 조직 중 일부가 과다증식해 생긴 덩어리 – 두께 50% 감소를 유도하는 온도와 시간
검은 실선은 GT 층 두께가 50 % 감소 할 때 필요한 고온 치료의 온도와 시간이다. 점선은 10 % 미만의 근육 괴사를 일으키는 고열의 온도와 시간이다. 근육 기저 손상을 최소화하면서 육이조직(granulation tissue, GT) 치료에 효과적인 값은 48℃에서 3분간 또는 46℃에서 5분간이다.

구법(灸法)은 뜸쑥을 병증(病症)에 상응한 부위에 부착, 소작(燒焯)시킴으로써 얻어지는 온열자극과 피부자극, 연소에서 생기는 화학물질(化學物質)에 의한 자극을 이용하여 병(病)을 치료하는 일종(一種)의 자극요법이며 영혈위기(營血衛氣)–영혈(營血)은 체내(體內)의 영양요소(營養要素)이며, 위기(衛氣)는 체내(體內)의 자연저항력(自然抵抗力)이다–의 장애(障碍)로 인한 발병 질환(疾患) 및 동통(疼痛)을 치료하는 효능(效能)을 갖고 있다.

국내 및 해외저널에 발표된 암 환자에 대한 뜸의 효능을 연구한 논문을 고찰한 보고에 의하면 "구법(灸法)은 면역 증강, 종양인자 감소, 암의 증상 경감 및 호전뿐만 아니라 고식적 치료의 부작용 경감, 병행 치료 시너지 효과가 있는 것으로 나타났다. 애구(艾灸)의 기전은 기존의 온열자극과 화학적 측면 두 가지 외에도 연기의 효능이 밝혀졌다"고 하였다.

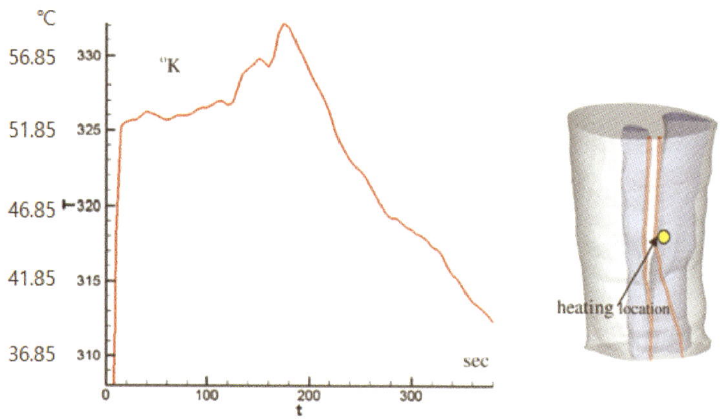

그림 13-36. 시간 변화에 의한 피부표면의 가열점의 온도변화
The temperature measured at the heating position on skin surface is plotted with respect to time.

뜸이 연소하면서 피부 표면에 열이 전달되면 피부표면의 조직 온도는 상승하고 비만세포 탈과립(mast cell degranulation)이 일어난다. 쑥뜸 부위의 혈관에서는 혈류 속도가 빨라지며, 속도가 개선되는 것은 혈액 점도의 감소 때문이다. 온도가 상승하면 혈액의 점도가 감소하기 때문에 혈류가 증가하는 것으로 나타났다. 누워있는 자세가 서있는 자세보다 평균 혈류 세기가 더 크게 나타났다. 더 큰 혈류세기가 전신에 더 빨리 열을 전달할 수 있기 때문에 누워있는 자세가 더 효과적이다는 연구보고가 있었다.

동일한 혈관에서 온도가 상승하면 혈액의 점도는 감소하며, 혈류량이 높아지고, 산소의 공급량이 높아질 수 있음을 의미한다. 산소해리도가 증가해 산소공급량이 많아지고 암세포에 영향을 줄 수 있음을 예견할 수 있다.

후쿠다 미노루는 자율신경이 균형있게 작용하고 있을 때 과립구와 림프구의 비율은 과립구 54~60%, 림프구는 35~41%의 범위 내에 있다. 과립구와 림프구가 이 비율 내에 있으면 면역은 훌륭히 유지되어 쉽게 병에 걸리지 않고, 걸리더라도 자력으로 고칠 수 있다. 또한 면역력은 자율신경의 균형으로 결정된다고 기술했다.

과립구와 림프구의 선조에 해당하는 매크로퍼지는 아드레날린 리셉터와 아세틸콜린 리셉터의 양쪽을 모두 가지고 있으며, 교감신경, 부교감신경의 자극을 받아 작용한다. 교감신경 우위시 흥분상태가 되고, 부교감신경 우위시 매크로퍼지는 이동을 중지하고 탐식능을 높여 이물을 삼켜서 소화·배설 하는 것에 전념한다. 매크로퍼지는 보통 시에도 대사가 활발하면 활성화되고 체온이 낮아지면 움직임이 나빠진다. 림프구가 많은 데도 병이 낫지 않는 배경에는 저체온과 과식이 관계된다고 하였다.

건강체질 쑥 뜸은 애구(艾灸)의 연소에 의한 직접적인 온열자극이 발생한다. 또한 뜸을 적용할 시 반복적인 "올려놓기-제거하기" 작업으로 발생하는 피부자극은 신체 활성 자극을 주는 것으로 파악된다. 직접적인 온열 자극은 신체의 온도를 상승시켜 면역 활성에 영향을 주는 것으로 확인되며, "올려놓기-제거하기" 피부자극은 장신경계(Enteric Nervous System)에 영향이 있는 것으로 추론된다. 사유(思惟)는 내장 통증 구심성(afferent) 자극이 체성 통증섬유와 같은 경로를 따라 이동한다는 사실 때문이다. 내장 및 신체에서 유래한 감각자극은 같은 제 2신경(Second order neuron)을 통해 중추 영역에 전달 된다.

대조군에 의한 비교가 아닌 연구대상자의 쑥뜸 전(前)과 후(後)의 전혈혈액검사 정보를 분석한 결과 면역력의 기본이 되는 백혈구의 호중구, 림프구는 유의미한 변화가 있었다. 중요한 생체 정보인 림프구 는 t=4.305, p=0.000(p<0.05), 호중구는 t=-3.768, p=0.000(p<0.05) 로 유의미한 결과를 보였다.

혈액검사 정보를 분석하면 항암치료를 행하면 백혈구는 급격한 감소 또는 감소하는 현상이 나타났지만 건강체질 쑥 뜸을 적용한 후 혈액검사 결과 백혈구 수는 급격한 상승 또는 완만하게 상승하는 변화가 있었다. 혈액검사 정보를 분석한 결과 악성신생물(암) 종류에 따라, 쑥뜸을 적용한 시기에 따라 임상의 차이가 있었다.

식도암의 환자의 경우는 3대 항암치료법의 모든 끝난 상태에서 건강체질 쑥 뜸을 적용하였다. 신체의 활력이 약한 상태에서 건강체질 쑥 뜸을 지속적으로 적용한 결과 치료와 양생의 효과가 있었으며 2017년 4월에 완치되었다는 진단이 있었다. 완치가 건강체질쑥뜸의 단일효과로 단정하기는 어렵지만 식도암의 생존율을 고려하면 병용치료(倂用治療)는 효과가 있는 것으로 확인된다.

유방암, 이하선암, 난소암의 경우 항암치료 시기에 건강체질 쑥 뜸을 적용하였다. 항암치료에 의해 지속적으로 백혈구가 감소하는 현상이 있었지만 건강체질 쑥 뜸을 적용하면 백혈구 수치는 증가하는 것으로 나타났다. 혈액검사 정보는 항암 치료시 환자의 상태를 임상적으로 파악하기 위해 실행한 검사 결과이다. 반복적인 항암치료는 백혈구 수치의 감소가 나타나지만 건강체질 쑥 뜸은 백혈구 수치 감소를 완화하거나 증가시켜 계속적인 치료가 가능하도록 신체의 활력 상태를 유지하는 것으로 파악되었다.

병원에서 관리하는 치료와 건강체질 쑥 뜸 이외의 부가적인 내적/외적 치료가 없었으므로 백혈구 감소가 나타나는 일반적인 임상결과와 대비된 현상을 건강체질 쑥 뜸에 의한 병용치료(併用治療) 효과로 파악하였다.

6. 결론 및 제언

본 연구의 목적은 건강체질 쑥 뜸 요법을 암의 주요 치료법(수술요법, 방사선요법, 항암요법)과 병용 치료 할 경우 혈액학적 임상변화를 확인하는 것이다. 건강체질 쑥 뜸 요법은 애권구를 "올려놓기-제거하기"의 반복 작업에 의한 체성신경계의 반사 자극효과, 쑥뜸이 연소하면서 발생하는 열 및 신체 내부까지 전달되는 원적외선 파장에 의한 전도에 의한 심부 열 전달 효과, 쑥이 연소하면서 나오는 정유성분의 방향족 화합물에 의한 향기 효과 등 복합적인 요인에 의한 치료효과가 나타나는 수기적이고 아날로그적인 치료법이다.

혈액학적 분석정보인 백혈구(WBC), 호중구, 림프구 등의 정보를 분석한 결과 다음의 결론을 얻었다.

가. 건강체질 쑥 뜸 요법에 의한 백혈구 수의 변화는 $t=-1.799$, $p=0.077(p>0.05)$로 유의하지 않았다. 방사선 또는 항암 치료 기간 중에 건강체질 쑥 뜸을 적용한 경우인 유방암, 난소암, 이하선암의 경우 감소하는 추세가 있었다. 수술 후 방사선 치료, 항암요법의 적용 및 신체의 회복력과 연관이 있는 것으로 추론된다. 암에 대한 3가지 항암치료를 마친 식도암 환자의 경우 건강체질 쑥 뜸 요법을 적용한 결과 백혈구 수는 증가추세가 있었다. 이때 추세선은 선형으로 $y=0.096x+3.7687$ 으로 지속적인 증가 변화가 나타났다.

나. 건강체질 쑥 뜸 요법을 적용하면 면역력을 파악하는 중요한 생체 정보인 림프구 변화는 $t=4.305$, $p=0.000(p<0.05)$ 으로 유의하게 나타났다. 그리고 호중구 변화는 $t=-3.768$, $p=0.000(p<0.05)$ 로 유의하게 나타났다. 치료중인 상태에서 백혈구가 증가하면 과립구 비율이 높게 나타났다. 이는 체액성 면역작용이 우선하여 활성화 되는 것으로 사료된다.

다. 건강체질 쑥 뜸 요법을 적용하면 백혈구의 호중구와 림프구의 비율은 변화추세는 길항작용을 보였다. 호중구 비율이 증가하면 림프구 비율은 감소하면서 면역 항상성을 유지하는 것으로 나타났다.

연구결과를 종합하면 암의 3가지 암치료법(수술, 방사선, 항암화학요법)과 건강체질 쑥 뜸 요법을 병용하면 호중구와 림프구의 길항적 면역작용이 나타나는 것으로 확인된다. 치료중인 상태에서 백혈구 수가 증가하면 과립구 비율이 높아지는 결과를 보였다.

본 연구는 전혈혈액검사 표본 66회의 검사결과를 반영하였다. 다수의 대상자가 아닌 항암

치료 진행 결과에 따른 쑥뜸의 적용 전(前)과 후(後)의 결과를 수집하여 통계분석 결과의 포괄적 해석에 제한이 있을 수 있다. 그러나 항암치료 과정에서 다수의 사람들이 쑥뜸요법을 경험하였거나 치료 및 양생 수단으로 사용하고 있지만 현대병원에서 치료목적으로 사용하지 않아 병용치료(併用治療)에 대한 알려진 임상결과는 거의 없다. 항암 치료과정에서 쑥뜸요법을 적용한 임상결과가 거의 없는 상태에서 통계학적인 혈액분석 결과는 충분한 의미가 있다고 할 수 있다.

앞으로 국민건강증진의 관점에서 쑥뜸 민간요법의 활성화 및 만성질환성 악성신생물(암)의 치료 및 치료 후 건강관리의 과제로 국민건강보험공단에서 많은 환자를 대상으로 적용하는 연구가 필요하다. 또한, 쑥뜸을 악성신생물(암)를 치료하기 위한 수술요법, 화학요법, 방사선요법의 기본 치료법과 함께 병용 치료의 수단으로 활용하기 위한 과학적인 효능 검증과 쑥뜸 연소시 발생열의 전달하기 위한 표준화된 사용하는 방법 등 건강체질 쑥 뜸 온열요법에 대해서 계속적이고 다양한 연구가 필요하다고 사료된다.

참고문헌 및 인터넷

(1) 사망원인통계, kostat.go.kr

(2) [전자자료) 국가암정보센터, (2017), 통계로 보는 암, www.cancer.go.kr

(3) [전자자료) 통계청,(2017), 국가지표체계, www.index.go.kr

(4) 통계청 인구동향과, (2016), 2015년 사망원인통계, 통계청 보도자료(2016.9.27.), 사회통계국 인구동향과. kostat.go.kr

(5) 김용배,서창옥, (2008), 방사선치료의 진화: 고정밀방사선치료, J Korean Med Assoc 2008, 51(7), 604-611

(6) 김슬기, 이상훈, 서현주, 백승민, 최선미, (2012), 국내 보완대체의학 사용 실태조사 연구의 동향 분석:대한한의학회지 제33권 제1호(2012년 3월):33(1):24-41

(7) Market Research Report, (2017), Alternative And Complementary Medicine Market Analysis By Intervention (Botanicals, Acupuncture, Mind, Body, and Yoga, Magnetic Intervention), By Distribution Method, And Segment Forecasts, 2013 - 2025), March 2017, Report ID: GVR-1-68038-725-4 www.grandviewresearch.com/industry-analysis/aternative-medicine-therapies-market

(8) 암환자와 가족을 위한 보완대체요법 바로알기, 국가암정보센터, 보건복지가족부 국립암센터, www.cancer.go.kr

(9) 이상빈, (2009), 온열요법이 면역활성의 변화에 미치는 효과, 한국콘텐츠 학회논문지 2009;9(1):285-92.

(10) Zhang HG, Mehta K, Cohen P, Guha C. Hyperthermia on immune regulation : A temperature's story. Cancer Lett 2008;271(2):191-204

(11) 이서라, 이인희, 김민지, 류재환, (2014), 온열환경과 인삼(Panax Ginseng)이 Rat의 체온, 혈액학적 변화, 면역반응에 미치는 영향; Korean J. Orient. Int. Med. 2014:35(1)59-69

(12) atoshi Kokura,Toshikazu Yoshikawa,Takeo Ohnishi, (2016) Hyperthermic Oncology from Bench to Bedside; ISBN 9789811007194, DOI 10.1007/978-981-10-0719-5, 2016, Springer, P338~339

(13) L. E. Gerweck, (1988), "Modifiers of thermal effects: environmental factors," Hyperthermia and Oncology Vol. 1 Thermal effects on cells and tissues, Ed. M. Urano and E. Douple, VSP, 1988, 83-98.

(14) 황은미,김영곤, (2008), 온열치료효과 분석을 위한 CRL-1888 마우스 종양 세포주의 배양 온도 변화에 따른 증식 특성 연구, Biomaterials Research (2008) 12(1):29-34, 재인용

(15) J. Overgaard, S. M. Bentzen, J. Overgaard, D. Gonzalez Gonzalez, M. C. C. M. Hulshof, G. Arcangeli, O. Dahl and O.Mella, (1995), "Randomised trial of hyperthermia as adjuvant to radiotherapy for recurrent or metastatic malignant melanoma," Lancet, 345-8949, 540-543.

(16) 황은미, 김영곤; (2008), 온열치료효과 분석을 위한 CRL-1888 마우스 종양 세포주의 배양 온도 변화에 따른 증식 특성 연구, Biomaterials Research (2008) 12(1).

(17) 임병묵, 김진현, 민지현, 민무홍, 장욱승, 강성도, 오현주. (2001), 국내 한방의료 및 대체요법 관련 산업의 현황과 국민경제에 대한 기여도. 보건복지부, 한국한의학연구원

(18) 김석범, (2001), 건강증진사업에 보완대체의학의 활용. 대한예방의학회-학술대회논문집, 115-134

(19) Perez CA, Brady LW, (1998), Principles and practice of radiation oncology. 3rd ed. Lippincott-Raven co. Philadelphia. N.Y.1998, 640-644.

(20) 김명세, (1996), Present status of hyperthermia in Korea. J Korean Soc Hyperthermia Oncol 1(1):115-118.

(21) 한창현, 신미숙, 강경원, 강병갑, 박선희, 최선미. (2008), 국내 뜸 요법 임상 실태 파악을 위한 면접조사, 경락경혈학회지 Vol.25, No.1, pp.85~97, 2008 Journal of Meridian & Acupoint.

(22) 김선웅, 홍성준, 박소형, 정찬영, 윤은혜, 이승덕. (2010), 국내 뜸요법 사용실태에 관한 표본조사 결과, 대한침구학회지 제27권 제2호(2010년 4월)

(23) 이상호, (2009), 구당 김남수-침뜸과의 대화, 동아시아, ISBN:9788962620153

(24) 후쿠다미노루 저, 아보도오루 협력, 이윤철 역, (2008), 자율신경 면역요법 입문-면역력을 높여서 병을 고치는 획기적인 치료법, (사)친환경농업포럼, ISBN:978899613810, 49.

(25) 아보도오루, 후나세슌스케, 기준성, 박주영 역, (2010), 신면역혁명, 중앙생활사, 51~53.

(26) 아보도오루, 이시하라유미, 후쿠다미노루 저, 장은주 역, (2011), 면역력- 77 -슈퍼 처방전, 부광, 246~248.

(27) 후쿠다미노루 저, 아보도오루 협력, 이윤철 역,(2008), 자율신경 면역요법 입문,(사)친환경농업포럼, 49.

(28) 安保徹(아보도오루), (2010), 安保徹の 免疫學講義, 三和書籍, p230.

(29) 김정희, (2013), 온열요법을 이용한 백혈구 변화에 대한 연구분석, 선문대학교 석사논문, 재인용

(30) 정우진, (2011), 침술(鍼術)의 성립에 관한 연구, Korean J Med Hist 20:463-492 Dec. 2011,

(31) 대한침구의학회 교재편찬위원회, (2012), 침구의학(The Acupuncture and Moxibustion Medicine). 집문당. 2012:330, 327. ISBN:9788930315609

(32) 지중구, (2006), 한방물리요법학, 대교출판사, 대전, 120-125

(33) 정민성, (2000), 생활침뜸학, 학민사, 서울, ISBN: 987193011X, 70-72

(34) 이지아, (2014), 복부온지압법 적용이 지역사회 거주 노인의 변비에 미치는 효과 노인간호학회지 제16권 제3호, 2014년 12월, J Korean Gerontol Nurs Vol. 16 No. 3, 181-188, 재인용

(35) 김민숙, 소희영, (2012), 건측 온열요법이 수부 미세수술 환자의 혈류속도, 상처치유 및 통증에 미치는 효과, 대한간호학회지 제42권 제4호, 2012년 8월, 재인용

(36) 김장현, (2009), 전국한의학 학술대회, 대한한의학회, 함춘한학, www.koms.or.kr,

(37) 전자자료, 우보뜸마을, 다음카페, cafe.daum.net/medikorean

(38) 곽순애, (2005), 수지쑥뜸요법, 곽순애대체요법연구소, www.sakorea.com; 김창미(2012),온열요법의 암 치료 효과에 대한 고찰, 선문대학교 통합의학대학원 석사학위 논문, 재인용

(39) 전자자료, 뜸의 작용기전, blog.daum.net/hwj6312/15633740 [40) 유경원, 민순, 박재경, 김정효, 강경구., (2007), 쑥뜸요법이 노인의 CMI 에 미치는 효과(The Effects of Moxibustion on Cornell Medical

Index in the Elderly), 동서간호학연구지/v.13, no.2, 2007년, 79-91, 재인용

(41) 이병국, (1989), 最新 灸(뜸)療法, 침코리아, 서울, 120

(42) 예일대, (2015), Cold virus replicates better at cooler temperatures, www.sciencedaily.com/releases/2015/01/150105170014.htm; 추운겨울에 감기가 잘 걸리는 이유, www.sciencetimes.co.kr, April 06,2017;

(43) 윤소영, 권혁훈, 윤재일, (2010), 쑥뜸 후 Koebner 현상으로 발생한 건선, Journal of the Korean Society for Psoriasis Vol.7, No.1,19-22, 2010, 대한건선학회지 제 7권, 제1호.

(44) ASTM, (2003), Standard guide for heated system surface conditions that produce contact burn injuries, (n.d.), ASTM C1055-03, American Society for Testing and Materials.

(45) 한창현(Chang Hyun Han), 신미숙(Mi Suk Shin), 강경원(Kyung Won Kang), 강병갑(Byoung Kab Kang), 박선희(Sun Hee Park), 최선미(Sun Mi Choi), (2008), 국내 뜸 요법 임상 실태 파악을 위한 면접조사, Korean Journal of Acupuncture, 25(1): 85-97

(46) 이부균, 김창민, 이장천, (2014), 灸(쑥뜸)시술행위의 개선을 위한 藥灸劑 의 활용, 대한한의학회지 제35권 제1호(2014년 3월) J Korean Med. 2014;35(1):99-113 http://dx.doi.org/10.13048/jkm.14010.

(47) Yunus A. Çengel, Afshin J. Ghajar., (2015), HEAT AND MASS TRANSFER: FUNDAMENTALS & APPLICATIONS, 15th ed., McGraw-Hill, ISBN 9780073398181, 36-37

(48) Moritz AR, Herriques FC Jr., (1947), Studies of thermal injuries: II The relative importance of time and surface temperature in the causation of cutaneous burns. Am J Pathol; 23:695-720.; SCALD INJURY PREVENTION Educator's Guide, Community Fire & Burn Prevention Programs, American Burn Association 재인용

(49) 한국화재보험협회, (2014), 화재예방교육 교재(FIRE PREVENTION EDUCATION GUIDE BOOK), www.kfpa.or.kr

(50) 전원생활, 2013년 3월호 (월간), 농민신문사편집부, ISBN:8820004382986

(51) 조연희(Yeon Hee Cho), 장매희(Mae Hee Chiang), (2001), 인진쑥 황해쑥 사자발쑥의 정유성분 및 항균효과(Essential oil composition and antibacterial activity of Artemisia capillaris, Artemisis argyi, and Artemisia princeps), 한국국제농업개발학회지13권 4호: 313-320.

(52) 김정옥(Jeong-Ok Kim), 김영숙(Yeong-Sook Kim), 이종호(Jong-Ho Lee), 김무남(Moo-Nam Kim), 이숙희(Sook-Hee Rhee), 문숙희(Suk-Hee Moon), 박건영(Kun-Young Park), (1992), 쑥의 휘발성분에서 동정된 물질의 항돌연변이 효과(Antimutagenic effect of the major volatile compounds identified from mugwort leaves), 한국영양식량학회지 제 21권 제 3호, J. Korean Soc. Food Nutr., 21: 308-313.

(53) Ibid, 308-313

(54) 이기동(Gee-Dong Lee), 김정숙(Jeong-Sook Kim), 배재오(Jae-Oh Bae), 윤형식(Hyung-Sik Yoon), (1992), 쑥(산쑥)의 물 추출물과 에테르 추출물의 항산화 효과(Antioxidant effectiveness of water extract and ether extract in wormwood(Artemisia montana Pampan)), J. Korean Soc., Food Nutr., 21: 17-22.

(55) 이지수, (1995), 쑥의 항균효과에 관한 연구. 가톨릭대학교 석사학위논문

(56) 안병용, (1992), 쑥으로부터 추출한 정유의 항균효과. 한국식품위생 안전성 학회지, 7: 157-161.

(57) 김성태(Sung Tae Kim), 이강협(Kang-Hyeob Lee), 민태진(Tae-Jin Min). (2003), 버섯추출물이 인체 병원성 균에 미치는 항균활성의 특성 (Characteristics of antimicrobial activities for the human pathogenic microorganism by extracts from Korean mushrooms). The Korean Journal of Mycology, Volume 31, Issue 2, 67-76, DOI : 10.4489/KJM.2003.31.2.067

(58) 황윤경(Yoon Kyung Hwang), 김동청(Dong Chung Kim), 황우익(Woo ik Hwang), 환용봉(Yong bong Han).,1998, 쑥(Artemisia princeps Pampan.) 추출 성분의 암세포 증식 억제효과(Inhibitory effect of Artemisia princeps Pampan. extract on growth of cancer cell lines). Kor. J. Nutr., 31: 799-809, 1998.

(59) 정미정(Mee Jung Jung), 윤유(Yu Yin), 허성일(Seong-Il Heo), 왕명현(Myeong-Hyeon Wang), (2008), 인진쑥 추출물의 항산화 및 항암 활성(Antioxidant and Anticancer Activities of Extract from Artemisia capillaries). 생약학회지(Kor. J. Pharmacogn), 39(3):194-198.

(60) 최윤경, 하병조,(2014) 쑥(Artemisia princeps var. orientalis) 추출물의 물리화학적 특성 및 항균효과의 비교, Kor. J. Aesthet. Cosmetol., Vol. 12 No. 5, 685-692, October 2014

(61) 권민철(Min Chul Kwon), 김철희(Cheol Hee kim), 김효성(Hyou Sung Kim), 이상희(Sang Hee Lee), 최근표(Geun Pyo Choi), 박옥연(Uk Yeon Park), 유상권(Sang-Guan You), 이현용(Hyeon-Young Lee), (2007), 강화 사자발쑥의 항암활성 증신을 위한 추출조건의 최적화 (Optimal extract condition for the enhancement of anticancer activities of Artemisia princeps Pampan). Korean J Medicinal Crop Sci 15:223-240

(62) 이기동(Gee-Dong Lee), 김정숙(Jeong-Sook Kim), 배재오(Jae-Oh Bae), 윤형식(Hyung-Sik Yoon). (1992), 쑥(산쑥)의 물 추출물과 에테르 추출물의 항산화 효과(Antioxidant effectiveness of water extract and ether extract in wormwood(Artemisia montana Pampan)). J. Korean Soc., Food Nutr., 21: 17-22, 1992.

(63) 윤경원(Kyeong Won Yun), 정형진(Hyung Jin Jeong), 김정희(Jong Hee Kim). (2008), The influence of the growth season on the antimicrobial and antioxidative activity in Artemisia princeps var. orientalis. industrial crops and products 27.1: 69-74. http://doi.org/10.1016/j.indcrop.2007.07.017

(64) 최향숙, (2015), 수확 연도에 따른 쑥 정유의 주요 화합물 함량 변화, Korean J. Food Nutr. Vol. 28. No. 4, 533~543 (2015) dx.doi.org/10.9799/ksfan.2015.28.4.533, pISSN 1225-4339 eISSN 2287-4992

(65) 조연희(Yeon Hee Cho), 장매희(Mae Hee Chiang). (2001), 인진쑥 황해쑥 사자발쑥의 정유성분 및 항균효과(Essential oil composition and antibacterial activity of Artemisia capillaris, Artemisis argyi, and Artemisia princeps). 한국국제농업개발학회지13권 4호: 313-320, 2001.

(66) 최원종(Won Jong Choi), 김재효(Jae Hyo Kim), 김경식(Kyung Sik Kim), 손인철(In Chul Sohn), 2004, 非燃燒式 灸法 材料를 이용한 溫熱刺戟이 體熱放射에 미치는 효과, 경락경혈학회, 〈Korean

Journal of Acupuncture〉 21권3호 (2004), 21-38, 재인용

(67) 전자자료. 시네올, 제다이위키, http://ko.jedi.wikia.com/wiki/시네올

(68) 이정순, 한채정(2009), 유칼립투스 아로마 요법이 폐활량에 미치는 영향, 대한피부미용학회지 제7권 제3호 187

(69) F.A. Santos, R.M. Silva, A.R. Campos, R.P. de Araújo, R.C.P. Lima Júnior, V.S.N. Rao, (2004), 1,8-cineole (eucalyptol), a monoterpene oxide attenuates the colonic damage in rats on acute TNBS-colitis, Volume 42, Issue 4, April 2004, Pages 579-584, http://doi.org/10.1016/j.fct.2003.11.001

(70) 최도영, (2010), 암센터에서의 한방치료 역할- 경희의료원 암센터 한방진료팀, 대한한의학회, www.skoms.org

(71) 전통의학연구소, (2004), 한의학사전, 성보사, 2004, ISBN:8988794281

(72) 대한보건식품처방사회, (2010), 보건식품동의보감, 아트하우스, 205~206

(73) Claire L. Donohoe, Aoife M. Ryan, John V. Reynolds, (2011), Cancer Cachexia: Mechanisms and Clinical Implications, Gastroenterology Research and Practice, Volume 2011, doi:10.1155/2011/601434

(74) 이은주, (2015), 노인 암환자에 대한 의학적 접근, 대한종양간호학회, http://www.kons.or.kr/

(75) 대한암의학회 교재편찬위원회, (2013), 한의통합종양학, 군자출판사, ISBN : 9788962787801, p40

(76) 김동석, (2013), 암치료혁명: 면역강화 암치료법, 상상출판, ISBN 97894799568(13510)

(77) 김홍태, (2016), DNA 손상과 질병 그리고 치료제, 한국분자·세포생물학회, 웹진, 2016.05, www.ksmcb.or.kr

(78) Salla S, Sunkara R, Ogutu S, Walker LT, Verghese M. (2016), Antioxidant activity of papaya seed extracts against H_2O2 induced oxidative stress in HepG2 cells. LWT-Food Science and Technology, 66: 293-297, 2016.

(79) 전자자료. 정철운, 미디어 오늘, 2017.01.08. www.mediatoday.co.kr/?mod=news&act=articleView&idxno=134649

(80) Eun-Soo Sohn, Eun-Hwa Sohn, (2011), Development of Angiogenesis Inhibitors: an Analysis of the Patent Literatures, J. Exp. Biomed. Sci. 2011,17(2): 95~104

(81) Jurasz, P., antos-Martinez MJ, Radomska A, Radomski MW. (2006), "Generation of platelet angiostatin mediated by urokinase plasminogen activator: effects on angiogenesis." Journal of Thrombosis and Haemostasis 4.5: 1095-1106.

(82) Wahl ML, Kenan DJ, Gonzalez-Gronow M, Pizzo SV, (2005), Angiostatin's molecular mechanism: aspects of specificity and regulation elucidated. Journal of Cellular Biochemistry 96:242-261

(83) So-Youn woo, (2014), Angiostatin Works as Immune Modulatory Molecules via Inhibition of Neutrophil Activation and Migration, Joumal of Bacteriology and Virology 2014. Vol.44, No.1

p.115 -119, http://dx.doi.org/10.4167/jbv.2014.44.1.115

(84) 이효재, 이연월, 유화승, 조종관, (2010), 한방 종양면역치료를 통한 전이재발 억제 방법론 연구, J of Kor. Traditional Oncology Vol. 15, No. 1, 2010;89-103- 82 -

(85) Guillaume Lambert, Luis Estévez-Salmeron, Steve Oh, David Liao, Beverly M. Emerson, Thea D. Tlsty and Robert H. Austin., (2011), An analogy between the evolution of drug resistance in bacterialcommunities and malignant tissues, Nat Rev Cancer. 2011 May ; 11(5): 375-382. doi:10.1038/nrc3039.

(86) Siew-Min Ong, Ziqing Zhao, Talha Arooz, Deqiang Zhao, Shufang Zhang, Tiehua Du, Martin Wasser, Danny van Noort, Hanry Yu., (2010), Engineering a scaffold-free 3D tumor model for in vitro drug penetration studies, Biomaterials 31. 1180-1190

(87) 박성수,(2014), 종양조직 환경 모사 미세유체소자, 생체조직칩-대한기계학회, Journal of the KSME, 2014. 9. Vol. 54, No. 9, ksme.or.kr

(88) 이상욱, 류진숙, 오승준, 임기천, 천기정 외 10명, (2004) 저온온열치료에 의한 종양 내 저산소상태 개선효과를 18F-Fluoromisonidazole의 섭취 변화를 이용한 평가, 대한방사선종양학회지, 2004;22(4):288~297 재인용

(89) Teicher BA. (1994), Hypoxia and drug resistance. Cancer Metastasis Rev 1994;13:139-168

(90) Chaplin DJ, Horsman MR, Trotter MJ, Siemann DW. (1998), Therapeutic significance of microenvironmental factors. In: Molls M, Vaupel P, eds. Medical radiobiology: blood perfusion and microenvironment of human tumours. Heidelberg Berlin New York: Springer. 1998:133-143

(91) Hockel M, Schlenger K, Knoop C, Vaupel P. (1991), Oxygenation of carcinomas of the uterine cervix: evaluation by computerized O2 tension measurments. Cancer Res 1991;51: 6098-6102

(92) Vaupel P, Schlenger K, Knoop C, Hockel M. (1991), Oxygenation of human tumors: evaluation of tissue oxygen distribution in breast cancers by computerized O2 tension measurements. Cancer Res 1991;51:3316-3322

(93) 김범석, 항암치료란 무엇인가, (2015), 아카데미북, ISBN: 9788956811604; 150-180

(94) 대한내과학회, (2011), 내과전공의를 위한 진료지침(혈액종양분과), www.kaim.or.kr

(95) 전자자료, 삼성서울병원, (2016), 방사선 치료에 관한 50가지 상식, www.samsunghospital.com

(96) 전자자료, 서울대 암병원, (2016), 암정보교육센터, cancer.snuh.org

(97) Leire Arbea, Luis Isaac Ramos, Rafael Martínez-Monge, Marta Moreno, Javier Aristu, (2010), Intensity-modulated radiation therapy(IMRT) vs. 3D conformal radiotherapy (3DCRT) in locally advanced rectal cancer (LARC): dosimetric comparison and clinical implications. Radiation Oncology. doi:10.1186/1748-717X-5-17

(98) 이대호, (2014), 종양면역치료: 중세 암흑시대에서 르네상스시대로, 대한내과학회지: 제87 권 제3 호 통권 제649 호 2014, http://dx.doi.org/10.3904/kjm.2014.87.3.284

(99) 황병길, 윤여충, (1999), 간접구가 면역세포의 증식에 미치는 실험적 효과에 대한 연구. The Journal of

Korea Acupuncture on Moxibustion Society: Vol.16. No.4, December, 1999, 재인용

(100) 홍선민, 이동욱, 강진구, 김한수, 조성훈, (2005), Anti-CD3, CD16과 CD56 단일항체와 IL-2를 사용하여 활성화시킨 사람의 림프구, Biocell 면역연구소, Immune Network Vol.5 No.1, 2005.03, 11-15.

(101) 허대식, (2008), 항암 세포치료와 유전자치료의 현황, 대한내과학회지: 제 74 권 부록 2 호 2008.

(102) 박현진, (2003), 수지상 세포를 이용한 종양 면역요법(Dendritic Cell-Based Cancer Immunotherapy), 소아과 한국저널: 제 46 권 제 10 호, kjp.or.kr

(103) 이현아, 최광민, 백소영, 이홍기, 정철원, (2004), 수지상세포를 이용한 항암 면역 치료: 생쥐 신장암 모델을 이용한 연구, 삼성서울병원 암센터, https://synapse.koreamed.org/pdf/10.4110/in.2004.4.1.44

(104) 서수경, 류승렬, 엄준호, 백정희, 김호, 우정남, 이보연, (2016), 면역조절 세포치료제 연구개발 동향, 식품의약품안전처, 식품의약품안전평가원-첨단바이오제품과, 2016.6.30.

(105) Colin A. Flaveny, Kristine Griffett, Bahaa El-Dien M. El-Gendy, Melissa Kazantzis, Monideepa Sengupta, Antonio L. Amelio, Arindam Chatterjee, John Walker, Laura A. Solt, Theodore M. Kamenecka, Thomas P. Burris. (2015), Broad Anti-tumor Activity of a Small Molecule that Selectively Targets the Warburg Effect and Lipogenesis. Cancer Cell, 2015; DOI: 10.1016/j.ccell.2015.05.007

(106) 정윤상. 온열요법 내몸을 살린다. 2009. 모아북스

(107) 이상빈(2009). "온열요법이 면역활성의 변화에 미치는 효과." 한국콘텐츠학회논문지, 9(1): 285-292.

(108) Hager ED, Birkenmeier J, Popa C, (2006), Hyperthermia in oncology: A promising new method? Translation of publication of Deutsche Zeitschrift für Onkologie 2006; 38:100-107

(109) 전자자료, Drager Medical, (2014), The significance of core temperature-Pathophysiology and measurement methods, Drager Medical GmbH, www.draeger.com, Germany

(110) Baronzio G, Parmar G, Ballerini M, Szasz A, Baronzio M, et al. (2014), A Brief Overview of Hyperthermia in Cancer Treatment. J Integr Oncol 3:115. doi:10.4172/2329-6771.1000115

(111) 屋比久勝子, (2012), 病氣にならない 体の溫め方と 榮養力, 現代書林, 28~90.

(112) Hager ED, Birkenmeier J, Popa C. (2006), Hyperthermia in oncology: A promising new method? Translation of publication of Deutsche Zeitschrift für Onkologie 2006; 38:100-107 [113) R. Issels., (1999), Hyperthermia Combined with Chemotherapy -Biological Rationale, Clinical Application, and Treatment Results.Onkologie 1999;22:374-381

(114) Sennewald, (2017), Hyperthermia as the Fourth Column in Oncology - Scientific principles of heat therapy, www.hyperthermie.org

(115) 이두연, 김승철, 윤성민, (2011), 고주파온열암치료 치료법안내서, 대한온열암치료연구회

(116) Oncothermia EHY-2000 설명서. www.oncotherm.com

(117) Kwan-Hwa Chi 외 8명 (2016), In vitro comparison of conventional hyperthermia and modulated electro-hyperthermia, Oncotarget, 2016, Vol.7(No.51), doi: 10.18632/oncotarget.11444 (Impact Factor 2015/2016 : 5.008)

(118) Adam Chicheł. Janusz Skowronek. Magda Kubaszewska. Marek Kanikowski. (2007), Hyperthermia – description of a method and a review of clinical applications, Rep Pract Oncol Radiother, 2007; 12(5): 267–275, https://doi.org/10.1016/S1507-1367(10)60065-X

(119) 권길자&최상기, (2013), 약보다쑥뜸, 대경북스, ISBN:9788956764320, pp137–142

(120) Furness, John Barton. (2008). The Enteric Nervous System. John Wiley & Sons. pp. 35–38. ISBN 978-1-4051-7344-5. 위키피디아(https://en.wikipedia.org/wiki/Enteric_nervous_system), 재인용.

(121) Nichols, G.A. & Kucha, D.H. (1972), Taking adult temperatures: Oral measurement. American Journal of Nursing, 72(6), 1091–1093; 송경애, 강성실, 황진순, 김명자,(1998), 체온측정 방법의 정확도와 간호시간 및 발열감별 타당도 비교(Accuracy of Temperature Measurements, Nursing Time for Measuring Temperature and the Validity of Fever Detection), Journal of the Korean Academy of Fundamentals of Nursing 5(1), 1998.5, 재인용

(122) 권길자&최상기, (2013), 약보다쑥뜸. 대경북스, ISBN:9788956764320, 251–254; New Scientist(Weekly December 15–21, 2012)

(123) Li, Ying, Owyang, Chung.,(2003). "Musings on the Wanderer: What's New in Our Understanding of VagoVagal Reflexes? V. Remodeling of vagus and enteric neural circuitry after vagal injury". American Journal of Physiology. Gastrointestinal and Liver Physiology 285 (3): G461–9. doi:10.1152/ajpgi.00119.2003. 위키피디아(https://en.wikipedia.org/wiki/Enteric_nervous_system), 재인용.

(124) 박성규, (2010), CBC 검사에서 혈구수치 이상에 대한 해석과 이해–개원의를 위한 혈액검사와 혈액질환의 이해, 대한내과학회지: 제 78 권 제 5 호.

(125) 장민기, 윤은혜, 정찬영, 변혁, 김은정, 김경호, 김갑성, 이승덕. (2010), 피부 열전도 온도에 근거를 둔 거짓뜸 개발 및 평가 연구, 대한침구학회지 제27권 제1호(2010년 2월), The Journal of Korean Acupuncture & Moxibustion Society

(126) 후쿠다미노루 저, 아보토오루 협력, 이윤철 역, (2008), 자율신경면역요법 입문–면역력을 높여서 병을 고치는 획기적인 치료법, (사)친환경농업포럼, 2008, ISBN:978899613810,

(127) 한국유방암학회 통계위원회, (2014), 2014 유방암백서, 한국유방암학회.

(128) Quigley, K. (1989). The adult cancer survivor: psychosocial consequences of cure. Seminas in Oncology Nursing, 5, 63–69.

(129) Famer, B. J., & Smith, E. D. (2002). Breast cancer survivorship: are African American women considered? A concept analysis. Oncology Nursing Forum, 29, 779–787.

(130) 이안복.문병인, (2014), 유방암의 항암치료, doi.org/10.12771/emj.2014.37.2.75

(131) 장석준. (2016), 난소암의 수술적 치료(Surgical management of ovarian cancer). J Korean Med Assoc 2016; 59:167–174. http://dx.doi.org/10.5124/jkma.2016.59.3.167, pISSN 1975–8456, eISSN 2093–5951,

(132) 임명철, 박상윤. (2016), 난소암의 항암요법(Chemotherapy for ovarian cancer), J Korean Med

Assoc 2016 March; 59(3):175-179, https://doi.org/10.5124/jkma.2016.59.3.175

(133) 김승철, (2016), 난소암 치료의 최신지견, J Korean Med Assoc 2016 March; 59(3):164-166, http://dx.doi.org/10.5124/jkma.2016.59.3.164

(134) 정웅기·안성자·남택근·정경애·나병식 이하선. (1998). 악성종양의 수술 후 방사선 치료, J. Korean Soc Ther Radiol Oncol : Vol. 16, No. 3, 1998.

(135) Song CW, Park HJ, Lee CK, Griffin R., (2005), Implications of increased tumor blood flow and oxygenation caused by mild temperature hyperthermia in tumor treatment. Int J Hyperthermia 2005; 21: 761-767. DOI: 10.1080/02656730500204487

(136) 조경복, (2007), 수술없이 턱관절(TMJ) 관련 전신통증을 고친다. TMJ카이로연구센터, ISBN:9788995930502, 60-61

(137) 송호준, (2014), 식도암(Esophageal Cancer), 제51회 대한 소화기내시경학회 세미나, www.gie.or.kr

(138) Mariette C, Dahan L, Mornex F, et al. (2014), Surgery Alone Versus Chemoradiotherapy Followed by Surgery for Stage I and II Esophageal Cancer: Final Analysis of Randomized Controlled Phase III Trial FFCD 9901. J Clin Oncol 2014.

(139) 황병길, 윤여충, (1999), 간접구가 면역세포의 증식에 미치는 실험적 효과에 대한 연구, The J of Korean Acupuncture & Moxibustion Society.. 1999 ;16(4):271-281.

(140) 이지아, (2014), 복부온지압법 적용이 지역사회 거주 노인의 변비에 미치는 효과, J Korean Gerontol Nurs Vol. 16 No. 3, 181-188, 노인간호학회지 제16권 제3호, 2014년 12월, http://dx.doi.org/10.17079/jkgn.2014.16.3.181

(141) Meridian & Acupoints Compilation Committee of Korean Orienal Medical Colleges. (2009), Details of meridians & acupoints(volumeI): a guidebook for college students. Wonju : Yibang.:228-230.

(142) 권순조, 박정숙, (2005), 천추혈 뜸요법이 뇌졸중환자의 변비에 미치는 효과, 임상간호연구 제 11권 제 1호, 2005년 8월, pp179-189, 재인용

(143) 최원종, 김재효, 김경식, 손인철. (2004), 非燃燒式 灸法 材料를 이용한 溫熱刺戟이 體熱放射에 미치는 효과, 대한경락경혈학회지, Vol.21, No.3, 21~38.

(144) Kenneth W. Lindsay, Ian Bone, 이광우 편저, (2006), 임상신경학 (Neurology and Neurosurgery Illustrated)-4th ed. Elsevier korea, E*Public Korea, 272,

(145) 조지용, 김중경, (2010), 쑥뜸과 1064 nm 파장의 근적외선 레이저로 가열된 아가젤 조직 팬텀 심부의 온도 분포 가시화, 한국가시화정보학회지, 제8권, 제4호, (2010) 54~59, DOI : 10.5407/JKSV.2010.8.4.054.

(146) 통증학 편찬위원회, (2002). 통증학I. 서울, 정담, 3-8.

(147) Guyton AC. (2002), 의학 생리학. 서울, 정담, 644.

(148) 장민기, 윤은혜, 정찬영, 변혁, 김은정, 김경호, 김갑성, 이승덕. (2010), 피부 열전도 온도에 근거를 둔 거짓 뜸 개발 및 평가 연구, 대한침구학회지 제27권 제1호(2010년 2월), The Journal of Korean Acupuncture & Moxibustion Society, 재인용

(149) Hayes KW. (1993). Heat and cold in the management of rheumatoid arthritis. Arthritis Care Res. 1993 ; 6(3) : 156-66.

(150) Tepperman PS, Delvlin M. (1983). Therapeutic heat and cold. A practitioner's guide. Postgrad Med. 1983 ; 73(1) : 69-76.

(151) Bars DL, Dickenson AH, Besson JM. (1979). Diffuse noxious inhibitory controls(DNIC) I. Effect on dorsal horn convergent neurones in the rat. Pain. 1979 ; 6 : 283-304.

(152) Roee Landsberg, Ari DeRowe, Abraham Katzir, Alexander Shtabsky, Dan M. Fliss, Ziv Gil, (2009). Laser-induced hyperthermia for treatment of granulation tissue growth in rats. Otolaryngology-Head and Neck Surgery. 2009; 140 : 480-486. http://journals.sagepub.com/doi/pdf/10.1016/j.otohns.2008.12.004

(153) Riadh W. Y. Habash, Rajeev Bansal, Daniel Krewski, and Hafid T. Alhafid. (2006). Thermal Therapy, Part 1 : An Introduction to Thermal Therapy. Critical Reviews TM in Biomedical Engineering.- 88 -2006 ; 34(6) : 459-489. DOI: 10.1615/CritRevBiomedEng. v34.i6.20

(154) Marie T. O'Toole., (2013). Mosby's Medical Dictionary, 9th ed., Elsevier, ISBN: 9780323085410, 227-228

(155) Roee Landsberg, Ari DeRowe, Abraham Katzir, Alexander Shtabsky, Dan M. Fliss, Ziv Gil, (2009). Laser-induced hyperthermia for treatment of granulation tissue growth in rats. Otolaryngology-Head and Neck Surgery. 2009 ; 140 : 480-486. http://journals.sagepub.com/doi/pdf/10.1016/j.otohns.2008.12.004

(156) Marie T. O'Toole., (2013). Mosby's Medical Dictionary, 9th ed., Elsevier, ISBN: 9780323085410, 227-228

(157) Jolly C, Morimoto RI. (2000). Role of the heat shock response and molecular chaperones in oncogenesis and cell death. J Natl Cancer Inst 2000; 92:1564-72.

(158) 유병철, 박승연, 이영돈, 이정남, 황유진, 박흥규.,(2008). 유방암 조직과 세포주에서 열충격단백질 60kDa의 발현. J Breast Cancer 2008; December 11 (4): 161-71 DOI: 10.4048/jbc.2008.11.4.161.재인용

(159) Kevin C. Kregel.,(2002). Invited Review: Heat shock proteins: modifying factors in physiological stress responses and acquired thermotolerance, J Appl Physiol 92: 2177-2186, 2002; 10.1152

(160) Harm H. Kampinga, Jurre Hageman, Michel J. Vos, Hiroshi Kubota, Robert M. Tanguay, Elspeth A. Bruford, Michael E. Cheetham, Bin Chen, Lawrence E. Hightower, (2009), Guidelines for the nomenclature of the human heat shock proteins, Cell Stress and Chaperones (2009) 14:105-111 DOI 10.1007/s12192-008-0068-7

(161) Bukau, B. Horwich, AL. (1998). The Hsp70 and Hsp60 chaperone machines. Cell 1998;92:351-66.

(162) Kevin C. Kregel.,(2002). Invited Review: Heat shock proteins: modifying factors in physiological stress responses and acquired thermotolerance, J Appl Physiol 92: 2177-2186, 2002; 10.1152

(163) Roee Landsberg, Ari DeRowe, Abraham Katzir, Alexander Shtabsky, Dan M. Fliss, Ziv Gil, (2009). Laser-induced hyperthermia for treatment of granulation tissue growth in rats. Otolaryngology-Head and Neck Surgery. 2009 ; 140 : 480-486. http://journals.sagepub.com/doi/pdf/10.1016/j.otohns.2008.12.004

(164) 이용규,(1979), 한국침구임상록(韓國鍼灸臨床錄), 서울, 행림출판사, 39-42

(165) 최정선, 윤주영, 이건목, 이건휘, (2007), 온통구(溫筒灸)의 연소특성(燃燒特性)에 관한 실험적 연구, 대한침구학회지 제24권 제1호(2007년 2월), 재인용

(166) 윤해창, 강지영, 김준영, 정진용, 손창규, 이남헌, 조정효., (2015), 암 환자에 대한 구법의 치료와 메커니즘에 대한 최신 국내외 연구 현황, 대한한방내과학회지 제36권 3호, J. Int. Korean Med. 2015:36(3) 361-379

(167) Chinlong Huang, Tony W.H. Sheu., (2013), Study of the effect of moxibustion on the blood flow, International Journal of Heat and Mass Transfer 63 (2013). 141-149

(168) 후쿠다미노루 저, 아보도오루 지음, 이윤철 역, (2008), 자율신경 면역요법 입문,(사)친환경농업포럼, ISBN : 978-89-9613-810-5, pp1-55

(169) Kenneth W. Lindsay, Ian Bone, 이광우 편저, (2006), 임상신경학 (Neurology and Neurosurgery Illustrated)-4th ed. Elsevier korea, E*Public Korea, 285,

(170) 침술 및 동양의학 대학 평의회(CCAOM), 2017, 침술 및 동양의학 대학평의회 정침법 지침서- 최상의 침술 안전 실행 및 관련 절차- 제 7 판, ISBN 978-0-9963651-0-9

(171) 강경구, 2005, 쑥뜸요법이 신체건강지수에 미치는 영향에 대한 연구, 조선대학교 환경보건대학원 석사학위논문

(172) 김은정, 김유종, 황지후, 조현석, 김경호, 이승덕, 김갑성. 2012, 접착식 간접구의 연기 밀도 및 유해가스 발생 확인 연구, J Korean Oriental Med 2012;33(1):42-51

(173) 통계청, 2018, 2017년 사망원인 통계, http://kostat.go.kr

(174) 한동석, 2001, 우주변화의 원리, 대원기획출판, ISBN : 978-89-7261-055-7

(175) 차용철, 최상기, 정하연. 2018, 오운육기 통변처방, 보문각, ISBN: 978-89-6220-351-6

(176) 차용철, 윤동원, 이만수, 최상기, 2018, 사암의 사고(병증해설 및 배혈해석), 군자출판사, ISBN : 979-11-5955-284-7

(177) 시로타 분시, 이주관 옮김, 2012, 침구진수, 지상사, ISBN : 978-89-6502-151-3

(178) 이부영, 우종인, 정도언(1999) 傳統的 養生術의 理論的 基礎研究 - 東醫寶鑑을 中心으로 -, J Korean Neuropsychiatr Assoc Vol 38, No 1

(179) 한국한의학연구원, https://www.kiom.re.kr/

(180) 국가암센터, http://ncc.re.kr/

(181) 한국콘텐츠학회, http://www.koreacontents.or.kr/

(182) 한국과학기술정보연구원 (NDSL), https://www.ndsl.kr/

(183) 대한한의학학회, https://www.jkom.org/

찾아보기

저자소개

차용철(車鎔哲)

- (현)수원대학교 스포츠과학부 교수
- 서울대학교 차세대융합기술연구원 나노프리모연구센터 및 기능성식물소재 융합연구센터 겸임연구원(책임급)
- 세계자연건강포럼(사) 자문위원
- 선문대학교 대학원 통합의학과 외래교수
- LA 수정한의원 원장
- American Liberty University 건강과학 대학원 한의학과 겸임교수
- Queen of Angels Hospital(LA) 신경내과 Acupuncture Physician
- 저서

  오운육기 통변처방(신개념 예방한의학)

  사암의 사고(병증해설 및 배혈 해석)

  스포츠 전공자를 위한 인체해부학

  피부 테이핑(피부운동학의 임상응용)

  톰슨테크닉의 임상적 적용 · 두개접형비골기법(CSNT)

김상희(金尙熙)

- 건강식품 연구원 대표
- 팜스웰 대표 및 회장
- 한국 야생 식물가꾸기 협회 수석 부회장
- 선문대학교 대학원 통합의학과 박사

최상기(崔相基)

- 선문대학교 대학원 통합의학과 박사과정 수료
- 저서

  오운육기 통변처방(신개념 예방한의학)

  사암의사고(병증해설 및 배혈해석)

  약보다 쑥뜸